社区老年综合征防治与管理指南

主　编　张海英
副主编　苏华斌　林卫

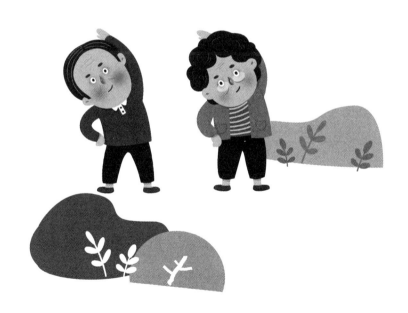

广西科学技术出版社
·南宁·

图书在版编目（CIP）数据

社区老年综合征防治与管理指南 / 张海英主编 . —南宁：
广西科学技术出版社，2023.8
ISBN 978-7-5551-1993-7

Ⅰ . ①社… Ⅱ . ①张… Ⅲ . ①老年病—综合征—防治
—指南②老年病—综合征—护理—指南 Ⅳ . ① R592-62

中国国家版本馆 CIP 数据核字（2023）第 124969 号

社区老年综合征防治与管理指南

主　　编　张海英
副主编　苏华斌　林卫

策　　划：何杏华　　　　　　　　　责任编辑：陈剑平　陈诗英
助理编辑：秦慧聪　　　　　　　　　责任校对：苏深灿
责任印制：韦文印　　　　　　　　　装帧设计：韦娇林

出 版 人：梁　志
出版发行：广西科学技术出版社
社　　址：广西南宁市东葛路66号　　　邮政编码：530023
网　　址：http : //www.gxkjs.com

印　　刷：广西桂川民族印刷有限公司

开　　本：787 mm × 1092 mm　　1/16
字　　数：400千字　　　　　　　　　印　　张：21.25
版　　次：2023年8月第1版
印　　次：2023年8月第1次印刷
书　　号：ISBN 978-7-5551-1993-7
定　　价：58.00元

编委会

主　　编：张海英

副 主 编：苏华斌　林　卫

主　　审：胡才友　李昌柳

编　　委：吕　渊　黄春丽　周甘平　戴　剑　秦娇琴　徐　薇

严芳娜　龙　艺　贾建芳　莫凌凌　黄艳群　饶华清

张　迪　陈　擎

参编人员：周　红　包卓华　符茜茜　杨华丹　黄焕健　陈周林

曾春香　陈映萍　杨　乙　李俊利　廖嘉家　阳初玉

梁树柳　杨坤玲　陆梅春　叶真凤　姚　喜　蓝震宇

曹大伟　梁海珍　何彤薇　韦志慧　陈秀琼　韦淑宝

叶真凤　吕翠玢　吴　红　唐小三　薛兰芳　甘金梅

谭丝丝　黄利宾　李海洪　程家欣　莫　选　林春燕

贺兰芝　张树锋　黄晓莲　张　琰　黄海清　周雅英

蒋雪春　李莉萍　冯　丹　蒋君莲

绘　　图：黄诗慧

编者单位：广西壮族自治区江滨医院（广西壮族自治区第三人民医院）

前言

2021年公布的第七次全国人口普查结果显示，我国60岁及以上人口为26402万人，占比为18.70%，其中65岁及以上人口为19064万人，占比为13.50%。而广西常住人口为5012.68万人，其中60岁及以上人口为836.38万人，占比为16.69%；65岁及以上人口为611.41万人，占比为12.20%。由此可见，我国老龄化社会问题日益突出，老年人的健康状况不容忽视，老龄健康工作面临巨大挑战。

面对人口老龄化加深的严峻形势，党和国家将积极应对人口老龄化确立为国家战略，强调要推动老龄事业的全面协调可持续发展。2019年，习近平总书记指出："有效应对我国人口老龄化，事关国家发展全局，事关亿万百姓福祉。"2020年全国卫生健康工作会议强调：全民健康是实现国家富强、民族振兴的重要标志，要继续按照《"健康中国2030"规划纲要》全面实施健康中国行动，稳步推进人口老龄化应对重点工作。党的二十大报告中再次强调：实施积极应对人口老龄化国家战略，发展养老事业和养老产业，优化孤寡服务，推动实现全体老年人享有基本养老服务。当前，如何有效解决中国人口老龄化问题，促进老年人身心健康，已成为我国医疗卫生系统无法回避的尖锐问题。而关注老年综合征的三级预防，提倡多学科团队治疗模式，实施综合性的医疗、康复及护理服务，能有效恢复老年人的生理功能，提升老年人的生活质量，是不断提升老年人获得感、幸福感和安全感的重要途径，是推进我国人口向健康老龄化转变的有效措施。

在国家"健康中国"战略指导下，受广西壮族自治区卫生健康委员会老龄健康处所托，广西壮族自治区江滨医院从社区老年健康教育、健康体检和居家护理等角度着手，立足疾病三级预防理念，编撰《社区老年综合征防治与管理指南》一书，以期沉入社区推广普及老年综合征防治相关知识。本书围绕老年医学服务三大核心——老年综合评估、老年综合征、多学科整合管理，同时侧重老年照护，全面关注与老年人健康和功能状态相关的所有问题，构建防治体系和策略，提高老年人的功能状态和生活质量。不同于传统教材及指南，本书旨在体现基于问题和基于案例的学习，提供具体案例的引导性实践，为基层医护人员、公共卫生管理者、社会工作者、照料人员提供规范性、普适性的老年服务指南。

限于水平与时间，本书难免存在不足之处，敬请广大读者批评指正，以便我们不断改进，更好服务广大老年群众。

广西壮族自治区江滨医院

《社区老年综合征防治与管理指南》编委会

2023年5月

目录

第一章

人口老龄化及老龄健康

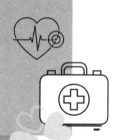

随着社会发展和科技进步，人们生活水平和社会医疗水平逐渐提高，人类期望寿命不断延长，老年人口增加，加之人口生育率下降，世界人口老龄化进程加快。人口老龄化是人口发展的动态过程，是持续且不可违背的客观规律，是世界当前和未来必然面对的人口基本发展趋势。我国作为世界人口大国和老年人口大国，全社会应从老龄化发展的趋势及老年生命周期的特点着手，采取积极主动、科学的应对措施。

第一节　老龄化的概念

一、老年的界定

维基百科对"老年"的定义："老年，一般指生物的生命周期的最后一个阶段，即中年到死亡的这么一段时间。"即以生命周期来界定老年，没有具体年龄的划分，界定模糊，带有主观性；泛指生物从出现衰弱特征后到死亡前的一个阶段。

世界卫生组织对"老年"的定义："老年意味着与前一阶段相比，身心功能损害日益明显的另一生命阶段。"

按照生命周期划分，老年将人指向人生的最后阶段。老年往往与退休年龄一致，联合国在1956年将65岁作为老年人的划分标准；由于发展中国家人口年龄结构比较年轻，1982年联合国又把老年人的年龄界定为60岁。目前我国界定老年人的标准为60岁及以上。

二、人口老龄化标准

老龄化，一是指老年人口在总人口中所占比例不断上升的动态发展趋势和过程，二是指社会人口结构呈现老年状态，进入老龄社会。根据1956年联合国《人口老龄化及其社会经济后果》的划分标准，当一个国家或地区65岁及以上老年人口占总人口比例超过7%时，则意味着这个国家或地区进入老龄化阶段。1982年，维也纳第一届老龄问题世界大会确定当一个国家或地区60岁及以上老年人口占总人口比例超过10%时，则意味着这个国家或地区进入老龄化阶段。

三、老龄化的原因

1.期望寿命延长。科技和经济的快速发展使人类的期望寿命延长。1900年出生的美国人绝大多数活不到50岁，但到了2015年，美国的期望寿命已经达到79岁，日本以84岁的期望寿命领先全世界。1949年，我国期望寿命仅35岁；2000年第五次全国人口普查显示，我国期望寿命为71.4岁；2019年全国居民期望寿命为77.3岁。

2.随着医疗卫生技术进步，应对传染性疾病等公共卫生服务能力提高，使得人口死亡率下降。

3.世界各地生育率下降。保持人口稳定需要每个女性平均生育略超过2个孩子。高收入国家生育率在2015年为每个女性平均只生育1.46个孩子；低收入国家生育率较过去也有了大幅度的下降，如印度从1960年每个女性平均生育5.9个孩子，到2014年已经降低到2.4个。

根据联合国的统计，世界上2/3的老年人生活在发展中国家，世界老年人口增长主要来自发展中国家。

（张海英　苏华斌　饶华清　陈擎　张迪）

第二节　国际社会应对人口老龄化的行动

一、世界人口老龄化现状

1864年，法国60岁及以上的老年人口占全国总人口的比例超过10％，成为全球最早步入老龄化社会的国家。在人口老龄化的进程中，法国用了115年，美国则用了60年，我国只用了18年，于2000年进入老龄化社会。

世界人口不仅在快速增长，而且在快速老龄化。2011年10月31日0点，具有象征性意义的全球第70亿个人在菲律宾出生。根据联合国人口基金发布的《世界人口状况报告》预测，到2027年世界人口将达到80亿人，2046年突破90亿人，2085年全球人口将超过100亿人。2020年全球老龄人口总数已达6.29亿人，平均每10个人中就有一名60岁或60岁以上的老人。到2050年，60岁以上的老龄人口总数将近20亿人，占全球总人口的21％；百岁老人将从2002年的约21万人增加到320万人。

在发达国家，老龄人口平均每年以1.9%的速度递增，预计到2050年，将从2009年的2.64亿人增长到4.16亿人。发展中国家的老龄人口年增速则超过3%，预计到2050年，将从2009年的4.75亿人增长到16亿人。到2050年，亚洲老龄人口从3.38亿人增加到12.17亿人，欧洲老龄人口从1.48亿人增加到2.21亿人，美洲老龄人口从9600万人增加到3亿人。目前世界老龄化程度最严重的国家是日本，老龄人口占全国总人口的27%；其次是意大利和德国，分别为26%和25%。世界上一半多的老年人生活在亚洲（占54%），其次是欧洲（占22%）。根据联合国专题项目的研究估算，到2050年，每5个人中将会有1名老年人。

二、人口老龄化的理论

步入老年后，人的身体状况下降，很多人需要被照料，老年人在相当长的一段时间内被视为社会的负担。老年人问题涉及养老、医疗、护理、文化娱乐、社会价值等多方面。国际社会很早就认识到老龄化是全球人口发展的必然趋势，对老龄化战略行动进行探索，世界卫生组织一直在人口老龄化战略领域发挥引领作用，提出了应对人口老龄化的主要理论。

（一）成功老龄化

随着老年人口不断增长，老年人的健康受到了广泛的关注。20世纪50年代，美国学者Havighurs指出，在退休之后，老年人可以实现灵活的社会角色转换，延续中年时的良好状态，老龄化可以是成功的。1987年，Rowe和Kahn发表相关文章，认为与普通老龄化的人群相比，有一部分老年人在身体功能等方面衰退得更少，在老龄化方面表现得更成功，自此"成功老龄化"一词逐步被使用。成功老龄化主要包括三个方面：低患病和低残疾风险、维持高水平的身体及认知功能、积极参与社会及生产活动。这一研究大部分围绕身体健康进行，对于老年人的心理状况和社会参与关注较少。

（二）健康老龄化

1987年5月，世界卫生组织在世界卫生大会上首次提出"健康老龄化"的概念。

"健康老龄化"的定义："从生命全过程的角度，从生命早期开始，对所有影响健康的因素进行综合、系统的干预，营造有利于老年健康的社会支持和生活环境，以延长健康期望寿命，维护老年人的健康功能，提高老年人的健康水平。"其一方面是指老年人个体应追求健康和有活力的生活，另一方面是指老年人生活在一个良好的社会环境中。

世界卫生组织2015年发布的《关于老龄化与健康的全球报告》将"健康老龄化"重新定义为：发展和维护老年健康生活所需要的功能发挥的过程，包括内在能力和功能发挥两个维度。强调老年人在行动能力和社会功能上的健康。

（三）积极老龄化

2002年4月，世界卫生组织在西班牙马德里召开的第二届老龄问题世界大会上提出了"积极老龄化"理论框架，将其定义为："将健康、参与、保障融为一体，强调老年人保持身心健康。"健康是指提高老年人生活质量，减少因衰老带来的疾病，使其慢性疾病得到治疗和控制，这是积极老龄化的先决条件；参与是指老年人作为社会重要资源，有责任和义务以其技能、经验和资源积极参与社会发展，只有参与才能使老年人重新认识自我和焕发生命活力，这是积极老龄化的核心内涵；保障是指老年人保持身心健康，享有保障其尊严及参与社会活动的权利，且在部分或全部丧失自理能力时，能够得到足够的照护支持，这是积极老龄化的必要条件。

世界卫生组织在"健康、参与、保障"的基础上，提出了积极老龄化六个组成因素，即健康和社会服务因素、个人行为因素、个人身心因素、物理环境因素、社会环境因素及经济因素。

总之，健康老龄化和积极老龄化理论已成为各国应对老龄化问题的新思路，并被广泛应用。健康老龄化是积极老龄化的基础和保障；积极老龄化则以健康老龄化为基础，成为制定人口老龄化政策、措施的指导思想。

三、国际社会应对人口老龄化的积极行动

（一）应对老龄化的基本共识

老龄社会是一种新的社会形态，为应对人口老龄化，联合国将《老龄问题维也纳国际行动计划》作为国际社会的行动纲要，相关国家和国际组织也发表了一系列的重要报告，形成各国应对老龄化的基本共识。主要内容包括：

1.人口老龄化是人类社会的基本规律，是社会文明进步的重要体现。人口老龄化对全世界各种社会的结构、功能和发展必然会产生广泛的影响，这种影响是普遍的、深刻的和持久的。

2.老龄问题是一个重要的全球性问题，只有在国际、区域和国家三个层次上，在经济、社会、文化发展以及国际战略和计划等多个方面，拟订和实施各种政策，才能减轻人口老龄化对全球发展造成的不利影响。

3.人口老龄化现象要求大多数国家在经济和社会方面作出广泛而深入的调整。应对人口老龄化挑战要有前瞻意识，尽早制定政策、采取行动，逐步实施改革，使社会经济建设更好地适应人口老龄化发展的要求。

4.应从全生命周期以及全社会的角度来制定人口老龄化应对政策，将应对人口老龄化的改革纳入国家社会和经济发展规划，并获得全民广泛支持。利用年轻国家老龄化程度不高、经济增长迅速的优势，合理分散老龄化风险。

5.21世纪的努力方向为积极应对人口老龄化带来的机遇和挑战，所有行动的最终目标是：建立"不分年龄，人人共享"的社会，最大限度地使人们获得终生健康、保障和参与，全程、全方位提高生活质量。

（二）经验和行动

1.2006年，世界卫生组织为促进积极老龄化目标的实现，提出了"老年友好社区"的概念。老年友好社区的建设体现了发达国家应对人口老龄化的理念从"健康老龄化"到"积极老龄化"的转变，即从注重延长生命向提高生命质量的转变。

2.国际社会应对人口老龄化的经验主要体现在以下六个方面：一是保持经济持续增长。这是应对人口老龄化的根本保障。二是发挥政府主导作用。应对人口老龄化是一项复杂、系统的社会工程，需要发挥政府、市场和社会的作用。三是提高劳动生产率。发达国家通过加强教育培训和增加研发投入，提高劳动生产率。四是适当提高退休年龄。发达国家普遍改革退休制度，适当提高退休年龄，提出"寿命更长，工作更长"的战略思想。五是完善老龄法律体系。老年人权益保障是应对人口老龄化过程中的一个重大问题。实践证明，制定完善的老龄法律体系是成功应对老龄化问题的必然选择。六是鼓励生育，接收移民。

3.日本的养老体系比较完善，从法律和制度保障、经济和设施保障、社会资源保障、教育和专业技能保障等方面健全养老体系。

4.世界卫生组织提出整合照护概念：在经费、行政管理、组织、服务输出，以及个人医疗和生活照护等层次上，通过一系列协调、目标一致的方法，构建健康与长期的体系内部彼此间相互联结、合作的关系。

（张海英　苏华斌　饶华清　陈擎　张迪）

第三节　我国应对人口老龄化的行动

一、我国人口年龄构成现状

2020年第七次全国人口普查数据显示，我国人口共14.12亿人，其中，0～14岁人口2.53亿人，占比17.95%；15～59岁人口8.94亿人，占比63.35%；60岁及以上人口2.64亿人，占比18.70%（65岁及以上人口1.91亿人，占比13.50%）。

二、我国老龄化进程

1999年我国60岁及以上人口占总人口比重超过10.00%，2000年我国65岁及以上人口占总人口比重超过7.00%，这两个数据都说明我国已经进入人口结构老龄化阶段。

2010年第六次全国人口普查数据显示，我国60岁及以上人口占总人口的13.26%，65岁及以上人口占总人口的8.87%；与2000年第五次全国人口普查相比，60岁及以上人口的占比上升2.93个百分点，65岁及以上人口的占比上升1.91个百分点。2010年我国60岁及以上老年人口达到1.78亿人，占全球老年人口的23.60%。

2020年第七次全国人口普查数据显示，我国60岁及以上人口2.64亿人，占全国总人口的18.70%，其中65岁及以上人口1.91亿人，占全国总人口的13.50%，是世界上唯一老年人口过亿的国家。

截至2021年底，全国60岁及以上人口达2.67亿人，占全国总人口的18.90%；65岁及以上老年人口超过2亿人，占全国总人口的14.20%。"十四五"时期，60岁及以上老年人口将突破3亿人，占比将超过20.00%。我国老龄化加速，越来越多的省份正进入深度老龄化社会。

预测到2030年、2040年、2050年我国60岁及以上老年人口将分别达到3.71亿人、4.37亿人和4.83亿人，老年人口持续增多。

三、我国人口老龄化主要特点

（一）与其他国家相比，中国人口老龄化的基本形势呈现"四超"特点

1.老年人口规模超大。2020年第七次全国人口普查数据显示，我国60岁及以上老年人口为2.64亿人。联合国《世界人口展望2019》预测数据显示，2026年中国老年人口将

超过3亿人，2034年将超过4亿人，2052年将达到峰值4.9亿人。

2.人口老龄化进程超快。人口老龄化是一个动态过程，从2023年到2050年期间，中国老年人口的年均增长率将远远超过总人口的年均增长率，中国人口老龄化的演进速度是全球超过1亿人口国家中最快的。

3.老龄化程度超高。若以65岁及以上人口占总人口的比例表示老龄化程度，2000年中国老龄化程度达到7.00%，标志着中国进入老龄化社会。2020年第七次全国人口普查数据显示，中国老龄化程度达到18.70%。根据联合国《世界人口展望2019》预测数据，中国老龄化程度将在2025年超过20.0%，进入中度老龄化社会；将在2041年超过30.0%，进入重度老龄化社会，跨入世界人口老龄化程度最高国家的行列。

4.老龄社会形态超级稳定。在21世纪下半叶，中国将在人口老龄化超高水平的基础上呈现超级稳定的老龄社会形态，届时中国老年人口规模将保持在4.0亿～4.8亿人。

（二）《2020年度国家老龄事业发展公报》中我国人口老龄化的特点

2021年国家卫生健康委员会发布《2020年度国家老龄事业发展公报》，指出我国人口老龄化具有以下五个主要特点：

1.老年人口规模庞大。全国31个省份中，有16个省份的65周岁及以上老年人口超过了500万人，其中有6个省份的65周岁及以上老年人口超过了1000万人。

2.老龄化进程明显加快。与2010年相比，我国60周岁及以上老年人口、65周岁及以上老年人口分别增加8637万人、7181万人，占总人口的比重分别上升5.44个百分点、4.63个百分点。

3.老龄化水平城乡差异明显。乡村的老龄化水平明显高于城镇。乡村60周岁及以上、65周岁及以上老年人口占乡村总人口的比重分别为23.81%、17.72%，比城镇60周岁及以上、65周岁及以上老年人口占城镇总人口的比重分别高出7.99个百分点、6.61个百分点。

4.老年人口素质不断提高。在60周岁及以上老年人口中，拥有高中及以上文化程度的人口比重为13.90%，比2010年提高了4.98个百分点。

5.低龄老年人口占老年人口比重过半。在60周岁及以上老年人口中，60～69周岁低龄老年人口为14740万人，占比为55.83%；70～79周岁老年人口为8082万人，占比为30.61%；80周岁及以上老年人口为3580万人，占比为13.56%。

以上归纳性总结和分析了中国老龄化的程度及特点，对准确把握人口老龄化规律有重要作用。

四、我国应对人口老龄化战略行动

（一）不断推进应对人口老龄化工作

1989年的国务院《政府工作报告》中，"老龄化"一词首次出现。2016年的国务院《政府工作报告》针对"十三五"时期主要目标任务和重大举措，首次提出了"积极应对人口老龄化"。2017年的国务院《政府工作报告》中，提出"大力深化改革开放，发展活力进一步增强"，建议"放开养老服务市场"。2018年的《国务院政府工作报告》，在"坚持全面深化改革，着力破除体制机制弊端，发展动力不断增强"中，提出"建立统一的城乡居民基本养老、医疗保险制度，实现机关事业单位和企业养老保险制度并轨"。2019年的国务院《政府工作报告》明确指出，我国60岁及以上人口已达2.5亿人，要大力发展养老服务业。

（二）不断加快老年健康社会建设

随着经济社会的快速发展，我国越来越关注老年人的基本权益。我国自2000年开始进入老龄化社会，同年8月，《中共中央、国务院关于加强老龄工作的决定》指出老龄问题涉及政治、经济、文化和社会生活等诸多领域，是关系国计民生和国家长治久安的一个重大社会问题。2014年，国家卫生和计划生育委员会成立老龄工作领导小组，积极应对老龄化的战略部署，统筹推进老年健康相关工作。"十三五"时期，我国老年人口快速增长、老龄化程度不断加深。2016年10月，中共中央、国务院印发《"健康中国2030"规划纲要》，强调加强重点人群健康服务，促进健康老龄化，推进老年医疗卫生服务体系建设，推动医疗卫生服务延伸至社区、家庭等。2017年3月，国家卫生计生委、全国老龄办等十三部门联合印发《"十三五"健康老龄化规划》，以积极应对人口老龄化，提高老年人的健康水平，助力实现健康中国的战略目标。2019年7月，国务院发布《关于实施健康中国行动的意见》，指出要完善居家和社区养老政策，推进医养结合，探索长期护理保险制度，打造老年宜居环境，实现健康老龄化。2019年10月，国家卫生健康委等八部门联合印发《关于建立完善老年健康服务体系的指导意见》，提出要构建包括健康教育、预防保健、疾病诊治、康复护理、长期照护、安宁疗护的综合连续、覆盖城乡的老年健康服务体系。2020年10月，党的十九届五中全会审议通过《中共中央关于制定国民经济和社会发展第十四个五年规划和二○三五年远景目标的建议》，明确提出"实施积极应对人口老龄化国家战略"。

（张海英　苏华斌　饶华清　陈擎　张迪）

第四节　健康老龄化与健康老年人

老龄是指60岁及以上的人。1982年维也纳第一届老龄问题世界大会明确将老龄化定义为指向人生的一个必经阶段，界定标准清楚，强调客观性。

伴随着进入人口老龄化社会，正确认识衰老、老年疾病及健康老年人等概念，有助于我们科学应对人口老龄化。

衰老（aging或senescence）难以简单定义，因为它在群体、个体、组织器官以及细胞水平方面均可具有不同的表现。衰老是一个生理过程，包含有随着年龄增加的"老"和功能下降的"衰"。对群体或个体而言，生殖期后随着年龄继续增加，机体功能逐渐降低或丧失、罹患疾病和死亡风险增加的现象即为衰老。衰老过程呈时间依赖性，进程持续而缓慢，目前尚无可量化的科学指标参数。

衰老不过是近现代提出的一个非常"年轻"的概念，在这之前，人类的寿命仅为30多岁，超过40岁就是高寿；而随着医疗卫生事业进步、社会文化教育发展以及经济状况改善，人类寿命延长，衰老随之形成。衰老过程伴随着个体的生物学、心理学、行为学和社会地位的多种改变。衰老关乎人类社会的未来，伴随着人口老龄化加剧，衰老成为一个重要的社会学问题，同时带来了医疗、养老、人口负担等种种问题。

一、期望寿命与健康期望寿命

衰老影响人的期望寿命，冠心病、脑卒中、痴呆、2型糖尿病等的患病率随年龄增长而上升，这些主要慢性疾病在21世纪越来越凸出。高龄老人通常合并多种疾病而不是单一疾病，疾病的累积预示着要提供更多的医疗保健服务。期望寿命用作人群健康的替代测量指标。2010年第六次全国人口普查数据显示，我国人口期望寿命74.83岁；第七次全国人口普查数据显示，2020年底我国人口期望寿命77.90岁，较10年前提高了3.07岁。经济社会的发展、科技水平的提升和医疗条件的改善，使得儿童存活率提高、人口死亡率下降及更安全的分娩，但由于生育率下降，随之而来的是老年人口比例不断攀升及期望寿命的延长。

随着期望寿命逐步延长，我国正快速迈入长寿时代，但很多老年人长寿而不健康。《老年健康蓝皮书：中国老年健康研究报告（2018）》报道，截至2018年底，中国60岁及以上人口约2.49亿人，占总人口的17.90%；65岁及以上人口约1.67亿人，占总人口的11.90%。中国老年人整体健康状况不容乐观，超过1.80亿老年人患有慢性疾病，占老年人总数的75%，失能、部分失能老年人约4000万人。2018年我国期望寿命为77.0

岁，但是健康期望寿命仅为68.7岁，也就是说，老年人有8年多的时间带病生存。这说明老年人整体健康状况还存在着患病比例高、患病时间比较早、带病生存时间较长等问题。因此，推进健康老龄化势在必行。

期望寿命本身不等同于健康，人们需要的是健康的寿命，而不是延长已经患病的寿命。因此，有了健康期望寿命的定义：在健康条件下的期望寿命，即每个人在良好状态下的平均生存年数。健康期望寿命比期望寿命更重要。期望寿命以死亡作为终点计算，健康期望寿命则以日常生活能力的丧失为终点计算。

建立和完善老年健康服务体系就是要延长健康期望寿命，实现健康老龄化和积极老龄化。

二、全面、科学地理解健康老龄化

要全面、科学地理解健康老龄化，必须明确以下六个要点：

第一，健康老龄化的目标是老年群体的大多数人健康长寿，体现在健康期望寿命的延长。

第二，健康老龄化不仅要延长人类的生物学年龄，更要延长人类的心理年龄和社会年龄。

第三，人类年龄结构向老龄化转变，一方面要求有相应的"健康转变"来适应，另一方面要求把健康的概念延伸到社会、经济和文化等方面。

第四，人口老龄化是一个过程，要从个体和群体增龄的过程中认识老年人群的健康状况及其前因后果、发展趋势；把老年群体健康看作是各阶段所有制约健康因素的最综合、最集中和最终的表现，历史地、全面地认识老年人的健康，它同所有人的福祉相联系。

第五，健康老龄化是人类面对人口老龄化挑战提出的一项战略目标和对策，它是建立在科学认识的基础上的。

第六，健康老龄化是与各个年龄段的人、各行各业都有关系的一项全民性保健的社会系统工程，需要全党全民长期不懈的努力才能逐步实现。

人口老龄化是中国在21世纪不可逆转的基本国情，要客观认识中国人口老龄化基本形态，准确把握人口老龄化规律，积极应对人口老龄化。

三、健康老年人

2022年11月国家卫生健康委员会发布《中国健康老年人标准》，适用医疗服务机构对60周岁及以上中国老年人健康状态进行评估。

健康老年人指60周岁及以上生活自理或基本自理的老年人，其躯体、心理、社会三方面都趋于相互协调与和谐的状态。

中国健康老年人标准：生活自理或基本自理；重要脏器的增龄性改变未导致明显的功能异常；影响健康的危险因素控制在与其年龄相适应的范围内；营养状况良好；认知功能基本正常；乐观积极，自我满意；具有一定的健康素养，保持良好生活方式；积极参与家庭和社会活动；社会适应能力良好。

以上健康标准包括躯体健康、心理健康、社会健康三个维度。

（张海英　苏华斌　饶华清　陈擎　张迪）

第五节　老年人生理功能特点及健康问题

一、老年人生理功能减退及影响

随着衰老，老年人的器官储备能力下降，身体免疫力下降，生理性衰老与多种疾病共存，生活自理能力也随之下降。老年人容易感冒、跌倒、记忆力减退等，都是由于衰老后生理功能减退带来的影响，具有普遍性。

（一）神经系统

神经系统功能减退包括大脑和周围神经的功能改变。

1.大脑。成年人大脑重量约1400克，神经系统在25～30岁时达到成熟，随后其生理功能出现缓慢衰退；进入老年期，人的大脑逐渐萎缩、脑重量减轻，脑细胞数相应减少20%～50%，75岁以上老年人的脑重量约为年轻时的60%。脑血管硬化、血流阻力增加、血流量下降，老年时的脑血流量较年轻时下降10%～30%，老年人易患脑动脉硬化。

2.周围神经功能。老年人神经传导功能下降，对刺激反应时间延长，大多数感觉迟钝及减退，标志着老年人的脑力劳动减弱。老年人中枢神经功能衰退，变得容易疲劳、睡眠欠佳、睡眠时间减少，从而使思维变慢、记忆力减退、反应及应变能力减弱。老年人记忆力减退集中体现在近期记忆力减退方面。

（二）人体系统

1.心脏。心脏就像一个水泵，规律持续地往身体的各个组织、器官泵血来维持生理平衡。心脏老化随增龄缓慢出现进行性心脏结构改变和功能性下降，心肌逐渐出现肥厚、心肌间质纤维化，使心脏变得肥厚硬化，弹性降低。这些变化使心脏收缩能力减弱，不仅心脏搏动频率（即心率）减慢，心脏每次搏动排出的血量及心输出量也会减少。心肌收缩力随增龄而降低，心输出量随年龄增长而减少，到80岁时其功能减退约35%。由于心脏泵血量降低，输送到各器官的血流量相应减少，供血不足会影响各器官功能的发挥。

2.血管系统。心脏与血管系统紧密相连，血管就像水泵的输送管。当人步入老年期，随着增龄血管内膜增厚，胶原纤维含量增加，血管壁弹性降低，血管硬化逐渐加重，导致动脉管壁形态和功能发生变化，从而使机体主要器官——心、脑、肾供血不足，导致相应功能障碍。

3.呼吸系统。呼吸包括呼和吸，吸是通过鼻将新鲜空气吸入肺内，呼是将二氧化碳排出体外的过程。呼吸系统包括呼吸道和气体交换的场所——肺。在长期的生命活动中，呼吸系统为机体活动源源不断地提供养料，同时与各种气体、粉尘和微生物接触，不断地遭受着它们的腐蚀，不断老化。老年人气道黏膜腺体萎缩，对气流的过滤和加温功能减退，如果管道堵塞或者肺功能失常，影响气体的输入和输出，会产生严重的后果。

（1）衰老对胸廓和呼吸肌的影响：老年人胸壁的退行性变化降低了呼吸效率。

（2）衰老对肺血管和肺循环的影响：肺血管随着年龄的增长，肺动脉的伸展性降低、肺血管床硬度降低。

（3）衰老对换气功能的影响：老年人气体交换功能下降。

（4）增龄引起肺功能的变化：大多数与衰老相关的呼吸系统变化都与胸壁顺应性下降、肺部弹性回缩力下降和呼吸肌力量下降相关，老年人可能会出现气道阻塞或混合性通气功能障碍。

4.消化系统。消化系统功能减退主要表现在口腔和胃肠的功能变化。

（1）口腔：口腔是食物进行消化的第一站。老年人牙龈和咀嚼肌萎缩，牙周组织老化，牙齿容易松动甚至脱落，造成咀嚼功能减退，影响食物消化。

（2）舌：舌肌发生萎缩、体积缩小，舌的运动能力减弱，咀嚼食物时难以搅拌均匀。

（3）唾液腺：唾液分泌减少，造成淀粉类食物消化功能下降、口干，对食物的吞咽和消化造成影响。

（4）口咽：随着增龄，口咽部发生一系列与吞咽功能相关的动力异常，导致吞咽功能改变，如咽部滞留、吞咽障碍、误吸等。

（5）食管：由于食管肌肉萎缩、动力减弱、功能退化，食物在食管内的蠕动幅度降低而使吞咽缓慢。食管上括约肌张力变差，易发生胃内容物反流，导致误吸，使反流物进入口腔甚至肺部。

（6）胃：胃有暂时储存和消化食物的功能。随着增龄，消化酶分泌减少，导致消化能力减弱，胃排空减慢，易引起消化不良和营养不良。老年人还易发生萎缩性胃炎。

（7）小肠和结肠：小肠是营养物质消化吸收的主要场所，结肠的主要功能是吸收水分、形成粪便。增龄引起肠壁组织萎缩、神经肌肉退化，使其对食物的消化吸收功能减退、蠕动无力，排便过程延缓，易发生便秘。

（8）直肠和肛管：增龄使直肠壁弹性下降，肛管最大收缩压降低，这可能是导致老年人排便困难、便秘或大便失禁的主要原因。

（9）肝脏：肝脏衰老表现为平均重量和体积缩小、血流量减少等，对应激的耐受力降低。

（10）胰腺：随着增龄，主要有重量减轻、胰腺分泌胰腺酶减少等变化。

5.运动系统。运动系统功能减退包括肌肉、骨骼和关节的功能变化。

（1）肌肉：随着年龄增大，肌肉失去弹性，肌纤维不断萎缩，肌力减弱，变得松弛，出现衰老性肌萎缩，容易疲劳和腰酸腿痛，因而老年人耐力减退，难以坚持长时间的运动。

（2）骨骼：骨骼中的有机物减少，无机盐增加，致使骨密度降低和骨质量减轻，因此骨质疏松在老年人中较多见，且易出现骨折；同时身体的自愈能力下降，骨折后不易康复。

（3）关节：随着年龄的增长，关节面上的软骨逐渐退化，骨质胶原组织逐渐老化，弹性纤维失去弹性，骨质增生，代谢功能减弱，使关节僵硬，易发生慢性关节炎。老年人最常见的是退行性关节炎，会导致活动度下降。

6.内分泌系统。老年人内分泌系统各器官的重量随着年龄增加而减少。

（1）下丘脑：退行性改变引起血供减少、结缔组织增生及细胞形态改变。老年人的下丘脑昼夜节律的调节障碍，与老年睡眠障碍、智力下降、抑郁等密切相关。

（2）垂体：一般到高龄时，脑垂体的重量可减轻20％，供血也相应减少。垂体功能改变对老年人的代谢、应激等生命活动有直接影响。

（3）内分泌腺体：发生组织结构的改变，尤其是肾上腺素、甲状腺素、胰腺素等分泌减少，可引起不同程度的内分泌系统紊乱。例如胰岛素分泌减少，胰岛素释放延迟、受体数量减少，对胰岛素敏感性下降，老年人糖耐量随年龄增高而降低，约1/3老年人会发生胰岛素抵抗，引发2型糖尿病。

（4）性腺：萎缩使活性降低，性功能减退，女性更年期后骨质疏松和冠心病等的患病率明显上升。

7.泌尿系统。老年人的肾逐渐萎缩，肾血流量下降，肾小球和肾小管的数目减少，这样肾小球的滤过能力、肾小管的排泄和重吸收功能均会减退，肾功能也相应减退。肾是泌尿系统的核心器官，因此肾功能减退会直接影响整个泌尿系统的运行。老年人的尿道会逐渐纤维化，弹性减退，女性尿道老化更容易发生泌尿系统感染、尿失禁等。老年人因膀胱肌肉萎缩而尿容量逐渐减小，表现为夜尿次数增多，膀胱剩余尿增多。男性前列腺中结缔组织增多，会使前列腺出现不同的肥厚、肿大。当其肿大到一定程度时，就会造成对尿道的压迫，从而引起排尿不畅或急性尿潴留。

8.感觉系统。感觉系统功能减退主要包括视觉、听觉、味觉、嗅觉、皮肤感觉等功能的变化。

（1）视觉：老年人均会出现不同程度的视力障碍，比较常见的是远视（即老花眼），还会出现视野狭窄、对光亮度的辨别力下降以及老年性白内障等。视力下降影响老年人自理能力，容易发生跌倒等意外事件。

（2）听觉：表现出生理性的听力减退甚至耳聋。听力下降使老年人与人交流等受到影响。

（3）味觉：老年人味觉迟钝，常常感到饮食无味。因此，老年人的食物中可能会放入过多食盐等调味品。

（4）嗅觉：老年人鼻内感觉细胞逐渐衰竭，嗅觉变得不灵敏，而且对从鼻孔吸入的冷空气的加热能力减弱。因此，老年人容易对冷空气过敏或患上伤风感冒。

（5）皮肤感觉：包括触觉、温度觉和痛觉。正常衰老改变了真皮层的结构和功能，表皮细胞再生降低，皮肤血流减少，老年人的触觉和温度觉减退，容易造成烫伤或冻伤。另外，老年人的痛觉也会变得相对迟钝，以致难以及时躲避伤害性刺激的危害。

此外，老年人维持身体平衡的器官也出现功能减退，容易因失去平衡或姿势不协调而跌倒，造成意外伤害。

二、老年人的健康问题

（一）衰老与疾病

60岁及以后，老年期多种疾病发病率明显上升，而衰老或增龄是多种常见疾病独立的危险因素。通常可分为三类：第一类是中青年可发病而老年人患病率明显增高的慢性疾病，原因是老年期机体各种组织的老年性变化及其修复能力的减弱，导致脏腑、组织、器官等功能减弱，如高血压病、高脂血症、动脉硬化、冠心病、糖尿病、脑卒中、慢性阻塞性肺病、肿瘤等相互渗透的疾病。第二类是老年人在器官老化的基础上发生的与退行性改变相关的疾病，为老年人所特有，如钙化性心脏瓣膜病、老年期痴呆、骨质疏松及白内障等疾病。第三类是衰老使机体机能减退而引起的急性疾病，如老年人肺炎等感染性疾病。

（二）老年疾病特点

1.慢性疾病：指由多方面因素长期累积所致疾病的总称。随着老龄化进程加快，慢性疾病或生存期的不断延长，我国慢性疾病患者的数量将不断增加，以心脑血管疾病、肿瘤、慢性阻塞性肺部疾病和糖尿病代谢类疾病为主，发病率为64.9%。老年人慢性疾病临床表现不典型，病程较长，发病机制比较复杂，上述四类慢性疾病造成的死亡约占全球老年人病死的60%，导致的疾病负担约占全球疾病负担的47%。

2.老年综合征：在老年期不是特指某一种疾病，而是由躯体疾病、心理、社会及环境等多种因素累加造成的一种临床表现或一组症候群，如老年抑郁、老年睡眠障碍、老年尿失禁、老年认知功能下降、老年跌倒、老年营养不良、压力性损伤、老年衰弱和老年肌少症等。随着增龄与老年期疾病相互交叉、叠加存在，形成"多因一果"现象，促使老年期疾病的发展，严重影响老年的功能状态，降低生活质量。

3.共病：即多病共存，指个体同时患有2种及以上慢性疾病，或老年综合征、老年问题共存于一个个体，形式上包括并发症和合并症。主要包括：①老年人常见疾病，如高血压病、糖尿病、冠心病等；②老年人特有的现象、老年综合征或老年问题，如抑郁、老年痴呆、衰弱、肌少症等；③精神心理问题和药物成瘾等。这些是老年患者常见的问题，在很大程度上增加了老年疾病管理的难度和复杂性。

4.失智：认知功能包括注意力、处理速度、记忆力、语言能力、执行功能等方面。认知减退是衰老的一种自然表现。

5.失能：指多种功能障碍导致的日常生活或从事其他复杂活动的能力受限，需要日常生活照料、医疗护理和社会支持服务等。高风险因素为衰弱、肌少症、营养不良、心脑血管疾病等。《2018年全国第六次卫生服务统计调查报告》显示，老年人群中轻度失能占3.8%，中度失能占1.1%，重度失能占1.8%。

6.心理问题、社会需求：老年患者常见的心理问题包括否认、愤怒、焦虑、抑郁、恐惧、孤独、内疚、失落、担忧、退缩、孤立、绝望、有自杀倾向或行为等。老年患者的社会需求包括医疗照顾、日常生活照顾、经济援助、家庭关系、原同事之间的关心支持、亲友的支持、社区或社会机构的支持、子女对老人的照顾等。

总之，随着年龄的增长，老年机体退变，患病更加普遍。老年疾病受衰老的影响，要注重老年病的整合管理；而老年疾病的特点导致老年人医疗服务成本增加，需要医疗保障系统积极应对。

三、老年医学发展

卫生保健和生活方式的根本改变，带来了期望寿命的延长，老年人口占总人口的比例持续稳定地增长，以老年为主的医学已被普遍认识。老年病学早期假说：通过对基础衰老过程进行干预，将以年龄相关为主的慢性疾病与老年综合征为主体治疗，而不是单一治疗。老年医学发展从以疾病为导向的医疗向以功能为导向的医疗转变，随着年龄的增加，传统疾病的意义消失了。现代老年医学是用于预防和治疗与老年人相关的疾病，最大限度维持或恢复患者的功能，提高老年人生活质量的科学。

老年医学原则：健康促进，预防疾病；早期发现和治疗疾病；早期康复干预，保护功能少受损害；制定可行目标，支持患者尽早回归家庭和社会；对症、支持及全面关怀临终病人。

根据老年疾病的不可治愈性，传统的、单一的疾病诊治满足不了老年患者的治疗需求，应提倡多学科团队治疗模式。多学科团队治疗是指在老年患者的"全人管理"中，针对老年人病理、心理、社会环境等问题及影响因素，由多学科团队对老年患者实施全面的医学检查和身心方面的功能评估，针对共同的问题达成一致的解决方案，实施综合性的医疗、康复及护理服务。这种治疗模式能够显著提高医疗服务质量和效果，规避医源性问题的发生，降低平均住院日和医疗费用，是现代老年医学的重要核心内容之一。

（张海英　苏华斌　饶华清　陈擎　张迪）

【参考文献】

［1］李佳. 人口老龄化与老龄社会100问［M］. 北京：中国财富出版社有限公司，2021.

［2］WIEXLERHOLD BK, RIVAG, GRAFLIGNA G. Ensuringthebestcare for our increasing aging population：health engagernent and positive technology can help patienta achieve a mare active mle in future healthcare［J］. Cyberpsychology Behavior & Social Networking, 2013, 16（6）：411–412.

［3］刘晓红，陈彪. 老年医学［M］. 3版. 北京：人民卫生出版社，2020.

［4］ROWE JW, KAHN RL. Successful aging and disease prevention［J］. Advances in Renal Replacement Therapy, 2000, 7（1）：70–77.

［5］WHO. Aetive ageing：a policy framework［J］. The Aging Male, 2003, 5（1）：1–37.

［6］WHO. Guide to the construction of global elderly-friendly cities［M］. Geneva：WHO, 2007.

［7］世界卫生组织. 关于老龄化与健康的全球报告［R］. 2015.

［8］全国老龄工作委员会办公室. 人口老龄化国情教育知识读本［M］. 北京：华龄出版社, 2018.

［9］原新, 金牛. 科学认识人口老龄化［N］. 健康报, 2021, 12（7）：8.

［10］国家卫生健康委统计信息中心. 2018年全国第六次卫生服务统计调查报告［M］. 北京：人民卫生出版社, 2021.

［11］董碧蓉. 新概念老年医学［M］. 北京：北京大学医学出版社, 2015.

［12］王建业. 老年医学［M］. 北京：人民卫生出版社, 2021.

［13］刘祥, 孟丽, 于普林. 心血管系统老化表现和机制及其衰弱评估在心血管病治疗中的意义［J］. 中华老年医学杂志, 2016, 35（2）：115-119.

［14］菲利特, 罗克伍德, 扬. Brocklehurst 老年医学与老年学［M］. 白小涓, 李小鹰, 译. 北京：科学出版社, 2020.

［15］American Geriatrics Society Expert Pand on the Care of Older Adults with Multimorbidity. Patient-centered care for older adults with multiple chronic conditions：a stepwise approach from the American Geriatrics Society［J］. Journal of the American Geriatrics Society, 2012, 60（10）：1957-1968.

第二章

基层老年健康管理与医养结合

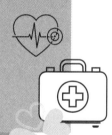

第一节　基层医疗卫生与老年健康管理

我国从21世纪初开始进入人口老龄化，随着我国人口老龄化程度不断加深，患病的老年人口数量逐年增加，老年人群医疗费用支出不断提高。2016年8月，为应对我国人口老龄化日益突出的问题，习近平总书记在全国卫生与健康大会上强调指出，要坚持正确的卫生与健康工作方针，以基层为重点，以改革创新为动力，预防为主，中西医并重，将健康融入所有政策，人民共建共享。在我国的医疗体制改革中，基层医疗卫生一直是医疗卫生服务体系的重要基石，而老年人口一直都是基层医疗卫生服务的重要对象。因此，完善基层医疗卫生服务体系，做好老年人群健康管理工作，满足老年人口的医疗服务需要，为其提供有效、全面、快捷的医疗保健服务，改善其健康水平，实现"老有所医"的目标，是我国基层医疗卫生工作面临的一个巨大难题。

一、老年人群健康管理

（一）老年人群医疗卫生需求特点

老年人群由于自身患病特点和行为特征，对医疗卫生的需求有特殊性。老年人群医疗卫生需求的特点如下。

1.老年人群的医疗卫生需求不仅仅限于疾病治疗，更重要的是在预后康复和生活照料等多方面。老年人群因年龄较大，免疫力下降，常常同时患有多种疾病，总体治疗时间较长且复发可能性较高，而且部分疾病会导致老年人失能或失智，常常带来心理、社会问题。由于老年疾病的特殊性与复杂性，针对老年人的医疗卫生服务体系不仅要考虑疾病的对症治疗，还要考虑疾病治疗后的康复护理以及特殊老年人群的生活照料等。

2.老年人群的疾病管理更依赖基层卫生服务。造成老年人群身体健康损害的主要是心脑血管疾病、肿瘤等慢性疾病，此类疾病发生后治疗往往十分困难，因此在未发病前的健康管理与疾病预防更为重要，而相关工作在多数基层卫生医疗机构就可以完成。另外，老年人群日常活动能力下降，在选择就诊地点时，就近或容易到达的基层医疗机构成为首选。

3.老年人群患病的医疗费用相对较高。《2018年全国第六次卫生服务统计调查报告》显示，65岁及以上人群的医疗费用占比明显高于其他年龄段。而与之相对的，老年人群收入来源减少，退休收入上涨幅度低于医疗费用的上涨幅度，昂贵的医疗费用可能远远超出老年人的承受能力。在起病阶段，如果老年人群通过针对性危险因素干预降低疾病发病率或使疾病有更好的预后，可大大降低老年人群的医疗费用负担。

（二）老年人健康管理概念

老年人健康管理是指以现代健康观念为指导，应用医学和老年医学、管理学等多学科的理论基础和方法技术，对老年人个体或老年群体的健康状况进行全方位检测，并对影响老年人健康的危险因素进行分析、评估，根据评估结果开展针对性的老年人群健康危险因素干预或健康教育，以促进全体老年人健康为目的的医疗服务过程。需要注意的是，老年人群健康管理一般不涉及疾病的诊断和治疗过程。按照老年人健康管理的概念，老年人健康管理工作可分为以下三个步骤。

1.了解和掌握老年人个体和群体的健康状况。常见的方法是开展老年人健康信息采集和健康状况检测。老年人的健康信息包括老年人的一般信息（姓名、性别、年龄、婚姻状况等）、当前健康状况、生活饮食习惯、疾病史、家族史等，同时也可增加老年人对自身健康状况（健康、亚健康、失能或半失能）的认知、生活自理能力、作息时间、家庭成员、社区老年设施设备配置等相关情况的收集。老年人健康信息采集方式主要是体检前的问卷调查。老年人健康状况的检测一般通过定期健康体检来完成，包括身体评估（一般状态和形态、生命特征等）、功能状态评估和辅助检查。在老年人健康检测环节，除常规体格检查和生化检查外，还可以增加一些心理健康状态评估、社会健康状态评估等特殊检查项目。

2.开展老年人个体和群体的健康风险评估和健康评价。其目的除了帮助老年人群对自身的健康风险有准确认知，纠正老年人群的不良生活饮食习惯，还可以帮助基层医疗管理与服务机构及时了解和分析本地区老年人群主要的健康问题和健康风险，为后续老年人个体和群体的健康危险因素干预提供依据。在这个阶段，可以根据前期采集的健康信息，对老年人个人和群体的健康状况及未来患病或死亡的危险因素进行量化分析和评估，使其更具科学性、更有说服力。

3.开展老年人个体和群体的健康危险干预，改善和促进老年人个体和群体的健康。根据健康信息采集和健康风险评估，在个体水平上，可以根据老年人的个人生活行为特征，为老年人制订个性化的健康干预措施，以多种形式帮助老年人纠正不良生活方式和习惯，针对性纠正危险因素，并对干预效果进行评估；在人群水平上，可以制订有针对性的区域老年健康教育和健康促进计划，将改变地区不健康的行为和生活饮食习惯作为健康促进的重要措施，并提供相应的健康促进指导意见。老年人健康管理是一个长期的、持续不断的、循环往复的过程，需要制订阶段性的健康干预方案，及时评价健康干预的效果，并及时调整健康干预计划和干预措施，以实现促进老年人健康生活的目标。

（三）我国老年人健康管理模式

为应对人口老龄化，我国积极发展基层医疗卫生服务体系，随着基层医疗卫生服务体系不断健全，老年人口的健康管理模式也逐步从单一的基本公共卫生服务项目发展到现在以基本公共卫生服务项目为基础，"家庭医生签约""分级诊疗"等多种模式为补充的健康管理模式，并取得了显著的成果。

1.基本公共卫生服务管理模式。针对我国当前老龄化问题以及慢性疾病负担严重的主要健康问题，国家制定了基本公共卫生服务项目政策，由县（市、区）级卫生健康委员会负责向各类公办医疗卫生机构、民办医疗卫生机构、村卫生室购买公共卫生服务，所需资金由政府承担，辖区内65岁及以上老人可免费享受。服务内容包括面对一般人群的建立健康档案、健康教育、传染病预防服务等，也包括为老年人、慢性疾病患者等特殊人群提供健康体检、医养结合与失能老年人评估指导，以及高血压病和糖尿病健康管理等。

《2019年国家基本公共卫生服务项目》中规定，每年对老年人进行一次健康管理服务。主要内容包括四项：一是生活方式和健康状况评估。通过询问，了解老年人基本健康状况、生活自理能力与吸烟、饮酒、饮食、体育锻炼等生活方式，以及既往所患疾病、目前慢性疾病的常见症状和治疗情况等。二是每年进行一次较全面的健康体检，包括一般体格检查与辅助检查。三是告知本人或其家属健康体检结果并进行针对性的健康指导，对确诊的原发性高血压病和2型糖尿病等患者纳入相应的慢性疾病患者健康管理。四是告知下次体检时间。

2.社区家庭医生签约服务管理模式。为了提升基层卫生综合服务能力，我国大力培养家庭医生，旨在为社区老年人群、慢性疾病人群等重点人群实施健康管理，进一步采取更有效的干预措施。我国家庭医生签约服务采取团队服务形式，主要由家庭医生、社区护士、公共卫生医师等组成，由家庭医生负责团队成员的任务分配和管理。家庭医生团队向签约老人群体提供基本医疗服务、基本公共卫生服务和健康管理服务。家庭医生的健康管理工作一般包括健康咨询，提供个性化的健康指导，协助居民开展自我健康管理、预约转诊等。签约居民可通过预约方式优先获得门诊服务，通过绿色通道优先转诊。

综合来说，家庭医生不仅单纯治疗家庭成员的疾病，还会主动帮助家庭成员养成良好的生活习惯，预防疾病的发生。虽然家庭医生制度的推进仍然面临着家庭医生人才短缺、医疗保险等配套政策有待进一步跟进等关键性问题，但是国内的前期试点工作已经取得了初步的成效，试点地区的居民在有医疗需求或者出现健康问题的时候可以第一时间寻求家庭医生的帮助，获得更便捷的医疗卫生服务，大大提高居民卫生服务的可行性和便利性。从长远来看，社区家庭医生制度的实施，可以建立起以家庭医生为核心的分级诊疗机制；同时，可由家庭医生对签约服务对象提供全程的健康管理，通过定期的社区诊断来掌握服务地区人群的健康状况，针对居民不同需求提供个性化的健康管理服务。另外，家庭医生对常见多发病的诊疗，减少了患者在多个医院之间奔波的乱象，也减轻了老年人群的医疗费用负担。

3.基于医联体的分级诊疗管理模式。为了更好地带动基层医疗卫生机构能力提升，国家大力发展区域医疗联合体（简称"医联体"）建设，构建大医院带动基层医疗卫生机构发展的服务模式和分级诊疗新秩序，将优质医疗资源辐射到社区，有效地推动了卫生工作重心下移和资源下沉。医联体由各级卫生健康委牵头，根据业务相关、优势互补、持续发展等要求，区域内有关医疗机构通过双向选择、资源结合等方式组建医疗机构联合体。通过医联体改革，三级医院充分发挥技术优势，挖掘中小医院的技术、设备和床位潜力，支持信息共享，以实现利益责任共同体为目标，同时分工明确，最终形成首诊负责的双向转诊机制。

2017年4月，国务院办公厅印发《关于推进医疗联合体建设和发展的指导意见》，正式提出全面推进医联体建设工作。截至2019年底，我国已组建各种类型的医联体12000多个。目前，医联体内三级医院可以通过互联网启动远程会诊，采用派驻专业管理人员、临床带教等方式提高社区诊疗能力，帮助社区留住大部分常见病患者，促进社区安全用药，同时增加专家号源，为居民开通向上级医院转诊的绿色通道，缩短患者发病到就诊处理的时间，方便居民看病就医。医联体内通过建立统一的医疗卫生信息系统，实现信息的互联互通，各类医疗机构间检查结果互认，从而实现医疗资源的整合；二级、三级医院的床位、号源、设备能够与社区医院统筹使用，电子健康档案和电子病历实现动态更新。当社区医院与大医院建立医联体后，对于有长期医疗需求的老年人群和慢性疾病患者来说，到社区就诊将会是优先选择。但由于政策宣传力度不够，医联体内医务人员与社区居民对医联体政策所带来的方便与实惠了解程度并不高。

4.体医融合和非医疗健康管理模式。《"健康中国2030"规划纲要》中明确提出，要通过"广泛开展全民健身运动，加强体医融合和非医疗健康干预，促进重点人群体育活动等方式提高全民身体素质"。非医疗健康管理方法主要包括运动健身和饮食调整，对重点人群进行健康干预。国家提倡以体医结合为主要切入点，探索与推广非医疗健康管理方法。久坐和日常活动时间少是导致多种慢性疾病发生的重要因素，大量研究成果也证实，适度运动能防病，强化康复治疗。为了改变久坐少动这一不良生活习惯，国家号召广泛开展全民健身运动，提高群众身体素质，以科学的体育活动促进机体水平调节，降低慢性疾病患病风险；居民以社区为地域范围，自主组织简便易行、安全高效的身体健康锻炼活动，既能满足健身、娱乐的需求，又能促进人际交往，满足精神文化需求。另外，社区体育正逐步与城市卫生服务体系相结合，体育部门通过制定体育健康活动指南，建立和完善针对不同群体、不同生活环境、不同身体健康状况的运动处方库，帮助家庭医生在健康干预措施中合理地结合运动处方、健康饮食等非医疗手段，既提高了老年人群的身体免疫力，又减少了药物治疗对老年人产生的副作用，让疾病预防与健康促进双管齐下。体医融合和非医疗健康干预充分体现了以健康为中心而非以医疗为中心的科学理念。但是现在体医融合多处于理论研究阶段，由于缺乏体医融合复合型人才和相关运行机制，实践应用相对较少，缺少成熟经验，因此还没有形成可以大面积推广的切实可行的干预模式。

二、老年人健康管理发展的不足

（一）医疗资源供给与老年人群需求存在矛盾

首先，我国老年人口基数大、增速快，老龄化形势严峻，期望寿命已达到77.0岁，但健康期望寿命仅68.7岁，老年人平均带病生存时间长达8年。大部分老年人患有一种或多种慢性疾病，失能老年人和半失能老年人数量众多，部分高龄老年人还同时面临疾病致残与生活照料的双重问题，医疗服务和养老服务成为老年人特别是高龄老年人的迫切需求。实际上，通过有效的健康管理，尤其是加强疾病预防意识和养成健康生活方式，就可以有效避免慢性疾病或延长生存时间，但我国老年人因为教育和观念的影响，大多数人不够了解和重视自身的健康状况，缺乏自我管理能力，从而延误了治疗和预防疾病的黄金时间，导致患病率和致残率较高。其次，目前我国老年医学仍存在很大的发展空间，很多情况下缺乏对老年疾病有效的治疗手段，无法及时提供科学、易操作、可推广的治疗方法。再加上老年人患病一般表现为病程长、恢复慢，需要医疗性和生活性护理的长期陪护，导致沉重的疾病负担，让很多老年人群难以获得优质的医疗资源。最后，我国人均健康资源不足，我国人口占全世界总人口的22%，卫生费用支出仅占世界总费用的2%，明显低于同等发展中国家，其中预防服务费用只占卫生经费总额的7%。而且养老护理从业人员较少，依照我国老年人的人口数量和增长速度，高素质、高技能的养老人才十分稀缺，实际健康需求增长远大于医疗资源供应增长速度。

（二）人口健康管理理念滞后

我国现有的卫生健康体系仍以医院为中心，医疗保险也以后付费方式为主，导致医生与患者形成"重医疗、轻预防"的观念。我国社区卫生服务中心从事医疗工作的医生占80%以上，而公共卫生医师不到10%。社区家庭医生大多是具有事业编制身份的公立医生，岗位配套考核制度和薪酬水平让他们缺乏主动接触居民的动力，大多数时间仅是等待患者前来问诊，而选择社区及社区周边的医院进行慢性疾病治疗、常规体检、康复理疗的老年人又比较少。社区医生也把大量时间消耗在询问一般情况和病史，填写、补充电子病历以及开药等工作上。我国医保的报销范围主要集中在医疗服务项目，在身体维持基本健康、不影响日常生活的状态下，居民对预防性服务缺乏消费动力。我国医疗卫生资源长期存在区域发展不平衡、城乡资源配置差距较大等问题，优质的医疗资源主要集中在经济发达城市和省会城市的三甲医院，容易导致居民非理性就医，花费更多的医疗费用。当绝大多数医疗资源和患者都聚集在金字塔的顶端，绝大部分健康和非急性期的老年人群却没有得到充分的管理，许多服务如健康监测、健康咨询、健康教育等水平较低，远不能满足居民的实际需求。

（三）人口健康管理部门间协作不完善

我国已经建立了包含健康体检、健康咨询、疾病治疗、康复护理的老年人口健康管理相关制度，这些制度涉及多部门、多领域，且需要在不同场所实施。首先，不同制度是在各部门各自为政的情况下形成的，现实中并未形成衔接顺畅的健康管理服务体系。其次，居民自由就医政策的实施促进了医疗机构的个体化发展，不利于卫生服务的整合和服务路径的管理，如果居民脱离了已有的就医路径，其健康信息的收集、传递和连续性就会受到破坏，容易造成健康管理服务的重复、交叉或脱节，降低健康管理效果。最后，健康管理服务是基于全程干预的健康理念，但是当前许多健康管理项目是阶段性的，为了完成单项任务而追求短期效益，社区健康管理没有充分融入老年人的日常生活中，不利于持续地对老年人健康状况进行监测和实施干预，违背了健康管理和健康维护可持续发展的理念。

（四）人口健康管理服务内容单一

服务内容和管理手段是健康管理有效供给的核心和关键，服务项目靶向性、多元化水平和服务体系层次关系到老年人健康需求满足程度，也是影响健康结果的重要因素。当前，我国提供服务的主体较为单一，从而导致服务内容趋同、序列单一。我国基本公共卫生服务项目中，每名老年人每年只能享受一次免费的健康体检，保障力度不足。社区健康体检项目大多没有针对老年人个体情况而在普查的基础上适当补充个性化的项目，如不同性别、不同年龄、家族史，甚至不同地域的老年人患病风险都是不一样的，需进行针对性检查；体检内容主要涉及体格检查、生化检查，重要的心理评估和老年人社会功能评估也没有很好开展。此外，健康体检报告也没有充分利用，许多老年人难以很好地读懂健康体检报告的内容，如不清楚自己身体各项指标是否在正常范围内，从而无法对自身健康风险进行有效评估，指导并规范自身的健康行为。在健康体检之后，由于社区医学技术水平有限，不同医疗机构间缺乏合理的衔接机制，导致社区老年疾病干预体系尚未完全建立，多数老年人服务依从性较差而造成不良的健康结果。近年来，政府财政加大了对基层医疗资源的投入，但是造成资源错配。2013—2016年，我国社区卫生服务中心诊疗人次和入院人数虽逐渐增加，但床位使用率却在下降。这进一步说明了较为单一的提供主体不仅不能很好地满足老年人的健康需求，而且投入的资源也存在较多空置和浪费的现象。因此，社区老年人疾病筛查、慢性疾病管理等工作无法深入开展，最终因预防缺失、管理不当而使老年人患病率不断上升的情况持续上演。

（张迪　张海英　苏华斌）

【参考文献】

［1］DONG B，DING Q. Aging in China：a challenge or an opportunity？［J］. Journal of the American Medical Directors Association，2009，10（7）：456-458.

［2］马偲员. 大健康视域下提高基层医疗卫生体系服务老年人口的能力研究［J］. 社会科学动态，2022（5）：50-55.

［3］胡善联. 购买有价值的医疗卫生服务［J］. 卫生经济研究，2019，36（2）：3-6.

［4］傅雅欣，李情，唐梅. 基层医疗践行高价值医疗卫生服务的机遇、挑战及对策［J］. 中国卫生事业管理，2020，37（4）：279-282.

［5］刘欣，高凯. 基于GM（1，1）预测模型的"十四五"期间中国医疗资源与服务需求发展预测研究［J］. 中国医疗管理科学，2021，11（3）：29-35.

［6］潘越，柳丽佳，魏晋才. 新医改以来我国基层医疗卫生机构运行效率分析［J］. 中国农村卫生事业管理，2022，42（4）：273-278.

［7］温勇. 加强老年健康管理提升老年健康水平［J］. 人口与健康，2020（12）：19-23.

［8］马俊. 社区老年人口健康管理路径研究［D］. 上海：上海工程技术大学，2020.

［9］艾丹丹，陈辰，吴婷婷，等. 基于全科团队和分级诊疗的基层健康管理模式优化探讨［J］. 卫生经济研究，2019，36（6）：20-23.

［10］周志文，胡珺，张雄，等. 上海徐汇云医院在分级诊疗实践中的探索与创新［J］. 上海医药，2019，40（3）：3-5，51.

［11］邓明，张柠. 医联体服务模式下慢性疾病患者社区首诊意愿分析［J］. 中国全科医学，2017，20（36）：4534-4538.

［12］崔鹏，马志君. "体医结合"的老年健康促进研究［J］. 科技资讯，2018，16（7）：210-211.

［13］张明妍，丁晓燕，高运生. 我国社区卫生服务机构服务能力现状、问题及对策［J］.
中国卫生事业管理，2016，33（9）：654-656，681.

［14］周明华，肖政. 我国卫生资源配置状况及公平性分析［J］. 中国社会医学杂志，
2019，36（2）：193-196.

［15］王波，杨林. 共享发展理念下医疗卫生资源有效供给：基于城乡比较［J］. 东岳论
丛，2017，38（9）：158-166.

［16］江丽姣，于倩倩，尹文强，等. 我国居民慢性疾病变化趋势分析：基于国家五次卫生
服务调查报告［J］. 中国卫生事业管理，2018，35（11）：874-876，880.

［17］高晶磊，赵锐，刘春平，等. "十三五"期间我国医疗联合体建设成效及发展建议
［J］. 中国医院管理，2021，41（2）：23-26.

［18］方鹏骞，田翀. 我国医疗联合体建设与发展的创新探索与再思考［J］. 中国医院管
理，2022，42（7）：1-4.

第二节　医养结合与老年健康

一、医养结合概念

随着人口老龄化程度不断加深，疾病、衰老等因素导致的半失能、失能老人数量逐渐增多，使得医疗服务资源与养老服务需求的矛盾愈加突出。医养结合是在审视和思考养老服务内容之间关系的过程中，立足于人口老龄化加剧的现实条件，对我国传统养老服务模式的延伸和发展，根据现实需要和客观条件，重新适时调整老年人的需求而提出的综合性概念。

医养结合在保障传统养老功能的基础上将医疗与养老模式相结合，使服务功能有效衔接，养老服务内容更加多样化，最大限度地实现资源的高效利用，为老年人提供专业性、可持续性、科学性、多元性、综合性的健康照护养老供给方式，满足了老龄化社会人们对生活质量和美好生活向往的客观需要，是行业的发展趋势。其中，"医"指的是对老年群体提供不同层次不同类别的医疗卫生、康复保健服务，具体有疾病的早期识别预防、诊疗护理、健康咨询、必要的检查、治疗、康复训练等服务；"养"指的是对老年人生理与心理的照护，具体有日常饮食照护、精神世界慰藉、文化与社交活动等服务；"合"指的是将医疗卫生与养老服务资源彼此整合，以传统意义上的养老服务为保障基础，完善医疗及预后恢复护理的保障体系。在保障老年人"老有所依、老有所养"的基础上，进一步实现"老有所为、老有所学、老有所教、老有所乐"，保障老年人安度晚年。

医养结合养老服务模式摆脱了传统养老模式"只养老不治病"的困境，也突破了医疗机构"只看病不养老"的局限性，构建了医养交融的新型养老模式，也反映了医疗资源对养老服务的参与和交融。医养结合养老模式既能满足老年人日常陪护的需求，又能在一定限度内改善住院难、住院贵的现象。只有将医养结合服务渗透到各种养老形式中，才能全面完善医养结合养老服务的发展。

二、医养结合内容

我国人口老龄化带来诸多养老难题，而医养结合养老服务作为一种创新性的养老方式，是应对这些养老难题的有效途径，是中国养老模式的必然选择。这种养老方式主要由服务主体、服务客体、管理主体和服务内容等构成。服务主体指的是医养结合服务方式的提供者：一种方式为拥有医疗卫生服务能力的养老机构或提供日常看护服务的医疗机构，这种方式运行完整，机制相对完善，能够普遍经营且利于管理；另一种方式为医养结合合作运营机构，这种方式只需整合资源，养老机构优先与有意向的周边医疗机构签约，相互精准对接业务，各取所需，减少投入，较为普遍与适用。服务客体指的是在医养结合养老服务过程中的对象。医养结合养老服务于所有老年人群，依照是否能穿衣洗漱、自主进食、翻身等日常动作，将老年人划分为生活能完全自理、生活部分不能自理、生活完全不能自理等健康层次人群。管理主体是指医养结合养老服务中对相关机构进行审批和监管的部门。目前卫生局作为医疗卫生机构的监管部门，民政局作为养老机构的监管部门，社会保障部门和人力资源部门共同监管医疗和养老保险金。医养结合养老服务机构的建设由民政局与卫生局共同负责，卫生、民政、人力资源、社会保障部门协调统一、共同管理。服务内容指的是老年人在医养结合养老服务机构中或体系中所获得的服务，除了满足老年人常规的文化娱乐、生活照料、心灵慰藉等需求，还需要满足老年人的医疗需求，不仅限于疾病诊治，还有健康体检、护理保健等服务。

三、医养结合政策

医养结合服务旨在实现养老与医疗的多维度结合，重新整合医疗资源供给与养老服务需求的分离状态，为老年人提供精准、及时、有效的"医—养—康—护"服务。自2013年国务院在《关于加快发展养老服务业的若干意见》中首次提出医养结合以来，国家卫生健康委、国家发展改革委、民政部等多个部委开始致力医疗结合的政策体系建设与试点模式的探索和经验推广。2016年，国家先后颁布了《民政事业发展第十三个五年规划》《"健康中国2030"规划纲要》，其中阐述了医养结合模式，标志着我国养老服务进入实战阶段。《关于深入推进医养结合发展的若干意见》立足医养结合发展实际，坚持问题导向，激励养老服务机构和周边医疗单位互相联动，利用多种多样的形式开展合作，讲求实效、合理规划，设置相关合作机构，扩展建设一批基层医养结合设施设备。2020年12月，国务院办公厅印发《关于建立健全养老服务综合监管制度促进养老服务高质量发展的意见》，对养老服务综合监管工作作出部署，强调深化"放管服"改革，加快形成高效规范、公平竞争的养老服务统一市场，建立健全养老服务综合监管制度，坚持公正监管、规范执法，不断优化营商环境，引导和激励养老服务机构诚信守法经营、积极转型升级、持续优化服务，更好适应养老服务高质量发展要求，更好满足人民群众日益增长的养老服务需求。2022年3月，国家卫生健康委员会等九部门联合发布《关于开展社区医养结合能力提升行动的通知》，强调医疗卫生、养老等乡镇社区服务机构要有效利用现有资源，提升居家社区医养结合服务能力，推动基层医疗卫生和养老服务有机衔接，切实满足辖区内老年人健康和养老服务需求。2022年7月，国家卫生健康委员会等十一部门联合发布《关于进一步推进医养结合发展的指导意见》，要求各地各相关部门积极推进医养结合，进一步完善政策措施，着力破解难点堵点问题，促进医养结合发展，不断满足老年人健康和养老服务需求。

党中央、国务院高度重视发展养老服务，着眼于医疗和养护相结合的养老服务体系建设，取得了很多成果。通过各地试点与探索，目前有助于促进老年人群健康管理的医养结合模式主要有三种：第一种是在医院内设置老年床位，或者将医疗机构转型为老年康复机构，本质上是将医疗服务往康复领域延伸。第二种是在养老机构中设置医疗部门，加强养老服务对老年人群的健康保障。第三种是养老机构与医疗机构签订合作协议，定期派送医护人员到养老机构巡诊并提供医疗服务，指导养老机构进行治疗后康复期和恢复期的护理服务，同时结合连续性的健康监控，跟踪监测老年人群身体机能的各项指标，降低老年人群再入院的风险。"十二五"以来，我国致力构建"以居家为基础、社区为依托、机构为补充"的社会养老服务体系格局，但作为社会养老主体的"居家和社区"在医养结合方面发展较为滞后，尚处于初步探索发展阶段。

四、国内外医养结合发展

（一）国外医养结合的发展

在美国，主要由老年社区护理机构、家庭护理机构、生活辅助机构和养老院等社会机构向老年人提供医疗保健服务，而老龄人全包服务项目（PACE）被认为是美国长期护理模式的黄金标准。PACE是一种为年迈体弱的老年人提供医疗和社会支持服务的医养结合方式，除了常规医疗和康复服务，其提供的社会支持服务还包括家庭环境改进建议、家庭成员护理培训、交通运送服务等。美国的医养机构偏重于中小型，分为继续照料退休社区、寄宿照护之家、辅助式生活住宅等。其中的寄宿照护之家，不但规模较小而且服务单一，主要为入住老年人提供长期日常生活协助；辅助式生活住宅主要为居家养老的失能、半失能老年人提供日常生活照护等。

日本的老龄化问题比较严重，当地政府非常重视养老服务中的护理问题。为解决在行政措施制度下老年人无法自由选择服务种类和提供服务的部门，以及普遍存在的以护理为主要目的的长期住院等问题，日本实行了《护理保险法》。在日本，医养结合的稳定发展形态主要体现为介护保险制度，养老机构共建或指定医疗机构以提高专业化效率；养老机构一般提供长期护理、康复训练和简单急救等医疗服务，并承包给医院运营管理，比较严重的疾病治疗则与周边医院合作。这种医养结合模式发展较早，巡诊、送诊、转诊机制近年来趋于完善。日本的医养结合社区养老模式成效显著，将护理、医疗、保健、精神照料等多方面结合，提供多元化养老服务。

在丹麦，政府为老年人配备全科医生并制订医护计划，着力提高养老护理人员的地位，每年2次强制对护理人员的工作环境进行评测。在瑞典，老年人进入养老机构时需要进行统一的身体健康评估，以便给老年人提供相适应的医疗服务；养老机构每周都有专业的医生前来巡诊，专职护理人员根据医生的建议为老年人提供配套的医疗服务。在澳大利亚，养老院护理服务针对老年人不同活动能力分为不同护理等级，重视加强与老年人的心理沟通，解决老年人"无聊无助"等心理难题，特别注意老年人饮食护理的个体差异性，对老年人生活护理和大小便护理的细节问题也很重视。

（二）国内医养结合的发展

我国各类养老机构起步晚、发展缓慢，真正具备医疗服务能力的养老机构不多，大多依托医疗机构、社区卫生服务中心，医养结合养老服务模式还处于试点阶段。2019年，北京市朝阳区共运营50家社区卫生服务中心，截至2020年底，医养结合机构共有46家。其中，孙河社区卫生服务中心于2014年开展"中医特色医养结合病房"服务模式的探索并取得实效。医养结合病房主要采取"医师—护士—护理人员"的人员协作工作模式，坚持"康复训练、持续照料、先治后养、医养结合"四项治疗原则，为住院老年人提供医疗护理、指导患者自我保健治疗和开展中医特色疗养等服务。

作为我国老龄化最早的城市，上海市从财政补贴、设施建设、服务流程等方面推进医养结合，探索经验包括制度保障、多样化结合形式、智慧化结合路径等。上海市开创了社区卫生服务中心平台辐射的医养结合新模式，即通过社区卫生服务中心将医疗服务逐步辐射到区域范围内的养老机构，通过鼓励和支持养老机构购买社区卫生服务中心的医疗服务，构建以社区卫生服务中心为主、两大服务平台互融互促的医养体系。此外，上海市还形成了"1个社区卫生服务中心＋1家区级医院＋1家市级医院"的家庭医生签约服务模式，提高基层诊疗能力。

山东省济南市对医联体建设、基层医疗卫生机构的医养结合模式转型进行了探索并取得实效，主要通过补齐基层短板、统筹规划医疗资源等措施，不断推进基层医疗卫生服务体系建设。其中，具有代表性的典型是入选首批全国百强社区卫生服务机构的南辛庄社区服务中心和入选山东省首批医养结合示范单位的舜德老年护理院。前者主要与上级医院建立良好的转诊服务合作关系，通过开展科研项目和专家咨询活动，一方面提升基层医护人员的专业能力，另一方面拓展社区卫生服务机构的业务，从而提高社区卫生服务能力。后者则通过与济南脑科医院共同协作，通过"医务室—社区医院或二级医院—三级医院"形成医联体，提供分级医疗服务，提高医疗资源的利用率。

南京市等城市开展了长期照护保险制度的试点，设立"长期照护经理"角色，实施案例管理综合评估，以团队协作方式提供医养服务，在当地取得了一定成效。另外，江西省上饶市养老服务中心创建了医院、康复院、护理院、颐养院和社区居家养老"五位一体"分区管理模式，实现养、护、医、送紧密结合，将条件不同、需求不同的各类老年人分别安置在与其身体状况相匹配的区域，成为社会养老的一个创新典范。

五、医养结合未来发展方向

经过多年的探索与实践，各地政府致力发展符合本地区实践特色的医养结合服务模式，并取得了一些成效，形成了具有代表性的典型示范性案例。但实际中仍存在诸多问题，如对医养结合的概念、功能地位与目标界定不清，医疗服务与养老服务在资源配置、硬件设备完善和政策体系建设等方面有所欠缺，难以满足老年人的实际需求；医疗护理人员的数量、质量和经验方面短缺，缺乏有效的服务供给，医疗保险、长期护理保险没有实现全面覆盖，限制了老年人的使用意愿，导致我国医养结合服务的需求端和供给端两侧陷入困境。

（一）医养结合养老服务领域细分化、多样化、智能化

我国医养结合机构面临利润较低、投资回报周期较长、主管部门"多龙治水"，养老服务规划、建设用地、养老服务标准等方面配套滞后等问题，导致社会资本盲目进入，医养结合产业有较高的风险。此外，医养结合的需求又是多元化的，需要各种社会资本参与，因此要发挥政府与市场资源的优势，在保障基本医养结合需求的前提下，激励社会资本介入中高端养老需求的细分领域。养老机构日常管理还可以引进智能跌倒报

警器、智能定位系统，一旦老年人跌伤，医务人员能通过信息化系统直接获取老年人的相关信息，尽快采取相应的紧急处理措施。

（二）完善医养结合养老服务相关法律制度

我国用于保障老年人合法权益的专门法律有《中华人民共和国老年人权益保障法》，此外在宪法等相关司法解释的个别条款中也有关于保障老年人合法权益的规定，但是缺少实施细则来保障监护人员或护理机构，难以使其敢于承担监护职责。由于医养结合养老模式的复杂结构，一些营利性的养老机构不具备专业的医疗资质，导致养老机构本身的利益和老年人的权益之间出现冲突和纠纷，而法律难以解决和追责。此外，养老服务产业的发展同样缺少相关法律保障，主要是缺少相关行政意见和通知等。政府应该根据当地的经济发展水平，设立专门的老年人法律权益保障机构，统一养老标准，尽可能地减少因养老模式复杂而带来的法律权益保障难题。法律是构建和完善养老体系的基础和保证，我国的医养结合养老服务的供给也应该从行政措施模式向契约合同模式过渡。

（三）健全医养结合服务的支付体系

医养结合养老服务体系尚未健全，政府应充分发挥职能和市场机制，严格医养结合机构的准入和服务标准，规范行业管理。在目前养老服务制度体系不健全的情况下，医院老年人住院床位费便宜又能报销，而住在一些医养结合机构费用则需要自理，支付难度相对加大。因此，推动解决医养结合服务的支付问题，有助于提高老年人入住医养结合机构的积极性。此外，基本医疗保险也应更加关注养老需求，推进医养结合机构的医保结算和报销，扩大医保保障范围。可以考虑将符合条件的医养结合机构中的医务室、护理站等纳入医保定点范围，或者在规范医保资金监督管理的基础上，将部分养老护理费用适度纳入医保范围，减轻老年人的经济负担。有学者认为老年人的收入水平影响他们对养老服务的需求，即老年人收入越高，对养老服务的需求也越高。根据老年人的收入水平，参照发达国家老年护理保险制度，适时开通我国的长期护理保险等险种，缓解支付成本压力。政府扩大基本健康养老服务范围，为没有支付能力的老年人兜底，防止出现道德风险。另外，政府应通过政策、税收等手段给予企业一些优惠，加大企业发展企业年金的力度，拓展基金的获取渠道，提高养老基金的管理水平。鼓励商业保险将老年人预防保健、健康管理、康复护理等纳入保障范围。

（四）发挥中医潜力，增设预防和康复项目

中医具有悠久的历史和丰厚的底蕴，在养生与康复护理方面，中医注重固本培元，顺应自然规律，疗效显著。因此，应大力发挥中医药特色优势，未病先防、既病防变。老年人以慢性疾病居多，未病先防很重要。养老机构要特别关注老年人的预防保健，保证老年人养成良好的作息习惯，注重四季养生，合理膳食，适当锻炼，提高抵抗力、免疫力。另外，医养结合机构要做好老年人的疾病康复照护工作，包括在生理方面提供日常生活照护，在心理方面聘请心理专家及时疏导老年人的不良情绪，丰富老年人的娱乐活动，让其保持朝气和活力。社区卫生服务机构、乡镇卫生院应为老年人提供中医诊疗、中医健康状态辨识与评估、中医药健康管理等服务。加强中医药适宜技术推广，在社区养老机构、特困人员供养服务设施（敬老院）推广普及中医保健知识和易于掌握的中医推拿、贴敷、刮痧、拔罐、养生操等保健技术与方法。发展中医药康复服务，推广适用于基层、社区的小型化、专业化的中医康复设备和康复适宜技术。

（五）加强医养结合服务的人才培养与激励措施

老年人的多元化医养结合服务往往受到医疗资源和人才资源的制约，其中人才资源是主要的因素。现在的医学专业人才培养中并没有医养结合专业，提供医养结合服务的人员主要由临床医生、护士或公共卫生医师兼任。而且医养结合的养老护理人员需要规范化的培训，老年人护理需要特殊护理知识，机构运营需要有经验的管理人员，但是目前养老机构的护理和管理等专业人才匮乏，学历层次较低，医疗服务能力难以满足入住老年人需求；相关从业人员待遇相对偏低、人员流动性大，养老机构可持续发展程度低。政府要发挥引领和牵引作用，同时大力鼓励社会力量提供医养照护服务，制定相应的人才培养政策，以巩固人才基础，调动养老从业人员的积极性，推进关键人才的福利待遇能够参照医疗单位的标准。强化养老服务业的专业人才培养，探索符合我国国情的高素质养老护理人才培育体系，在综合培养老年护理人才的基础上实现多层次护理教育。同时还要加快高校老年专业师资队伍建设，提供多种形式的继续教育等，完善老年服务专业职称评定体系，逐步扩大老年专业人才和师资队伍。

（六）加强新技术应用，推进智慧化养老

随着时代发展，智慧化养老应运而生，智慧化、智能化养老服务显得尤其重要。医养结合养老模式的发展需要信息技术作支撑，通过建立养老数据库，统筹养老服务信

息资源，为老年人提供线上疾病科普讲座、健康管理、远程医疗、复诊送药、紧急援助等服务，提升医养结合服务质量，助力医养结合。依托全民健康信息平台，可建设全国老龄健康信息管理系统、全国养老服务信息系统，全面掌握老年人健康和养老状况，分级分类开展相关服务。同时推进"互联网＋医疗健康""互联网＋护理服务"等创新方式，为有需求的老年人提供便利的居家医疗服务。

（张迪　张海英　苏华斌）

【参考文献】

［1］李佳怡. 中国农村医养结合养老服务研究［D］. 长春：吉林大学，2021.

［2］丁宁龙. 后疫情时代医养结合养老服务的发展现状、问题与对策［J］. 全科护理，2022，20（23）：3248-3252.

［3］陈莹如，张秋，麦耀钧. 我国基层医疗卫生机构医养结合养老服务的现状及对策研究［J］. 卫生软科学，2022，36（9）：31-35.

［4］白晨. 医养结合背景下城乡社区老年健康管理服务供给及效果研究［J］. 中国卫生政策研究，2020，13（3）：31-37.

［5］朱文佩，林义. 日本"医养结合"社区养老模式构建及对我国的启示：基于制度分析视角［J］. 西南金融，2022（1）：76-87.

［6］郝志梅，冯宏杰，周宏，等. 浅谈国外医养结合养老模式［J］. 中国卫生人才，2019（9）：24-25.

［7］成秋娴，冯泽永. 美国PACE及其对我国社区医养结合的启示［J］. 医学与哲学（A），2015，36（9）：78-80，88.

［8］TRYBUSINSKA D，SARACEN A. Satisfaction with lives of elderly nursing homes residents［J］. Nursing in the 21st Century，2019，18（4）：220-227.

［9］刘向国，金哲，金鑫. 北京市医养结合现状及发展建议［J］. 北京医学，2021，43（8）：792-794.

［10］孙丽. 社区卫生服务中心建立中医特色医养结合病房模式探讨［D］. 北京：中国中医科学院，2016.

［11］李长远. 医养结合养老服务的实践探索与推进策略：基于3个典型试点地区的观察［J］. 西南金融，2022（2）：67-78.

［12］郝莹，张宾，刘云台，等. "山东省基层医疗卫生服务体系建设"专家主题研讨［J］. 中国全科医学，2020，23（S2）：1-4.

［13］李梦娇. 医养结合视角下机构养老模式的创新：基于南京市医养机构的实证分析［J］. 人才资源开发，2021（23）：39-41.

［14］龚俊杰. 医养结合社区居家养老模式［J］. 中国老年学杂志，2020，40（8）：1777-1781.

［15］王洋，佟欣，曹永涛. 医养结合养老模式下老年人权益保障的法律问题探究［J］. 中国医学伦理学，2021，34（12）：1586-1589.

［16］刘芳芳．我国人口老龄化现状及医养结合模式研究［J］．中国老年保健医学，2020，18（6）：31-33.

［17］URBAN M A．Rescaling of American public pension finance：are state and local plans running away from Wall Street? ［J］．Territory，Politics，Governance，2020，8（3）：431-450.

［18］SHIRASAWA M．Current situation and issues of the long-term care insurance system in Japan［J］．Journal of Asian Public Policy，2015，8（2）：230-242.

［19］史晓丹．医养结合养老模式的实践困境及出路探索［J］．发展研究，2021，38（12）：57-63.

第三章

老年综合征常见问题及防治策略

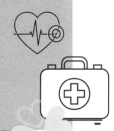

衰老属于自然生命现象，人体系统功能随年龄增长而下降，是一种自然的生理状态。衰老的过程是机能丢失的过程，不仅与老年疾病的发生发展有着密切关系，也是疾病累积的过程。对老年人及相关老年疾病来说，很难严格界定其生理和病理的状态及界限，因此认识老年及老年健康功能有着重要的意义。以老年人为中心的老年医学服务，其核心技术是老年综合评估，核心问题是常见老年综合征和老年照护，核心管理方法是老年患者多学科整合管理。

老年综合评估采用多种学科和方法评估老年人的身体健康、功能状态、心理健康和社会环境状况等，并据此制订和实施以保护老年人健康和功能状态为目的的治疗计划，最大限度地提高老年人的生活质量。

通过将传统医学和体检相结合，老年综合评估的基本概念已经发展了80多年，随着医疗体系的进步，也不断得到发展。老年综合评估的目标是建立一个整体的治疗规划并长期随访；终极目标是改善老年人的生活质量，包括健康状况及社会经济和环境因素。

老年人常患有多种慢性疾病，合并老年综合征，随着衰老致使整个机体老化，引起老年人功能、代谢出现退行性改变及功能衰退。老年疾病对老年人的影响是长期的，需要向老年人提供全面合理及连续的医疗服务，依靠多学科团队对老年疾病进行管理，以提高整体治疗效果。在老年综合评估过程中，根据多学科团队服务场所和任务不同，人员组成也有所不同，通常包括老年科医师、专科护士、康复治疗师、心理师、营养师、临床药师、社会工作者、陪护员等。由于老年疾病大部分无法治愈，因此在老年人的医疗照护实践中，多学科团队围绕预防、保健、诊疗、康复和护理等制订科学、合理的计划，按照规章制度进行工作和互相合作，根据综合评估确定健康目标，促进老年患者疾病和各种功能状态的改善等。

应对不同人员、设施条件，老年评估在力度、结构和功能上可以有所不同，利用多维的评估方法、特定的仪器、多学科的专业知识，在急诊、病房、门诊、办公室、社区等进行评估。可以给予老年患者更全面的治疗、功能改善、专业高质量的护理，合理控制医疗成本。

老年评估流程可以在很大范围内调整，从初级保健的护理人员或社区健康志愿者着重对老年人的功能性问题和障碍的基本评估（筛选评估），到老年医学专家或多学科团队对问题的深入评估（老年综合评估）均有，后者常与治疗方案的启动相结合。针对"不可治愈""一体多病"的老年病特点，治疗以防治疾病、功能康复、护理照护和提高生存质量为目标，逐渐改善整体功能状态，提高老年生存质量，延长健康寿命，降低医疗费用。

实施老年评估要有合理的流程，优先评估最需解决的、最困扰患者的问题。任何老年慢性疾病都会降低身体功能，需通过评估筛查找到改善功能障碍的处理方法。因为老年疾病是不可治愈的，所以应该以医院、社区为基础和支持，应用"三级预防"防治策略（一级预防即病因预防，二级预防即早发现、早诊断、早治疗预防，三级预防即临床预防），以保证评估治疗的延续性，最大限度地改善老年患者功能状态和生存质量。

第一节　认知功能障碍

一、定义

认知功能障碍又称认知障碍，表现为记忆、视空间、执行、计算力、语言、判断力和定向力等方面的一项或多项受损，可不同程度影响患者生活质量、降低患者社会参与能力，严重者可导致死亡。根据严重程度主要分为两大类：轻度认知障碍（mild cognitive impairment，MCI）和痴呆。其中，MCI介于认知功能正常和痴呆的中间阶段，具有向痴呆转归的高度可能性。此外，目前研究认为主观认知下降（subjective cognitive decline，SCD）可能是痴呆最早的临床表现，表现为个体在日常生活中主观感受到认知减退，但这种减退尚未达到认知障碍的客观标准。

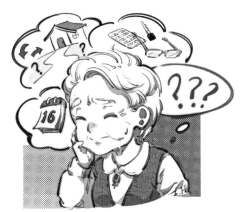

二、流行病学

据世界卫生组织官网信息，截至2019年，全世界大约有5000万名痴呆症患者，60岁及以上人口中痴呆症患者的比例为5%~8%。据预测，到2030年全世界痴呆症患者总数将达8200万人，到2050年将达1.52亿人。而根据2020年发表在《柳叶刀·公共卫生》

上的一项全国性横断面研究显示，截至2018年12月26日，中国有1507万名60岁及以上老年痴呆患者，其中983万名患有阿尔茨海默病（alzheimer's disease，AD），392万名患有血管性痴呆（vascular dementia，VaD），132万名患有其他形式的痴呆。国内近年研究表明，65岁及以上人群痴呆患病率为5.14％～13.00％；农村患病率高于城市，这可能与农村地区较低的受教育水平有关，且存在地区差异。痴呆的发病率随年龄的增加而上升，年龄每增加6.3岁发病率约上升1倍（60～64岁人群的年发病率为0.39％，90岁及以上人群的年发病率为10.48％）。在一些发展中国家，65岁及以上人群的年发病率为1.82％～3.04％。而MCI作为痴呆前阶段，不同地区MCI患病率和发病率差异较大，全球60岁及以上老年人MCI患病率为5.00％～36.70％。有分析显示我国60岁及以上老年人MCI整体患病率约为14.70％，呈女性高于男性、农村高于城市的分布特点。在患有多种慢性疾病的人群中，MCI患者发病率相对更高。现有数据表明，痴呆已经成为世界各国必须引起重视的社会性问题。

三、病因及分类方法

（一）病因

引起痴呆的病因很多，不同病因，治疗效果和预后不同。神经变性痴呆若单纯表现为认知或行为异常，则考虑患者是否为阿尔茨海默病、额颞叶痴呆（frontotemporal dementia，FTD）、路易体痴呆（dementia with Lewy body，DLB）等；痴呆叠加其他症状，如合并锥体外系症状则考虑是否为帕金森病痴呆、路易体痴呆、进行性核上性麻痹、皮质基底节综合征等，合并运动神经元病症状则需排除额颞叶痴呆合并肌萎缩侧索硬化。在非变性痴呆中，VaD占较大比例；其他引起急性、快速进展性痴呆的病因众多，如感染性、代谢性、中毒性、自身免疫性、肿瘤、外伤等，其中以克-雅脑病（Creutzfeldt-Jakob disease，CJD）、桥本脑病、韦尼克脑病、边缘叶脑炎等较多见。

（二）分类方法

1.按是否为变性病分类。可分为变性病痴呆和非变性病痴呆。前者主要包括阿尔茨海默病、路易体痴呆、帕金森病痴呆和额颞叶痴呆等。后者包括血管性痴呆、正常压力性脑积水，以及其他疾病如颅脑损伤、感染、免疫、肿瘤、中毒和代谢性疾病等引起的痴呆。

2.按病变部位分类。可分为皮质性痴呆、皮质下痴呆、皮质和皮质下混合性痴呆以及其他痴呆。皮质性痴呆包括AD和FTD；皮质下痴呆类型较多，包括VaD、锥体外系病变、脑积水、脑白质病变等；皮质和皮质下混合性痴呆包括多发梗死性痴呆、感染性痴呆、中毒和代谢性脑病，也见于DLB；其他痴呆包括脑外伤后和硬膜下血肿痴呆等。

3.按发病及进展速度分类。近年来，病情发展较快的快速进展性痴呆（rapidly progressive dementias，RPD）备受关注。RPD通常指在数天、数周（急性）或数月（亚急性）发展为痴呆的情况，可能的病因归结为"VITAMINS"，依次序分别代表血管性（vascular）、感染性（infectious）、中毒和代谢性（toxic-metabolic）、自身免疫性（autoimmune）、转移癌/肿瘤（metastases/neoplasm）、医源性/先天性代谢缺陷（iatrogenic/inborn error of metabolism）、神经变性（neurodegenerative）以及系统性/癫痫（systemic/seizures）引起的痴呆。另外，人类免疫缺陷病毒（HIV）和克－雅脑病也可引起发病较快的痴呆。

四、临床表现

不同病因类型痴呆的临床表现有许多共同点，可归纳为三个方面的症状：（1）日常生活能力（ADL）（包括工作、社交等复杂社会活动功能和日常生活自理能力）下降。（2）精神行为异常（常见表现有焦虑、抑郁、淡漠、激越、妄想、幻觉、睡眠障碍、冲动攻击、行为怪异、饮食障碍、性行为异常等）。（3）智能下降（包括记忆障碍、语言障碍、视空间功能障碍、计算力障碍、失认和失用、判断和抽象功能受损等）。

痴呆有多种分型方式，不同的亚型所呈现的临床表现也有较大差异。例如阿尔茨海默病起病隐袭、渐进性发展，路易体痴呆的波动性较显著。阿尔茨海默病的早期症状为近记忆力减退，而血管性痴呆执行功能障碍更突出，早期记忆力减退常不明显。阿尔茨海默病患者的精神行为异常多在中晚期出现，额颞叶痴呆早期就有严重的精神行为异常，而路易体痴呆常伴随幻觉且幻觉非常生动。某些疾病引起的痴呆会伴随运动症状，如帕金森病、脑积水、路易体病、大舞蹈病等。快速进展性痴呆病程在数周至数月内快速发展，认知评分可在半年内显著降低，常表现为快速、波动的认知功能损害症状，并可合并原发疾病症状。此外，精神症状及行为改变也是痴呆重要的临床表现，70%～90%的痴呆患者在整个病程中会发生至少一种精神、行为症状，这些症状可呈单一性或聚集性症候出现，表现为淡漠、抑郁、焦虑、攻击、妄想、幻觉、进食。

五、评估流程

全球半数以上的痴呆由潜在的、可干预的危险因素所致，通过加强教育以及改变生活方式可以减少危险因素或痴呆的发生。因此，2021年发布的《中国老年期痴呆防治指南》指出，积极推进基于社区的痴呆患者全程管理具有一定的可行性和现实性（图3-1-1）。

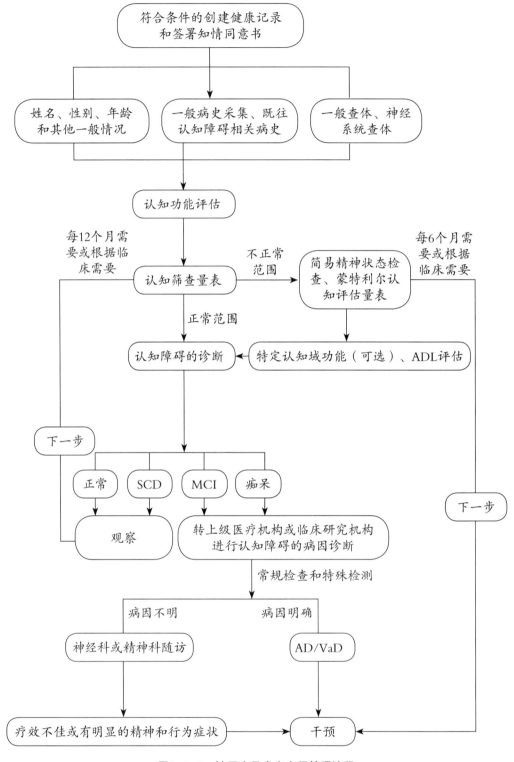

图3-1-1　社区痴呆患者全程管理流程

（一）关注人群

根据世界卫生组织官网信息估计，2021年世界60岁及以上人口中痴呆症患者所占的比例为5%～8%，我国报道痴呆症患者总体患病率为6.19%，因此应重点关注60岁及以上人群。

（二）筛查

画钟试验（CDT）、简易认知评估量表（Mini-Cog）和记忆障碍自评量表（AD8）简便易行，具有良好的敏感度和特异度，推荐用于门诊、社区和养老护理院老年患者的认知障碍快速筛查。

1.CDT。

（1）方法：要求患者画一个钟表盘，并把表示时间的数字写在正确的位置上；待患者画一个圆并填完数字后，再让患者画上分针和时针，把时间指到11点10分。

（2）记分：①画一个封闭的圆记1分；②数字位置正确记1分；③12个数字无遗漏记1分；④时针和分针位置正确1分。

（3）结果评价：4分为认知功能正常，3～0分分别为轻度、中度和重度的认知功能障碍。

2.Mini-Cog。

Mini-Cog如表3-1-1所示。

表3-1-1　Mini-Cog

步骤	内容
第一步	确定患者已集中注意力，指导患者认真听并记住3个不相关的词，跟着重复一遍（确认患者已听清楚）
第二步（CDT检测）	指导患者在一张白纸上画一个钟表盘，让患者在表盘上画出时针和分针，标识一个给定的时间（11:10或8:20最常用，较其他更敏感）
第三步	让患者重复之前提到的3个词

注：每回忆起一个词得1分；钟表盘标注正确得2分，有一处不正确得0分；将名词回忆和CDT检测的总分相加为Mini-Cog得分。0～2分为痴呆筛查阳性，需进一步评估；3～5分为痴呆筛查阴性。

3.AD8。

AD8如表3-1-2所示。

表3-1-2　AD8

	是	不是	无法判断	备注
1.判断力出现问题（在解决日常生活问题、经济问题时有困难，如不会算账，作出的决定经常出错；辨不清方向或容易迷路）				测查患者定向、计算、判断力及相应的功能下降
2.缺乏兴趣爱好，活动减少（如几乎整天躺着看电视；平时厌恶外出，常闷在家里，身体懒得活动，无精打采）				个人性格变化，丧失主动性
3.不断重复同一件事（如总是提相同的问题，一句话重复多遍等）				重复语言、言语空洞乏义
4.学习使用某些日常工具或家用电器（如遥控器、微波炉、VCD等）有困难				学习能力和工具性日常生活能力受损
5.记不清当前的月份或年份				时间定向障碍
6.处理个人财务困难（如忘记如何使用存折，忘记付水费、电费、煤气费等）				处理个人财务困难、工具性日常生活能力受损
7.记不住和别人的约定（如忘记和家人已约好的聚会、拜访亲朋好友的计划）				
8.日常记忆和思考能力出现问题（如自己放置的东西经常找不着；经常忘了服药；想不起熟人的名字；忘记要买的东西；忘记看过的电视、报纸、书籍的主要内容；与别人谈话时，无法表达自己的意思等）				记忆障碍造成日常生活能力下降
总分：				

注：表中的"是"表示在过去的几年中在认知能力方面（记忆或思考）出现问题。

【判断标准】

1.如果2项或2项以上回答"是"，则高度提示痴呆。

2.此项筛查本身不足以诊断痴呆。但AD8问卷能非常敏感地检测出很多常见痴呆疾病的早期认知改变，包括阿尔兹海默病、血管性痴呆、路易体痴呆和额颞叶痴呆。异常范围的分数提示需要进一步的检查评估。正常范围的分数提示不太可能存在痴呆，但不能排除是疾病的极早期。如果存在认知障碍的其他客观证据，则需要做进一步的其他检测。

【注意事项】

对所有回答的自发更正都是允许的，且不记录为错误。

1.AD8问卷中的问题可以由受试者自行阅读评测，也可由他人大声读给受试者听，根据受试者回答勾选。

2.如果可能，AD8问卷最好由了解受试者的知情者来回答。如果没有合适的知情者，也可由患者自己回答。

3.当知情者回答问卷时，需特别向他说明的是评价受试者的变化。

4.当受试者回答问卷时，需特别向他说明的是评价选项相关的自身能力的改变，不需要考虑病因。

5.如果是念给受试者听，需要仔细地逐句朗读，每单项间需停顿1秒以上。

6.对于变化发生的时间范围没有要求。

7.最终的分数是回答"是/有变化"的项目总数。

（三）评估

全面了解ABC症状（日常生活能力减退、精神行为症状、认知功能减退）的具体表现及其严重程度，对于判断有无痴呆、痴呆的严重程度（MCI或痴呆）、痴呆的原因等具有重要意义，也是合理治疗痴呆的基础。痴呆的ABC症状评估常用工具如表3-1-3所示。

表3-1-3　痴呆的ABC症状评估常用工具

认知功能评估	认知筛查量表	MMSE、MoCA、CDT、Mini-Cog、AD8等
	综合评估	ADAS-cog、SIB、CDR等
精神行为症状评估		BEHAVE-AD、NPI、CMAI、GDS、FBI等
日常生活能力评估		ADL、FAQ、FAST等

注：MMSE为简易精神状态检查量表，MoCA为蒙特利尔认知评估量表，CDT为画钟试验，Mini-Cog为简易认知评估量表，AD8为记忆障碍自评量表，ADAS-cog为阿尔茨海默病评定量表认知分量表，SIB为严重损害评定量表，CDR为临床痴呆量表，BEHAVE-AD为阿尔茨海默病行为病理评定量表，NPI为神经精神症状问卷，CMAI为Cohen-Mansfield激越问卷，GDS为情绪评定量表，FBI为额叶行为问卷，ADL为日常生活能力量表，FAQ为社会活动功能量表，FAST为AD功能评估量表。

MMSE是目前临床应用最广泛的认知功能评估量表，推荐用于老年人总体认知功能评估（Ⅰ级证据），最高得分为30分，分数在27～30分为正常，分数＜27分为认知功能障碍。痴呆严重程度分级：轻度MMSE≥21分，中度MMSE10～20分，重度MMSE≤9分。与MMSE相比，MoCA区分老年人正常认知比MCI更为敏感（Ⅱ级证据）。推荐ADAS-cog用于轻中度老年AD患者的药物疗效评估（Ⅱ级证据），推荐CDR用于老年AD患者的严重程度评估（Ⅱ级证据）。

（四）诊断

1.MCI诊断标准。主要包括以下四点：患者或知情者报告，或有经验的临床医师发现的认知损害；存在一个或多个认知功能域损害的客观证据（来自认知测验）；复杂的工具性日常能力可以有轻微损害，但还能保持独立的日常生活能力；尚未达到痴呆的诊断标准。

2.痴呆诊断。主要分为三步：明确是否为痴呆、明确痴呆的病因、明确严重程度。其中，神经心理测评、认知和功能评估、影像学检查、体液标志物检测、电生理检查和基因检测是诊断痴呆的重要步骤。

（1）明确是否为痴呆。当前常用的痴呆临床诊断标准主要有美国《精神疾病诊断与统计手册》（Diagnostic and Sta-tistical Manual of Mental Disorders，DSM）和国际疾病分类诊断标准。国内使用较多的DSM-Ⅳ诊断标准包括以下要点。①记忆力障碍（有证据表明存在近期和远期记忆障碍）。②认知功能损害至少具备下列一条：抽象思维障碍；判断力障碍；其他皮层高级功能损害，如失语、失用、失认等；人格改变。前两项功能障碍明显影响工作、日常社交活动和人际关系。或与个人以往相比相关功能明显减退。③不止是发生在谵妄状态下。④上述损害不能用其他精神及情感性疾病（如抑郁症、精神分裂症）等来解释。

（2）明确痴呆的病因。不同病因类型的痴呆按各自国际通用的诊断标准进行诊断，不同类型痴呆有不同的诊断标准，下面简单介绍最常见的阿尔茨海默病及血管性痴呆的诊断要点。

①阿尔茨海默病诊断要点。隐匿起病，进行性加重，出现工作及日常生活功能的损害；以遗忘为主的认知损害，同时还有非遗忘领域如语言功能、视空间、执行功能等的进行性损害；出现人格、精神活动和行为的异常改变。在作出阿尔茨海默病诊断前，须排除其他常见的老年期神经与精神障碍，如谵妄、老年期抑郁障碍、老年期精神病、中枢神经系统感染及炎症、血管性认知损害和变性病如路易体痴呆、额颞叶痴呆等。目前国际上对阿尔茨海默病生物标记物的研究在增加，血液及炎性生物标记物仍是研究热点。

2011年，美国国立老年研究院及阿尔茨海默病协会推出的AD重新定义的诊断标准，具体见表3-1-4。

表3-1-4　AD的痴呆诊断标准

符合很可能的痴呆诊断标准
具备以下认知或行为（神经-精神）症状时可以诊断为痴呆 1.日常生活工作能力受损。 2.生活能力和执行能力较先前水平降低。 3.无法用谵妄或其他严重精神疾病来解释。 4.认知损害可由以下方式发现或诊断：①病史采集（患者及知情者）；②客观认知评价（神经心理测试、精神状态测试，神经心理测试应在常规病史采集及精神状态检查不能提供确信诊断时进行）。 5.认知或行为受损至少包括其中2项：①学习记忆新信息功能受损，症状包括重复发问或话语、乱放个人物品、忘记重要事件或约会、在熟悉的地方迷路；②推理及处理复杂任务的能力受损、判断力受损，症状包括对危险缺乏理解、不能胜任财务管理、决断力差、不能计划复杂的一连串的活动；③视空间能力受损，症状包括无法识别面孔或常见物品、视力良好但不能发现正前方物品、不能使用简单的工具或衣物、与躯体关系定向困难；④语言功能受损（说、读、写），症状包括说话时找词困难、犹豫，说话、拼写和书写错误；⑤人格或行为举止改变，症状包括非特异的情绪波动，比如激越、动机受损、主动性丧失、淡漠、动力缺乏、社会退缩、对先前参加的活动兴趣降低、悟性丧失、强迫行为、出现社会不当行为。 熟练的临床医生能根据患者和知情者所提供的日常生活事件的描述作出诊断。
符合很可能AD的诊断标准
符合痴呆诊断标准，并具有以下特点 1.隐匿起病，缓慢进展，数月至数年，并非数小时或数天。 2.报告或观察到明确的认知功能恶化。 3.病史及检测发现早期显著的认知障碍：①遗忘表现。AD最常见症状，学习、回忆新近习得的知识功能受损，至少一项认知功能受损。②非遗忘表现。a.语言障碍，最突出的缺损是找词困难，同时存在其他认知功能缺损；b.视空间障碍，最突出的缺损是空间认知受损，包括物体、面容、动作失认、失读，同时还表现出其他认知区域受损；c.执行功能障碍，最突出的缺损是推理、判断及解决问题能力受损，同时还表现出其他认知区域受损。 4.排除：①VaD；②DLB；③FTD；④其他。

②血管性痴呆诊断要点。最新有关标准包括中国痴呆与认知障碍2011年标准、美国卒中协会/美国心脏协会2011年标准、美国精神协会2013年标准及血管性行为认知障碍2014年标准。上述诊断标准基本涵盖了三个方面：符合痴呆的标准，有脑血管病变的证据，痴呆和脑血管病之间有因果关系。

③其他类型痴呆诊断要点。如路易体痴呆以波动性认知功能障碍、帕金森综合征和形象生动的视幻觉三主征为临床特点。帕金森病痴呆是在确诊原发性帕金森病的基础上，1年后隐匿出现的缓慢进展的足以影响日常生活能力的认知障碍。还有脑卒中后认知障碍（PSCI），是指脑卒中事件后出现并持续6个月后仍存在的以认知损害为特征的临床综合征，诊断需具备三个要素：首先要有明确的卒中诊断，然后患者存在认知损

害，在脑卒中事件后出现并持续3～6个月。

（3）明确严重程度。痴呆严重程度的判定可以根据神经心理测评结果，常用的工具有MMSE、MOCA（0～30分，分值越低越严重）、CDR（0分，认知正常；0.5分，可疑痴呆；1分，轻度痴呆；2分，中度痴呆；3分，重度痴呆）、GDS（第一级，无认知功能减退；第二级，非常轻微的认知功能减退；第三级，轻度认知功能减退；第四级，中度认知功能减退；第五级，重度认知功能减退；第六级，严重认知功能减退；第七级，极严重认知功能减退）等。

六、治疗及干预

2021年发布的《中国老年期痴呆防治指南》提出了三级预防，其中一级预防、二级预防是痴呆预防的关键，三级预防可极大改善患者生活质量，延长寿命。

可控危险因素管理是预防痴呆的着眼点。全球半数以上的痴呆是由潜在的、可干预的危险因素所致，包括增龄、低教育水平、吸烟、酗酒、脑力活动减少、体力活动不足、社交度降低、脑卒中、抑郁、创伤性脑损伤、听力损害、空气污染、心血管代谢危险因素和痴呆家族史等，通过加强教育以及改善生活方式可以大大减少上述危险因素或痴呆的发生。

1.危险因素的控制与干预。危险因素的防控是预防工作的重中之重，是最积极、最主动的预防措施，但也是目前预防工作的薄弱环节。它包括身体锻炼、戒烟、饮食干预、饮酒、认知训练、社会活动、体重、高血压、糖尿病、血脂异常、抑郁障碍、特殊感觉（视听觉）障碍等方面的管理，推荐地中海饮食、加强体育锻炼、进行适当的电脑游戏、开展社交活动、不断学习和提高教育程度及控制心血管危险因素等均是有效预防认知障碍的手段。针对危险因素干预，根据《中国阿尔茨海默病一级预防指南》（2020年）进行以下具体推荐：

（1）高血压管理推荐。高血压人群应进行高血压管理，这可能有利于降低痴呆患病风险（B级推荐）。建议高血压人群都应采取生活方式干预（A级推荐）。

（2）糖尿病管理推荐。应该对糖尿病人群进行规范的生活方式和（或）降糖药物干预，这可能有利于降低痴呆患病风险（B级推荐）。建议糖尿病人群都应采取生活方式干预（A级推荐）。1型糖尿病须每日注射胰岛素治疗（A级推荐），对于体重超重（A级推荐）及无体重超重（C级推荐）的2型糖尿病人群均应将二甲双胍作为首选药物。

（3）血脂异常管理推荐。建议血脂异常人群进行规范的饮食结构调整和生活方式干预（A级推荐）。药物治疗可能有利于降低痴呆患病风险（B级推荐），临床上建议以控制血脂异常为目标。

（4）戒烟和限酒等生活方式干预推荐。对于健康老年人，提倡戒烟和少量饮酒。对吸烟和过度饮酒者采取非药物和药物干预措施，以降低认知功能下降和痴呆的风险。提倡对大多数吸烟和过度饮酒者采取生物—心理—社会干预模式，进行健康教育宣传，必要时采取药物干预方式（B级推荐）。

（5）日常休闲活动干预推荐。建议老年人群进行智力活动（如书法、绘画、演奏乐器、广场舞等）、体育锻炼（推荐每周至少150分钟的中高强度的有氧运动、耐力训练、太极拳）和社交活动（如参加生日聚会、集体度假旅游等），有助于预防AD发病（B级推荐）。

（6）营养干预推荐。认知障碍高危老年人群提倡MIND饮食，对预防AD有益（A级推荐），同时倡导老年人饮食多样化。中医预防保健可以不同程度地预防AD。

（7）教育水平管理推荐。建议对老年人群进行健康宣教，鼓励老年人参加老年大学进行终身学习，提高老年人群认知储备，有利于降低AD的发病风险（A级推荐）。

（8）抑郁管理推荐。建议对AD高危人群定期进行抑郁筛查。临床上严重的抑郁症患者可以应用SSRI进行治疗（B级推荐）。对于合并抑郁症的AD高危人群使用抗抑郁药物加多奈哌齐治疗可能会改善病情，延缓疾病进展（A级推荐）。

（9）睡眠障碍管理推荐。建议对AD高危人群定期进行睡眠质量评估，包括失眠、睡眠呼吸障碍等方面。对于存在睡眠障碍的老年人，首选非苯二氮䓬类药物（BZDs），同时应定期评估药物的疗效及风险。推荐对合并阻塞性睡眠呼吸暂停（OSA）的轻度认知功能障碍（MCI）患者进行长期持续气道正压通气（CPAP）治疗（A级推荐）。

（10）特殊感觉（视听觉）障碍管理推荐。加强宣传以提高老年人群对视觉障碍的认识，并定期筛查老年人视觉问题，及时矫正屈光不正、治疗白内障等视觉障碍（C级推荐）。应加强宣传以提高老年人群对听力损伤和听力康复的认识，建议老年人定期进行听力损伤相关筛查，并佩戴助听器或使用人工耳蜗（B级推荐）。

2.药物治疗。

（1）针对认知功能的药物。主要包括胆碱酯酶抑制剂（AChEIs）和兴奋性谷氨酸（NMDA）受体拮抗剂。AChEIs（盐酸多奈哌齐、重酒石酸卡巴拉汀、加兰他敏等）可用于治疗轻中度AD和血管性痴呆等；NMDA受体拮抗剂（美金刚）可用于治疗中重度AD；对于重度患者，美金刚与AChEIs联合用药可能比单独使用任何一种更有效，但需结合患者整体情况和耐受性来用药。以上药物治疗均需逐渐加量并监测不良反应。此外，近年来研究的新药寡甘露酸钠GV-971在中国的一项三期临床试验中显示出稳定和持续的认知改善作用，它可以抑制肠道菌群失调和相关的苯丙氨酸/异亮氨酸蓄积，利用神经炎症并逆转认知损害，给患者治疗带来新的希望。

（2）针对精神行为症状的药物。遵循个体化治疗原则，首选非药物治疗及促认知药物（如美金刚）。如效果不佳，且存在攻击或其他危险行为时，可谨慎使用非典型抗精神病药物（如利培酮、奥氮平、喹硫平等），原则是低剂量起始、滴定法调整剂量、短期用药并作风险－获益比评价。痴呆伴抑郁焦虑的患者首选心理治疗，重度抑郁可用新型抗抑郁药5－羟色胺，再摄取抑制剂（如西酞普兰、舍曲林）。苯二氮䓬类药物有更多的副作用，只临时用于激惹或焦虑症状突出的患者。路易体痴呆患者通常对抗精神病药物和苯二氮䓬类药物敏感，更容易出现明显的副作用，应避免使用抗精神病药物和苯二氮䓬类药物。

3.认知康复训练。除了危险因素的控制及药物治疗，认知康复训练对认知障碍的治疗亦十分重要。常用的方法包括认知治疗、环境疗法、音乐治疗、光照疗法、芳香疗法、运动疗法、针刺疗法等。上述疗法对痴呆患者认知、精神和情绪有积极的作用。认知康复训练可改善健康老年人的整体认知和多个分认知领域水平。建议采用涵盖多认知领域的综合性、个体化的认知训练方案；联合生活方式干预、有氧锻炼和神经调控技术等其他非药物治疗，进行多形式综合干预（A级推荐）。另外，建议对有脑外伤史的老年人尽早进行认知康复训练（A级推荐）。

4.临床管理及生活照料。应用于痴呆患者的整个病程，目的是使患者得到系统治疗和照料指导，提高生活质量。它包括规范临床管理、加强患者照料、提高患者生活质量、协助照料者等方面。对诊断为痴呆的患者给予心理支持，指导患者在尚存决策能力范围内安排自己的生活，鼓励早期患者参加合适的社会活动和尽量维持日常生活自理能力。晚期则以生活护理为主，积极预防跌倒、误吸、营养不良、感染、压疮等情况，并对家人和照料者进行疾病照护知识的宣教以及照料者自我身心减压辅导。

七、护理要点

随着老龄化的加剧，我国老年人的认知功能障碍患病率逐年上升。我国绝大多数认知功能障碍老年人长期在家中生活，家庭照护的质量是老年人生活质量的重要保障。

（一）基础护理

1.饮食护理。照顾好老年人的饮食与维护老年人健康直接相关。进食时间应有规律，饮食要简单有营养。注意选择老年人喜欢的易消化的食物。要根据老年人的生理特点选择一些可防治老年痴呆的特异性食物，如核桃、花生、杏仁、腰果等，食用前应将食物磨碎，以便于老年人食用。另外，可选择富含卵磷脂、钙、铁、维生素B、维生素E、植物性脂肪的食物，并保证老年人进食有规律。对于不能进食、贪食、拒食和不知饱饥的老年人，要细心照顾，防止噎食。

2.大小便护理。应在固定时间引导老年人去厕所，在去厕所途中做一些标记，并经常强化认识标记。密切观察大小便的颜色、量、性状及次数，对有无便秘、尿失禁、尿潴留等做到心中有数。

3.睡眠护理。老年人常存在认知障碍，分不清昼夜，常白天睡觉而夜间不睡，甚至吵着要往外走。应为老年人创造一个安全舒适的睡眠环境，但不能离开照顾者的视线。白天尽量不让老年人有机会睡觉，用各种活动让他们活跃起来，使他们在夜间能睡好觉，必要时请医生给予治疗。

（二）安全护理

1.防止走失。记忆力下降是痴呆最早出现的症状。老年人在外出时容易迷路和走失。照顾者应限制老年人外出，仅在一定范围内让老年人自由活动。房屋的门锁应更换成老年人不易打开的。老年人外出时须有人陪伴。可以把老年人的姓名、地址、电话等写在卡片上，放在其口袋里。

2.防止自伤、伤人或误服。菜刀、剪刀、药品、杀虫剂等物品务必藏起来，避免老年人拿到自伤、伤人或误服。煤气、电炉、电源开关都应改装，使老年人不能随意打开。要从小事注意起，减少不安全因素，预防意外发生。

3.防止跌倒。保持室内光线充足，少放物件，以免老年人绊倒。床边应有栏杆或床栏，防止老年人摔倒或坠床；床不应太高，便于老年人能够安全上下床。床应尽量距离厕所、浴室近些，方便使用。厕所要有标记，地上不能打滑，最好选用坐式马桶并安装扶手，帮助老年人保持身体平衡。

4.防止噎食和误食。老年人的吞咽功能差，加之10％的痴呆老年人有暴饮暴食行为，有多少吃多少，狼吞虎咽，所以要适当限制饮食，给予软硬适当的食物。防止噎食或呛食，以免引起窒息。

5.防止感染。由于部分痴呆老年人不能自理、不知冷暖、长期卧床、大小便失禁等，抵抗力差易发生各种感染。感染是造成老年人死亡的主要因素。防止感染最主要的是加强日常生活护理，多关注老年人的衣着，随冷暖增减。叮嘱老年人缓慢进食，防止呛咳引起吸入性肺炎。长期卧床者应定时翻身拍背，保持皮肤清洁干燥，防止褥疮发生。督促和协助老年人锻炼身体，增强抗病能力。

6.打造良好家居环境。老年人家居环境安全非常重要。尽量使老年人处于固定环境，生活规律，减少意外发生，看护者也不宜常更换。

（三）加强康复训练，延缓疾病发展

1.科学研究表明，康复训练可延缓疾病的发展，提高痴呆老年人的认知能力、自理能力及生活质量。因此，康复训练应及早进行。对于轻度痴呆老年人，要督促其自己料理生活，鼓励其参加社会活动，安排一定时间看电视、看报，分散病态注意力，培养对生活的兴趣，如养鱼、养花等；对于中重度痴呆老年人，要花费一定的时间训练和提高他们的生活自理能力，一段时间后，可减少对亲属的依赖。切忌图省事而一切包办，那样反而会加速痴呆的发展。

2.使用提示性信息。如日历、动作提示、放置老照片或谈论最近的事，恰到好处的提示可帮助老年人回忆过去美好的事情，以及过去最喜爱的事物、最熟悉的事件等，勾起老年人对从前生活的回忆，提高老年人近期和远期记忆。

3.让老年人阅读书报，辨认各种图形，并鼓励老年人说出来，以改善其注意力。

4.让老年人生活有规律，定时就餐，按时睡觉，物品定点有序。反复坚持训练，减轻定向障碍。

5.鼓励老年人做一些力所能及的家务，如扫地、擦桌子等。看护者尽量让老年人自己多做事。如洗澡，可帮助老年人调好水温，然后提醒老年人做下一步动作，若实在无法自己完成才去帮助他。总之，老年人能做的一定要让他自己先做，以锻炼和维持其自理能力，减少对他人的依赖。

（四）重视心理护理，加强情感交流

1.痴呆老年人均有不同程度的心理负担，如恐惧、自责、自卑等。应根据不同的心理特征采用安慰、鼓励、暗示等方法使老年人得到心理支持，培养老年人对自身疾病的承受能力。

2.运用语言沟通策略，表达鼓励同情，使老年人感到被尊重与关怀；也可采用图形、照片等工具，调动他们的思维。

3.当老年人出现妄想症状时，首先勿与其争辩，暂表同意，并转移其注意力；其次运用亲情人际疗法，增加亲属、晚辈、朋友的探望与交流，给予老年人支持；最后增加老年人的文体活动，培养乐观情趣。

（五）加强沟通，提高患者的认知能力

1.尽可能地纠正或提醒正确的人、时、地的概念，诱导老年人产生正向的行为改

变；与老年人沟通时，应由老年人选择话题，沟通会较顺利地进行。在谈话过程中，应与老年人保持视线接触，语速应放慢，声调应放低。

2.强化痴呆老年人的认知训练。对记忆力不好的老年人，指导照顾者尽量限制其外出，多鼓励老年人参加喜爱的活动，如跳舞、绘画等。多让亲人探望与其聊天，以强化记忆。

3.经常与老年人沟通交流感情。适时安排老年人做一些力所能及的家务劳动，如扫地、洗碗、剥果皮等，以保留一些简单的操作技能。

目前老年痴呆在治疗上尚无根本性突破，护理是延缓病情并提高老年人生活质量的主要手段，因此有必要对老年人及其家属实行家庭护理照护管理。医疗机构、社区及家庭应结合起来，为认知功能障碍患者提供健康教育计划、咨询服务、照护教育、科学系统的照护，这将是今后社区护理领域工作的重点。

八、临床病例

现病史：男性，68岁，因"进行性记忆力下降1年"入院。患者1年前出现记忆力下降，以近记忆力为主，偶尔忘记当天早上是否吃过早餐，无头晕头痛，无幻觉发作，无肢体无力、大小便失禁等，未予重视。上述症状进行性加重，表现为有时出门找不到家、不认识家人，与家人交流减少，性格变得孤僻。故家人将其送来就诊。患者自发病以来精神、食欲、睡眠尚可，大小便无特殊，体重无明显改变。

既往史：既往有高血压病史3年，最高收缩压达180mmHg，不规律服用降压药物，血压控制不佳。有2型糖尿病史2年，服用阿卡波糖片降糖治疗，但因1年来记忆力下降，经常忘记服药，血糖控制欠佳。否认有冠心病、脑血管疾病病史。无药物过敏史。

个人史、婚育史：丧偶，育2子，儿子体健。

家族史：无特殊。

查体：体温36.5℃，脉搏70次/min，血压152/88mmHg。心率70次/min，律齐，未闻及异常心脏杂音。肺、腹查体无特殊。双下肢无水肿。

神经系统查体：神志清楚，言语基本清楚，记忆力、反应力、定向力、计算力下降。双侧瞳孔等大等圆，双侧瞳孔大小约3.0mm，对光放射灵敏，双眼球活动正常。余颅神经查体未见明显异常。四肢肌力、肌张力正常，四肢腱反射（＋）。感觉系统：四肢远端浅感觉减退，余未见明显异常。共济运动：双侧指鼻试验、跟膝胫试验均准确，闭目难立征（－），双侧病理征（－），颈软，脑膜刺激征（－）。

诊断：认知障碍查因（阿尔茨海默病？血管性痴呆？）；高血压病3级，属很高危组；2型糖尿病。

【问题1】该患者临床特点是什么？下一步评估方案是什么？

思路：患者为老年男性，起病隐匿，主要症状为进行性记忆力下降，并以近记忆力为主。神经系统查体：记忆力、反应力、定向力、计算力下降。患者发病形式、临床表现均符合认知障碍诊断，考虑AD可能性大，血管性痴呆待排查。

【问题2】该患者下一步需完善哪些检查？下一步需要评估什么？

思路：完善血常规、血糖、肝肾功能、甲状腺功能、叶酸、Vit B12、梅毒、HIV检测，完成MMSE、MoCA等神经心理量表评估，24小时动态血压检查，头颅MRI、PET检查。下一步进行认知障碍危险因素评估，并评估患者认知功能损害程度，进行指导治疗。

【问题3】该患者实验室检查：血常规、血脂、肝肾功能、甲状腺功能、叶酸、VitB12、梅毒、HIV等均无明显异常。血糖偏高，动态血压提示全天血压控制欠佳，平均血压156/94mmHg。神经心理检查：MMSE14分，MoCA13分。MRI检查：弥漫性脑皮质萎缩，额颞叶、海马萎缩明显，脑沟增宽。PET可见颞叶代谢减低。诊断为很可能AD（中度）。注意与哪些疾病相鉴别诊断？下一步诊疗措施是什么？

思路：AD注意与轻度认知障碍、额颞叶痴呆、路易体痴呆、帕金森病痴呆、皮质基底节变性、亨廷顿病、韦尼克脑病、克-雅脑病、进行性核上性麻痹、血管性痴呆、神经梅毒等疾病相鉴别诊断。患者检查支持AD可能性大，建议积极控制血压、血糖、血脂等，予改善认知的药物（如盐酸多奈哌齐）治疗，并进行认知康复训练。

【问题4】该患者有高血压病和2型糖尿病，对认知障碍的影响是什么？

思路：患者有高血压病，应进行高血压管理，采取生活方式干预，如清淡饮食、适当运动等。患者有2型糖尿病，应对其进行规范的生活方式和降糖药物干预，定期监测血糖。高血压、糖尿病为心脑血管疾病高危因素，易引起心脑血管动脉硬化斑块形成。患者为脑血管病发病高危人群，注意排查血管性痴呆。

（吕渊　周红　包卓华　符茜茜）

【参考文献】

［1］NI X，WU F，SONG J，et al. Chinese expert consensus on assessment of cognitive impairment in the elderly［J］. Aging Medicine，2022，5（3）.

［2］中国痴呆与认知障碍指南写作组，中国医师协会神经内科医师分会认知障碍疾病专业委员会. 2018中国痴呆与认知障碍诊治指南（一）：痴呆及其分类诊断标准［J］. 中华医学杂志，2018，98（13）：965-970.

［3］中国老年学和老年医学学会脑认知与健康分会，中国老年医学学会认知障碍分会．适用于记忆门诊和痴呆风险筛查的电子化测评工具与应用方案专家共识（2019）［J］．中华老年医学杂志，2019，38（12）：1317-1321.

［4］于恩彦．中国老年期痴呆防治指南（2021）［M］．北京：人民卫生出版社，2021.

［5］REN R，QI J，LIN S，et al. The China Alzheimer Report 2022［J］. General Psychiatry，2022，35（1）：e100751.

［6］中华医学会神经病学分会痴呆与认知障碍学组．阿尔茨海默病源性轻度认知障碍诊疗中国专家共识2021［J］．中华神经科杂志，2022，55（5）：421-440.

［7］刘晓红，陈彪，齐海梅，等．老年医学（第3版）［M］．北京：人民卫生出版社，2020.

［8］曾逸笛，郑彩杏，赖丽娜，等．血管性痴呆疾病与非疾病危险因素及发病机制研究进展［J］．医学综述，2022，28（14）：2821-2826.

［9］KUATE-TEGUEU C，AVILA-FUNES J A，SIMO N，et al. Association of Gait Speed，Psychomotor Speed，and Dementia［J］. Journal of Alzheimer's disease，2017，60（2）：585-592.

［10］BATTLE D E. Diagnostic and Statistical Manual of Mental Disorders（DSM）［J］. Codas，2013，25（2）：191-192.

［11］国家卫生健康委办公厅．阿尔茨海默病的诊疗规范（2020年版）［J］．全科医学临床与教育，2021，19（1）：4-6.

［12］李珊珊，张晓玲．基于CiteSpace可视化分析阿尔茨海默病生物标记物研究进展［J］．中国预防医学杂志，2021，22（4）：288-296.

［13］MCKHANN G M，KNOPMAN D S，CHERTKOW H，et al. The diagnosis of dementia due to Alzheimer's disease：recommendations from the National Institute on Aging-Alzheimer's Association workgroups on diagnostic guidelines for Alzheimer's disease ［J］. Alzheimer's & dementia：the journal of the Alzheimer's Association，2011，7（3）：263-269.

［14］汪凯，董强，郁金泰，等．卒中后认知障碍管理专家共识2021［J］．中国卒中杂志，2021，16（4）：376-389.

［15］STEYAERT J，DECKERS K，SMITS C，et al. Putting primary prevention of dementia on everybody's agenda［J］. Aging & Mental Health，2021，25（8）：1376-1380.

［16］中国痴呆与认知障碍诊治指南写作组，中国医师协会神经内科医师分会认知障碍疾病专业委员会．中国阿尔茨海默病一级预防指南［J］．中华医学杂志，2020，100（35）：2721-2735.

［17］WANG X，SUN G，FENG T，et al. Sodium oligomannate therapeutically remodels gut microbiota and suppresses gut bacterial amino acids-shaped neuroinflammation to inhibit Alzheimer's disease progression［J］. Cell Research，2019，29（10）：787-803.

第二节　谵妄

一、定义

2018年，世界卫生组织发布的国际疾病分类第11版（ICD-11）中对谵妄的定义：急性或亚急性起病的注意障碍（即指向、聚焦、维持和转移注意的能力减弱）和意识障碍（即对环境的定向力减弱），在1天内症状常出现波动，并伴有其他认知障碍（如记忆、语言、视空间功能或感知觉障碍等），可影响睡眠觉醒周期。谵妄的病因及发病机制不清楚，非精神行为障碍类疾病、物质或某种药物中毒或戒断可能是其中的诱因。多达一半的患者还会出现幻觉或妄想，持续时间各不相同，可能在几天内消失，也可能持续几周或几个月，有的呈现日轻夜重，俗称日落现象。

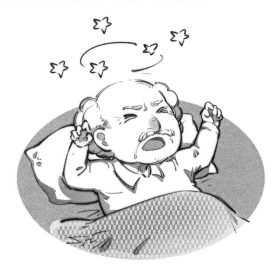

二、流行病学

由于评估方法、调查群体的不同，文献报道的谵妄发生率存在差异。

国外文献报道，社区人群谵妄的患病率为1.0％～2.0％，综合医院17～95岁住院患者谵妄发病率为17.7％，脑卒中后人群谵妄发病率为32.0％～52.0％，由此可见综合医院住院患者谵妄的发生率显著高于社区群体。谵妄常见于老年群体，有报道急诊老年患者谵妄发病率为17.2％，住院老年患者谵妄发病率为10.0％～21.6％，老年患者冠状动脉旁路手术后谵妄发生率达32％，髋关节术后谵妄发病率为40.5％～55.9％，而65岁以上ICU患者中约70.0％出现谵妄。Aline等的研究则表明，谵妄在因新型冠状病毒肺炎入院的老年患者中普遍存在，其中235例白种人患者中有48例（20.4％）出现老年谵妄，

41.6%的老年患者表现为活动抑制型谵妄，既往存在认知障碍患者发生老年谵妄的风险较认知正常者增加近4倍，且老年谵妄与较高的住院病死率有关。

国内研究相对较少，不同疾病住院患者的谵妄发病率差异较大。有报道呼吸监护室患者谵妄发病率为8.9%，ICU患者谵妄发病率为33.1%，老年患者髋部骨折术后谵妄发病率为30.0%，老年患者前列腺增生术后谵妄发病率为12.5%，老年患者胃肠道术后谵妄发病率为25.4%，65岁及以上老年患者非心脏手术术后谵妄发病率为11.1%，其中开颅手术术后谵妄发病率最高达57.1%。

随着人口老龄化，可以预计不久的将来老年谵妄的患病率和发病率都会上升。Van Rompaey等研究发现，年龄每增加1岁，谵妄发病率上升3%。

三、致病因素

谵妄的发生常由多种因素引起，包括易患因素（内因）和触发因素（外因）。

1.易患因素。常见的易患因素包括高龄、认知障碍、衰弱、药物（特殊药物或复方用药）或酒精依赖、听力或视力障碍、男性、罹患多种躯体疾病、ADL下降、营养不良、贫血等。其中，认知障碍的影响最明显，认知障碍程度越重，发生谵妄的风险越高。

2.触发因素。谵妄的触发因素包括脑部疾病、其他系统性疾病、环境因素及药物因素。

（1）脑部疾病：包括脑外伤、脑卒中、硬膜下血肿、脑炎、癫痫等。

（2）其他系统性疾病：包括呼吸系统疾病（感染、低氧或二氧化碳增高）、营养缺乏及代谢疾病（贫血，叶酸、维生素B_1、维生素B_{12}缺乏，低血糖，脱水，电解质紊乱，酸中毒）、心血管疾病（低血压、心肌梗死）、感染（泌尿系统、肺部、关节、瓣膜等部位感染）、便秘或泌尿系统疾患和操作（尿潴留、导尿等）、外伤（如骨折）、手术和麻醉、中毒或戒断（酒精、毒品）、管道疾病等。

（3）环境因素：噪声、活动受限（约束）、居住环境改变、情感打击等。

（4）药物因素：以下药物会增加谵妄的发生风险，如抗阿尔茨海默病药物、阿片类药物、苯二氮䓬类药物、非苯二氮䓬类安眠药物、抗组胺药、二氢吡啶类药物、H1-受体拮抗剂、抗组胺类药物、抗微生物类药物、部分抗精神病药物、三环类抗抑郁药物、抗帕金森病药物等。

四、临床表现

谵妄的基本特征是急性或亚急性注意力和意识状态的障碍，可以表现为与基础水平明显不同的意识内容损害（注意力下降、定向力差）和意识水平损害（觉醒程度损害），也可有语言障碍、感知及行为障碍，多呈现波动性病程，在很短的时间内发展，一般持续数小时至数天。倾向于在1天内波动，在傍晚和夜晚时加重。

（一）谵妄的核心表现

1.注意力障碍：表现为定向、聚焦、持续和转移注意力的能力下降，注意力分散，容易被无关刺激干扰，不能根据询问内容恰当回答或转换话题。

2.意识内容障碍：表现为对环境的定向力减弱，有时对自身状态（如姓名、年龄、职业等）的定向力减弱，同时伴有觉醒程度下降、淡漠、嗜睡等意识活动降低的表现，或警醒、易激惹、烦躁、有攻击性和拒绝配合诊疗活动等意识状态过度增强的表现。

3.可伴发认知功能障碍：主要包括感知觉障碍（如错觉或幻觉）、记忆和学习障碍、抽象思维及理解能力障碍、执行功能障碍（即确定目标、制订和修正计划、实施计划、进行有目的活动的能力）、语言障碍。

4.生物节律、情绪调节障碍：其特征是睡眠觉醒周期紊乱、睡眠倒错、睡眠剥夺、恐惧、易怒、易激惹、焦虑不安。

（二）谵妄的临床分型

1.活动亢进型谵妄：表现为高度警觉、烦躁不安、易激惹、可有幻觉和妄想、有攻击性精神行为异常，是最容易被发现的一种类型。

2.活动抑制型谵妄：表现为睡眠增多、表情淡漠、语速及动作缓慢，因症状不易被察觉，常漏诊。

3.混合型谵妄：表现为上述两种谵妄类型交替出现，反复波动。

4.亚综合征型谵妄：表现为部分谵妄症状，只符合部分谵妄诊断标准，常被忽视。

5.迁延型或持续型谵妄：相对较少，多见于既往存在认知功能障碍的患者，或谵妄继发于颅内新发病变的患者。

五、评估流程

（一）关注人群

1.社区合并潜在易患风险的人群。谵妄常见的发病人群通常具有认知障碍、高龄、衰弱、药物或酒精依赖、听力或视力障碍、罹患多种躯体疾病等。其中，认知障碍对谵妄发病影响最为明显，且谵妄发生风险与认知功能障碍程度呈正相关。社区老年人群中应着重关注阿尔茨海默病及血管性痴呆等谵妄发生高危人群。

2.综合医院中有触发风险的人群。因中枢神经系统疾病急性发作、慢性疾病急性发作或加重（慢性阻塞性肺疾病、冠心病、感染等）、外伤骨折、择期手术（换瓣、前列腺手术、胆囊炎、白内障、脊柱手术等）、中毒或戒断（酒精、毒品）等住院的患者，以及住院后睡眠剥夺、作息紊乱的人群。

（二）筛查与评估

社区医疗机构可通过量表筛查评估，在易患人群中发现谵妄病例。

1.意识模糊评估量表（confusion assessment method，CAM）。CAM是当前最广泛、最有效的谵妄筛查工具，且具有较高的敏感性（94%～100%）和特异性（90%～95%），可广泛应用于社区医疗工作者筛查谵妄。CAM针对谵妄的4个特征分别对应4个问题条目：（1）急性发病和精神状态的波动性变化；（2）注意力不集中；（3）思维混乱；（4）意识水平的改变。其中，（1）和（2）为谵妄诊断必备条件，同时需要满足（3）或（4）其中的一条。详见表3-2-1。

表3-2-1　CAM

特征	表现
（1）急性发病和精神状态的波动性变化	①与患者基础水平相比，是否有证据表明存在精神状态的急性变化
	②在1天中，患者的（异常）行为是否存在波动性（症状时有时无或时轻时重）
（2）注意力不集中	患者的注意力是否难以集中，如注意力容易被分散或不能跟上正在谈论的话题
（3）思维混乱	患者的思维是否混乱或者不连贯，如谈话主题分散或与谈话内容无关，思维不清晰或不符合逻辑，或毫无征兆地从一个话题突然转到另一个话题
（4）意识水平的改变	患者当前的意识水平是否存在异常，如过度警觉（对环境刺激过度敏感，易惊吓）、嗜睡（瞌睡，易叫醒）或昏睡（不易叫醒）

说明：（1）①或（1）②任何一项＋（2）再＋（3）或（4）任何一项即为CAM阳性。

2.4A测试（4 "A" s Test，4AT）。4A测试包含警觉性、定向性、注意性、急性改变或波动性病程共4个评估。评分＞4分表示谵妄，4分为可能谵妄合并/不合并认知损害，1～3分为可能认知功能损害，0分为无谵妄或无严重认知功能损害，其敏感性为90%、特异性为84%（4个评估均完成的前提下）。4A测试简体中文版（表3-2-2）简便易行，适用于社区医疗工作者。

表3-2-2　4A测试简体中文版

测试项目	测试方式	分值	评分
警觉性	通过观察得出	正常=0分 异常=4分	>4分表示谵妄； 4分为可能谵妄合并/不合并认知损害； 1~3分为可能认知功能损害； 0分为无谵妄或无严重认知功能损害
定向性	准确描述年龄、出生日期、当年年份、地点	无错误=0分 1个错误=1分 >1个错误=2分	
注意性	以倒叙的形式背诵月份（从12月开始）等注意力问题	正确倒数月份>7个=0分，<7个=1分，无法开始倒数=2分	
急性改变或波动性病程	依据家属或照顾者或病例回顾获得	正常=0分 异常=4分	

（三）诊断

1.诊断标准。DSM-V谵妄诊断标准为当前谵妄诊断"金标准"，符合5项即可诊断谵妄，具体标准详见表3-2-3。

表3-2-3　DSM-V谵妄诊断标准

编号	内容
1	注意（指向、聚焦、维持和转移注意力的能力减弱）和意识（对环境的定向力减弱）障碍
2	该障碍在较短的时间内发生（通常为数小时至数天），表现为与基线相比注意和意识状态发生变化，以及在1天的病程中有严重程度的波动
3	伴有认知障碍（如记忆力减弱、定向障碍、语言障碍、视空间能力或知觉障碍）
4	诊断标准A和C的障碍不能用其他已患的、已确诊的或逐渐进展的神经认知障碍来更好地解释，也不是出现在觉醒水平严重降低的背景下（如昏迷）
5	病史、体格检查或实验室发现的证据表明，该障碍是其他躯体疾病、物质中毒或戒断（即由于滥用毒品或药物），或接触毒素，或多种病因的直接生理结果

注：DSM-V为《精神疾病诊断与统计手册》第五版。

2.诊疗流程。谵妄多见于老年患者，与认知障碍重叠，常伴有视听障碍、活动减退等功能障碍，漏诊率较高。在日常临床工作中，医务人员要提高对谵妄高危个体的识别及谵妄评估量表使用培训，同时结合规范化的诊疗流程，有助于提高谵妄的识别及诊断率。谵妄的诊疗流程详见图3-2-1。

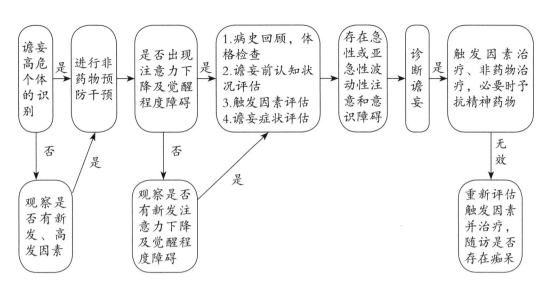

图3-2-1 谵妄的诊疗流程

（四）管理

1.谵妄发生前——预防。

（1）谵妄高危个体的识别。根据2019年英国国家临床医学研究所（NICE）建议，对谵妄高危人群需进行谵妄风险评估，以下危险因素中有任何一个存在，则视为谵妄高危个体：65岁以上；轻度认知功能障碍或痴呆（使用标准化评估手段进行认知功能评价）；新发髋部骨折；重症疾病。

（2）谵妄的非药物预防。多种躯体疾病与谵妄发生密切相关，因此需对谵妄多重危险因素进行有效干预，包括制订睡眠计划、改善视听觉、早期康复治疗、训练定位能力、减少或停用不必要的药物、评估并处理疼痛等。

（3）谵妄的药物预防。目前尚无药物能对谵妄进行预防，主要针对谵妄潜在易患因素进行病因治疗，并减少触发因素的发生。如积极控制患者血压、血糖，降低脑卒中发作的风险；积极增强营养，提高机体免疫力，减少感染的风险；积极康复训练及日常看护，降低跌倒、外伤的风险等。

2.谵妄发生中——治疗。

（1）触发因素治疗。多种触发因素均可引起谵妄，其中以感染、疼痛最为常见。对于谵妄患者应该：①完善病原生物学检查、积极寻找感染源。②常规检查是否存在皮肤压疮、背痛及尿潴留，定期评估疼痛，对不能用言语沟通者应通过肢体语言、表情等进行评估；对任何怀疑有疼痛的患者均要控制疼痛；避免治疗不足及治疗过度。③对谵妄的其他诱因如心脑血管病、营养代谢病等，根据相应诊疗常规进行诊治，积极治疗可治性触发因素，减轻谵妄症状，改善预后。

（2）对症治疗。谵妄循证指南推荐的治疗方案为早发现、早治疗：治疗潜在疾病，明确诱因，医护团队和患者家属共同参与个体化综合治疗，优先考虑非药物治疗；治疗措施与预防措施相似。当谵妄患者表现出精神行为异常时，首先采取非药物治疗措施，避免使用镇静剂。

①非药物治疗。2013年英国国家卫生与临床优化研究所谵妄循证指南发布，从最初的针对6个谵妄危险因素（认知、睡眠、行动、听力、视力、脱水）的干预方案增加到了10个（新增疼痛、缺氧、感染、便秘）。非药物治疗针对每一项谵妄危险因素都有具体的干预措施，为谵妄尤其是活动型谵妄的首选治疗方案。非药物干预不但能够有效预防谵妄，减少认知功能下降、跌倒等不良事件的发生，还能有效缩短住院时间，节约住院费用。谵妄的非药物治疗详见表3-2-4。

表3-2-4　谵妄的非药物治疗

临床因素	目标	方法举例
认知功能和定向	舒适的环境	环境明亮，标识清晰，提供大号数字的时钟和挂历
	定向提醒	介绍环境和工作人员，床旁放置家人照片或纪念照片
	认知刺激	鼓励患者进行益智活动，如音乐游戏
	家人参与	鼓励患者亲属和朋友探访
脱水和便秘	关注体液平衡	鼓励患者多饮水，记录出入量，保持出入量平衡，必要时考虑静脉输液
	定期排便	鼓励患者进食高纤维食物，定时排便，必要时结肠指诊以排除外结肠嵌塞
低氧	优化氧合	及时发现低氧血症，行吸氧、雾化治疗，必要时行滴定氧疗
活动受限	尽早活动	鼓励患者尽早下床活动
	使用行走辅助设施	不能行走的患者鼓励进行被动运动，尽早进行躯体康复及职业康复
侵入性及固定装置	尽早移除	若病情允许，尽早移除静脉置管、尿管、肢体束缚及其他固定装置
药物回顾	规范合用药物	评估所有治疗药物，减少用药种类，避免引起谵妄加重的药物
营养	保证足够的营养摄入	佩戴合适的假牙；饮食均衡，保证摄入足够的维生素D，避免误吸

续表

临床因素	目标	方法举例
听力和视觉障碍	改善视听觉障碍	解决可逆的听觉和视觉障碍，鼓励患者使用助听器或眼镜
生物节律	恢复生物节律	光控制（有条件的可在白天采用强光治疗，如条件不允许，可在白天尽可能用自然光或打开室内灯光，而夜晚关灯，落下窗帘）、声控制（如夜间提供耳塞及眼罩，关闭电视，减少病区噪声）、避免午后饮用咖啡类饮料、替换影响睡眠的药物等

②药物治疗。药物治疗仅限于患者出现激越行为威胁到自身或他人安全，且非药物治疗无效时才考虑使用。应避免使用抗精神病药物或苯二氮䓬类药物治疗抑制型谵妄。

药物治疗原则：单药治疗比联合药物好，可以减少药物不良反应或药物的相互作用；从小剂量开始；选择抗胆碱酶活性低的药物；尽快停药，症状消失或药物无效时及时停药，避免药物不良反应；持续采取非药物干预措施，主要纠正引起谵妄的诱因。

苯二氮䓬类药物：因可能会诱发谵妄，故除苯二氮䓬类药物戒断或酒精戒断引起的谵妄外，不推荐使用苯二氮䓬类药物治疗谵妄患者的激越行为。

抗精神病药物：系统评价结果显示，抗精神病药物治疗谵妄无明确疗效，反而增加死亡风险（绝对风险增长1%）和脑卒中风险（绝对风险增长1%～2%）。因此，谵妄药物治疗效果欠佳，且治疗相关不良反应的风险增加。谵妄治疗以触发因素治疗及非药物治疗为主。但若出现以下情况，可考虑使用抗精神病药物，其治疗目的为镇静、控制兴奋躁动和精神病性症状：谵妄伴行为及情感障碍，如兴奋、激越、行为紊乱、错觉、幻觉和妄想等导致患者极度痛苦；危及患者或他人安全；干扰基本的检查及治疗；非药物治疗无效时。

氟哌啶醇是治疗谵妄的常用药物。喹硫平、奥氮平和利培酮可改善谵妄症状，疗效与氟哌啶醇相当。以上药物宜自小剂量开始，根据谵妄改善情况及不良反应逐渐增加剂量；一般治疗1～2周，谵妄消失2天后可逐渐减量停药。用药期间需监测锥体外系不良反应、心电图QT间期及意识水平的改变。治疗后若谵妄症状仍不改善，建议重新评估谵妄的诱因并予以治疗，或随访判断是否存在痴呆。

3.谵妄后恢复期。

（1）恢复生物节律，保证有效睡眠。研究表明，住院老年患者的睡眠时间比在家平均减少2小时，而夜间睡眠剥夺与老年谵妄密切相关，甚至可能诱发老年谵妄。因此，老年患者出院后应着重改善睡眠时间及质量。可开展睡眠知识讲座，并根据老年人实际情况合理安排休息时间，构建规律的睡眠-觉醒周期。实施上述睡眠护理干预对老年谵妄患者具有良好的临床疗效，其在改善睡眠的同时，亦能加速老年谵妄患者的身体康复。

（2）改善认知功能。认知功能障碍与谵妄发病有较大关系，谵妄发病后应尽快完善认知功能评估及实施认知功能障碍治疗，包括药物治疗（胆碱酯酶抑制剂、N-甲基-D-天门冬氨酸受体拮抗剂等）、认知康复治疗及高压氧治疗等。

（3）早期活动。早期活动是指在患者生理状态稳定后，尽早开始身体活动，不仅有助于降低谵妄的发病率，同时能缩短谵妄持续时间。早期循序渐进的4级锻炼可增加机体活动量，减少镇静药物的体内蓄积量并恢复呼吸功能，从而降低重症肺炎机械通气患者老年谵妄的发病率。

（4）保证营养及体液平衡、营造熟悉的环境及与熟悉的人互动等，注意营养均衡、规律排便。

谵妄是一种常见老年综合征，会显著增加住院次数，延长住院时间，导致持续的认知障碍，增加患者院内外并发症的发病率、死亡率。谵妄患者需要全方位管理：评估危险因素、解决潜在诱因、控制激越症状、教育患者及其照护者。目前尚无明确证据支持使用药物能预防或治疗谵妄，谵妄管理重在预防。

六、临床病例

现病史：男性，87岁，因"右侧肢体无力伴言语含糊2年，近期加重，伴精神行为异常2天"入院。2年前无明显诱因下出现右侧肢体无力及言语含糊症状，当时曾诊断急性脑梗死，经相关治疗后好转出院，出院后可缓慢扶行。2天前患者出现精神欠佳，嗜睡，斥骂陪人；出现记忆力及定向力障碍，认不出家人并不知自己在何处；发病以来进食明显较少，伴有少许咳嗽及咳痰，体重无明显改变。

既往史：既往有脑动脉供血不足、血管性痴呆、2型糖尿病、高血压病、冠状动脉粥样硬化性心脏病、不稳定心绞痛病史，长期规律服用脑血管病二级预防药物，使用甘精胰岛素注射液加门冬胰岛素注射液皮下注射控制血糖，曾多次因上述疾病住院治疗。目前血压、血糖控制尚可，餐前血糖5.5～6.5mmol/L，三餐后2小时血糖8.0～10.0mmol/L。无药物过敏史，个人史、婚育史、家族史无特殊。

查体：体温、血压、脉搏、呼吸均在正常范围，双肺呼吸音粗，双肺底可闻及少许湿性啰音，心、腹查体未见明显异常。

神经系统：神志嗜睡。记忆力、计算力、定向力下降，右侧鼻唇沟稍浅，伸舌左偏，右侧肢体肌张力稍高，右侧肢体肌力3级，右侧腱反射（+++），四肢、关节无疼痛，活动度正常，双下肢无水肿。

【**问题1**】该患者临床特点是什么？导致谵妄发作的易患因素和危险因素分别有哪些？

思路：该患者呈现急性突发，发病时合并感染症状，既往有认知障碍及运动障碍等易患因素，触发因素主要考虑为急性感染加重及脑卒中急性发作可能，后经影像学排除新发脑卒中。

【**问题2**】该患者下一步诊疗措施应有哪些？

思路：1.积极控制感染，维持生命体征，为康复提供可能。

2.脑卒中原发病的治疗及脑卒中基础疾病高血压病、糖尿病的治疗。

3.积极改善认知功能、康复肢体功能。

4.补充营养，增强机体免疫力等。

【**问题3**】该患者照护要点是什么？

思路：1.评估意识状态、生命体征及精神状况。

2.评估症状发作的表现、频次、持续时间、诱发因素及缓解情况。

3.评估环境、心理、社会支持情况及照护者的能力与需求。保持环境安静，维持温湿度适宜。白天保持光线充足，夜间可使用眼罩、耳塞等促进睡眠。

4.注意保暖，衣服柔软、透气。

5.加强看护，防跌倒、坠床、自残等行为，管理好门窗，避免患者走失或因幻觉坠楼等。

6.喂食时防止误吸、呛咳、窒息等风险。

7.反对束缚，束缚仅在患者有明显的自伤、伤人行为且安抚劝说无效时才考虑，要非常谨慎。应用束缚后，应再评估，尽早撤除。

8.规范患者作息，尽量不扰乱患者的觉醒、睡眠周期。

9.按时提醒患者排便等，避免宿便久致肠梗阻的风险。

10.给予定向力、视听觉刺激及记忆力训练。

11.指导照护者谵妄发生时勿强行纠正其言行，原则上尽量不用药物治疗，除非谵妄患者有妄想或幻觉、行为激越、危及自身或他人安全且家属安抚无效，遵医嘱酌情选用非典型抗精神病药物（如奥氮平、喹硫平等）。

12.发现有暴力和躁动等精神症状征兆者，及时报告医生。

13.防止管路滑脱。

【**问题4**】经治疗后患者精神行为异常症状较前好转出院，出院后长期治疗及家属陪护等有哪些要点？

思路：1.维持足够的觉醒时间，保证规律作息，避免日间过度睡眠及夜间睡眠剥夺。

2.安全环境下，尽可能锻炼肢体功能。

3.保暖及预防误吸等，避免感染风险。

4.保证充足、均衡的营养摄入。

5.尽量维持居住环境中居家物品摆放不变动，营造熟悉的环境，铺垫防滑垫，保证房间充分通风、采光、照明等。

6.在卫生间及床铺旁等地方安装紧急呼叫器。

7.悬挂大号字体的挂钟和日历，并定时报时。

8.卫生间安装马桶和洗澡凳。

9.养成规律排便的习惯。

（吕渊　杨华丹　黄焕健　陈周林）

【参考文献】

［1］HAN J H, SHINATANI A, EDEN S, et al. Delirium in the emergency department : an independent predictor of death with six months ［J］. Annals of Emergency Medicine, 56（3）: 244-252.

［2］BRITTON A, RUSSELL R. Multidisciplinary team interventions for delirium in patients with chronic cognitive impairment（Cochrane Review）［J］. The Cochrane database of systematic reviews, 2004, 1（2）: CD000395.

［3］ROLFSON D B, MCELHANEY J E, ROCKWOOD K, et al. Incidence and risk factors for delirium and other adverse outcomes in older adults after coronary artery bypass graft surgery ［J］. The Canadian journal of cardiology, 1999, 15（7）: 771-776.

［4］中华医学会神经病学分会神经心理与行为神经病学学组. 综合医院谵妄诊治中国专家共识（2021）［J］. 中华老年医学杂志, 2021, 40（10）: 1226-1233.

［5］GALANAKIS F, BICKEL H, GRDINGER R, et al. Acute confusional state in the elderly following hip surgery: incidence risk factors and complications ［J］. International Journal of Geriatric Psychiatry, 2001, 16（4）: 349-355.

［6］SANTOS F S, WAHLUND L O, VARLI F, et al. Incidence, clinical features and subtypes of delirium in elderly patients treated for hip fractures ［J］. Dementia & Geriatric Cognitive Disorders, 2005, 20（4）: 231-237.

［7］MCNICOLL L, PISANI M A, ELY E W, et al. Detection of delirium in the intensive care u nit: comparison of confusion assessment method for the intensive care unit with confusion assessment method ratings ［J］. Journal of the American Geriatrics Society,

2005, 53（3）：495-500.

［8］李梅, 丁永艳, 付沫. 老年谵妄评估及干预策略研究现状［J］. 护理研究, 2022, 36
（9）：1601-1606.

［9］陈敏, 宋清扬, 王爽, 等. 老年住院患者衰弱指数与谵妄的相关性研究［J］. 国际精神病学杂志, 2022（2）：49.

［10］MEAGHER D, REGAN N, RYAN D, et al. Frequency of delirium and subsyndromal delirium in an adult acute hospital population［J］. The British journal of psychiatry：the journal of mental science, 2014, 205（6）：478-485.

［11］张建, 范利. 老年医学［M］. 北京：人民卫生出版社, 2020.

［12］王元元, 张自茂, 张建新. 老年康复患者谵妄临床特点初步分析［J］. 中国老年保健医学, 2022, 20（3）：69-72.

［13］MC MANUS J, PATHANSALI R, HASSAN H, et al. The evaluation of delirium post-stroke［J］. International journal of geriatric psychiatry, 2009, 24（11）：1251-1256.

［14］MARCANTONIO E R. In the clinic：Delirium［J］. Annals of internal medicine, 2011, 154（11）：1-16.

［15］OH E S, FONG T G, HSHIEH T, et al. Delirium in Older Persons：Advances in Diagnosis and Treatment［J］. The Journal of the American Medical Association, 2017, 318（12）：1161-1174.

［16］MARCANTONIO E R. Delirium in Hospitalized Older Adults［J］. The New England Journal of Medicine, 2018, 378（1）：96-97.

［17］SHARON K, INOUYE, et al. Delirium in elderly people［J］. Lancet, 2014, 383（9920）：911-922.

第三节　头晕

一、定义

　　头晕是一个广义词, 包括头昏和眩晕, 是一种常见的脑部功能性障碍, 也是临床常见的症状之一, 表现为头昏、头胀、头重脚轻、脑内摇晃、眼花等感觉。从狭义上讲, 头昏是指空间定向能力受损或障碍的感觉, 没有运动的虚假或扭曲的感觉, 即无或非旋转性的感觉；眩晕是指在没有自身运动时的自身运动感觉或在正常头部运动时扭曲的自身运动感觉, 涵盖了虚假的旋转感觉（旋转性眩晕）及其他虚假感觉, 如摇摆、倾倒、浮动、弹跳或滑动（非旋转性眩晕）。本章所指的头晕包含头昏和眩晕。

　　头晕可由多种原因引起, 最常见于发热性疾病、高血压病、脑动脉硬化、颅脑外伤综合征、神经症等。此外，还见于贫血、心律失常、心力衰竭、低血压病、药物中毒、尿毒症、哮喘等。抑郁症早期也常有头晕。头晕可单独出现，但常与头痛并发。

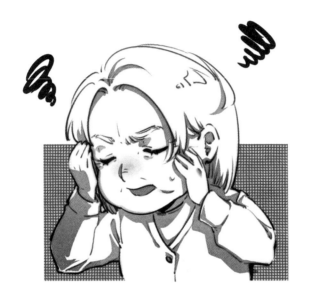

二、流行病学

近年来，头晕的发病率为20%～40%。临床上常结合头晕的位置将其分为周围性头晕、中枢性头晕两种类型。在不同类型的头晕患者中，周围性头晕患者所占比例较高。与周围性头晕患者相比，中枢性头晕患者的病情更重。中枢性头晕的发生主要是由前庭神经病变或组织病变所致。有资料显示，在年龄大于60岁的人群中，有近20%的人被头晕所困扰，其日常生活受到严重影响。一些发达国家曾对头晕终身患病率进行调查，结果显示，年龄大于60岁的人群头晕的终身患病率在30%以上，其所患头晕以前庭性眩晕最为常见。研究发现，女性罹患慢性头晕的概率明显高于男性，老年人罹患头晕的概率明显高于青少年。

三、致病因素

1.神经系统病变。如脑缺血病变、小脑病变、脑部病变、脑外伤、某些类型的癫痫等。此外，植物神经功能失调以及某些神经症的患者也会常常感到头晕。

2.耳部疾病。如耳内疾病影响平衡而引起头晕。

3.内科疾病。如高血压病、低血压病、各种心脑血管病、贫血、感染、中毒、低血糖等。

4.感冒。感冒可能会引起头晕。

5.颈椎骨退化。由于长期姿势或睡姿不良，造成颈椎增生、变形、退化，颈部肌肉扯紧，动脉供血受阻而使脑供血不足是头晕的主要原因。常有颈部发紧、灵活度受限、偶有疼痛、头皮和手指发麻发凉、肩痛、有沉重感，甚至伴有恶心、心慌等症状。

6.贫血。如有头晕伴乏力、面色苍白的表现，应考虑贫血的可能性。消化不良、消化性溃疡、消化道出血以及慢性炎症性疾病的患者均可继发贫血。

7.血黏度高。高脂血症、血小板增多症等均可使血黏度增高，血流缓慢，造成脑部供血不足，容易发生疲倦、头晕、乏力等症状。该类疾病的发病率有上升趋势。

8.脑动脉硬化。患者自觉头晕，且经常失眠、耳鸣、情绪不稳、健忘、四肢发麻。脑动脉硬化使脑血管内径变小，脑内血流下降，产生脑供血、供氧不足，引起头晕。临床特点是有头晕、睡眠障碍、记忆力减退三大症状，还有顶枕部头痛、轻瘫、言语障碍、情绪易激动等表现，一般病情缓慢发展。此类头晕的特点是在体位转变时容易出现或加重头晕。

9.心脏病、冠心病。疾病早期症状尚轻，有人可能没有胸闷、心悸、气短等显著不适，只感觉头痛、头晕、四肢无力、精神不易集中、耳鸣或健忘等。心脏停搏、阵发性心动过速、阵发性心房纤颤、心室纤颤等心脏病均可导致急性脑缺血，表现为头晕、眼花、胃部不适、晕厥等。

10.药物中毒。以链霉素、新霉素、卡那霉素、庆大霉素等的中毒为多见。患者除头晕外，还有眩晕和耳蜗神经损害所致的感音性耳聋。慢性铅中毒多表现为神经衰弱综合征，以头晕、头痛、失眠、健忘、乏力、多梦为主要症状，还有体温降低、食欲减退等症状。

11.功能性低血糖。亦可引起头晕、心慌、虚弱感，在空腹或用力时可有震颤，有时出现抽搐、意识丧失等症状。情绪紧张或过度换气时，由于二氧化碳排出量增加，可出现呼吸性碱中毒、脑细胞缺氧，引起头晕、乏力，患者感到面部和手足麻凉，间或有恍惚感。

12.血管抑制性头晕。常因情绪紧张、疼痛、恐惧、出血、天气闷热、疲劳、空腔、失眠等而促发。患者常有头晕、眩晕、恶心、上腹部不适、面色苍白、出冷汗等植物神经功能紊乱症状，此时血压下降，脉搏微弱。血管抑制性头晕多见于体弱的年轻妇女。直立性低血压指站立时出现头晕、眼花、腿软、眩晕，甚至晕厥等，常伴有无汗、大小便障碍。

四、临床表现

头晕本身就是一种非特异性症状，不同人群可能表述不同，带有明显的主观差异性，而且还常伴有其他症状。大致可分为下述三种临床表现。

1.晕厥前期：头晕、视物模糊、四肢发软、站立不稳，严重时可出现眼前发黑、意识丧失、摔倒在地、面色苍白等症状。部分患者在发作时伴有恶心、上腹部不适、心慌、出汗等表现。

2.眩晕：旋转性或上下左右摇摆性运动感、站立不稳、自发倾倒、恶心、呕吐、出汗、面色苍白等，可能同时伴有耳鸣、听力减退、耳堵塞感等表现。

3.头昏：头胀、头昏沉感、脑迷糊感、不清醒感、头重脚轻、脑内摇晃、步态不稳、眼花等，可伴有面色苍白、失眠、耳鸣、不安、急躁、困倦、记忆力减退、注意力不集中、工作效率下降等表现。

五、评估流程

评估头晕时，尤其是老年患者，需结合头晕的致病因素及临床表现等进行综合考虑。因此，对头晕患者进行详细全面的病史采集和体格检查能够为头晕的诊断治疗提供重要依据。同时，在人群中进行详细的头晕评估，需全面考虑相关的耳科、骨关节科、神经科、精神心理科等因素影响的可能性，使其诊断流程合理化，有助于形成正确的诊断治疗决策及制定适宜的护理方案。

根据《老年人头晕/眩晕诊疗多学科专家共识（2021）》的意见，老年人头晕患者的评估需要详细的病史采集和全面的体格检查，根据病史及体格检查结果有针对性地选择辅助检查。辅助检查包括实验室检查、听力及前庭功能检查、影像学检查、心肺功能及心血管系统评估、精神心理评估等，最终全面综合分析，进行病因诊断（图3-3-1）。

（一）关注人群

随着年龄增长，老年人前庭觉、视觉和本体感觉等多个系统均会发生不同程度的老化，代偿能力存在不同程度的下降。同时，由于常合并一些基础疾病而服用多种药物，有时需鉴别药物不良反应的可能，因此老年人头晕或眩晕的发生常常是正常衰老生理过程中叠加特定疾病的结果，故诊疗时应关注多因素共同的作用。

```
┌─────────────────────────────────────────────┐
│                    关注人群                     │
│                                               │
│  ●既往有基础疾病（如心脑血管疾病、肿瘤、听力疾病、        │
│   精神心理疾病等）人群                            │
│  ●合并用药及晕厥跌倒等人群                         │
│  ●年龄＞60岁、衰弱、营养不良的人群                   │
└─────────────────────────────────────────────┘
                      │
                      ▼
┌─────────────────────────────────────────────┐
│                  筛查（发现病例）                  │
│                                               │
│  ●病史采集（基础疾病、相关用药、晕厥跌倒病史）         │
│  ●体格检查                                      │
└─────────────────────────────────────────────┘
                      │
                      ▼
┌─────────────────────────────────────────────┐
│                     评估                       │
│                                               │
│  ●实验室检查                                    │
│  ●听力、前庭功能检查及变位试验评估                   │
│  ●影像学检查                                    │
│  ●心肺功能及心血管系统评估                         │
│  ●精神心理、认知功能评估                          │
│  ●跌倒风险评估                                  │
└─────────────────────────────────────────────┘
                      │
                      ▼
┌─────────────────────────────────────────────┐
│                     诊断                       │
│  ●病因诊断                                     │
│                     干预                       │
│  ●急性期或发作期对症处理                          │
│  ●病因治疗                                     │
│  ●心理治疗                                     │
│  ●康复治疗                                     │
│  ●护理                                        │
└─────────────────────────────────────────────┘
```

图3-3-1　老年人头晕诊疗管理流程

（二）筛查

1.病史采集。头晕或眩晕患者的病史采集需重点关注有无基础疾病（尤其是心脑血管疾病、听力疾病、精神心理疾病等），有无抗生素、降压药物、阿片类药物、苯二氮䓬类药物和抗癫痫药物等用药史，以及有无晕厥跌倒等病史。

2.体格检查。头晕或眩晕患者的体格检查需重点关注卧立位血压、动态视敏度、站立姿势及步态、肌力、腱反射、感觉系统、骨关节肌肉、认知功能等方面。但是对于不同情况的患者，侧重点又略有不同。如老年人首发急性持续性眩晕或发作性眩晕发作期查体重点包括血压、心率（心律）、意识、语言、眼球运动、眼球震颤、粗测听力、肢体肌力、共济运动及感觉，情况允许时可行头脉冲试验、扫视试验、跟踪试验、位置试验等。对于运动功能正常的老年慢性头晕/眩晕患者，注意识别直立性或姿势性症状，体格检查需重点关注卧立位（双侧血压）、站立姿势及步态、感觉系统（视力、听力）、骨关节肌肉系统（肌肉萎缩情况、骨关节活动度）、认知（近记忆力、执行力、空间定向力）等相关方面检查及评估。

（三）评估

1.实验室检查。对既往有多种慢性基础疾病、病因不明确的头晕/眩晕患者需检测血常规、血生化等指标，必要时进行毒物/药物、微量元素等检查。

2.听力、前庭功能检查及位置性检查评估。

（1）听力检查：常规行纯音测听（可区分传导性聋和感音神经性聋）和声阻抗检查。根据不同情况可选择耳声发射、耳蜗电图、脑干听觉诱发电位等检查。

（2）前庭功能检查：包括视频眼震电图检查和温度试验、视频头脉冲检查、转椅试验、计算机动态姿势描记仪、前庭诱发肌源性电位等。

（3）位置性检查：变位试验。进行变位试验检查之前，首先需确定患者没有颈部疾病、颈部疼痛或转颈的禁忌证。同时注意检查是否存在自发性眼震、是否有假性自发性眼震等。假性自发性眼震受头位改变的影响。手法主要包括Dix-Hallpike试验手法、Supine roll检测、Side-lying手法及完全支撑型Hallpike。

3.影像学检查如头颅CT、"头颅MRI＋DWI"等。头颅CT检查可以快速排除外脑出血。头颅MR检查对识别颅内血管病变和中枢结构性病变都具有明显优势。对存在心脑血管疾病危险因素的患者尚需完善头颈部血管检查，包括头颅MRA、头颈动脉CTA或DSA等。

4.心肺功能及心血管系统评估。完善心电图（必要时24小时动态心电图＋24小时动态血压）、超声心动图、直立倾斜试验及睡眠呼吸监测等。

5.精神心理、认知功能评估。常用的量表有简易精神状态检查量表（MMSE）、蒙特利尔认知评估量表（MoCA）、焦虑自评量表（SAS）、抑郁自评量表（SDS）、汉密尔顿焦虑测评量表（HAMA）、汉密尔顿抑郁测评量表（HAMD）、头晕残障量表（DHI）、医院焦虑抑郁量表（HADS）、人格气质测评、平衡信心量表（ABC scale）、跌倒功效量表（FES）等。

6.跌倒风险评估主要进行步态和躯体平衡的检查。常用的步态平衡检查有临床感觉整合平衡测试（CTSTB）、双臂过指试验、单腿站立试验（SLS）、Tandem Romberg站立、Fukuda原地踏步、Tandem行走、行走转头检查、心力负载行走（WMW）。

（四）诊断

由于多数头晕患者具有基础疾病多、涉及器官系统广、病情复杂、变化快等特点，因此诊断过程极其复杂，需要通过详细询问病史、系统的体格检查以及必要的辅助检查综合分析各疾病诊断要点，科学合理地作出诊断。头晕是一种症状，因此作出的诊断属于病因诊断。

（五）干预

头晕的治疗主要包括急性发作期对症治疗，之后神经科、耳科、骨关节科、心理卫生科等从多角度积极查找病因，根据病因进行针对性治疗，并结合其他存在的基础疾病进行综合治疗，同时加强心理辅导及护理，降低患者跌倒风险，改善预后，提高生活质量。

1.急性期或发作期对症处理：老年头晕或眩晕患者注意卧床休息、预防跌倒，可予前庭抑制剂、止吐剂和改善内耳微循环药物等相应药物对症治疗。前庭抑制剂使用时间不宜太长（建议不超过72小时），并注意药物不良反应及相互作用。

2.病因治疗：积极查找患者头晕的病因，针对病因进行精准治疗。如诊断良性阵发性位置性眩晕（BPPV）的患者要优先考虑手法复位。对有血管危险因素的老年患者，需结合病史以及头颅CT/MRI等检查，明确诊断后，需积极控制危险因素，做好脑血管病的二级预防，防止脑卒中等疾病的发生发展或复发。

3.心理治疗：排除器质性病变引起的头晕后，一部分患者可单独或合并焦虑、抑郁状态而引起头晕。这一类患者往往需要进行心理干预，必要时可选用抗焦虑、抗抑郁药物进行对症治疗。用药时需特别注意抗焦虑、抗抑郁药物相关的不良反应、禁忌证等，同时还需注意与其他药物之间的相互作用，并定期评估疗效，根据患者的病情变化及时调整用药方案。

4.康复治疗：前庭康复治疗能减少头晕，对病因不明的头晕也有帮助。前庭康复治疗包括以眼动训练为主的一系列标准化练习，完成睁眼或闭眼的头部运动以及弯腰、坐立、扔球、走路等日常活动。根据患者眩晕的病因及前庭中枢代偿功能状态，制定具体训练内容。老年头晕或步态障碍是神经、肌肉、关节及认知功能受损的综合表现，如步态训练、舞蹈、太极拳和Dalcroze音乐教学法等运动-认知训练均有助于预防跌倒及改善运动和认知功能。研究表明，前庭康复治疗联合认知行为训练可有效减轻老年人患者的头晕/眩晕。

5.护理：头晕患者具有较高的跌倒风险。此外，老年人还有基础疾病多、用药复杂等特点，加上某些特定的环境因素，如照明条件较差、地板上太松软的毛毯、不稳固的家具、楼梯扶手不稳、床太矮等，这些无疑大大增加了老年头晕患者跌倒的风险。对患者以及家属、陪护人员加强宣教，指导患者规范用药，同时可以使用助步器、在地面不平或者光线较暗的环境加装扶手等保护设施，改善环境，降低患者跌倒的风险，避免跌倒带来的严重后果。

六、临床病例

现病史：女性，73岁，诉近1年来反复出现头晕，呈天旋地转感，曾到医院门诊就诊，检查后诊断为良性阵发性位置性眩晕（BPPV），经耳石复位治疗后症状消失。3个月前再次出现发作性眩晕，近1个月来加重，反复于体位改变及行走时出现眩晕，3天前晨起时出现后枕部颅鸣，1分钟后突发眩晕伴自身旋转感，恶心未吐，不敢睁眼，发作持续约10分钟缓解。患者感觉头晕不稳，行走困难。

既往史：有10多年高血压病史，口服"络活喜5mg qd"，血压控制好。诊断2型糖尿病5年，现口服"二甲双胍缓释片0.5mg qd＋阿卡波糖50mg tid"，血糖控制基本达标。

体格检查：血压126/76mmHg，随机血糖8.5mmol/L，神清语利，高级神经功能正常。双瞳孔等大等圆，对光反射灵敏。右侧凝视时出现水平眼震，持续数秒钟不到1分钟。双侧额纹对称，双侧鼻唇沟对称，咽反射正常，伸舌居中。四肢肌张力、肌力正常，共济运动正常，双侧深浅感觉正常，四肢腱反射（++），双侧巴宾斯基征阴性，脑膜刺激征阴性。Dix-Hallpike阴性，Supine roll阳性，Romberg可疑阳性，头脉冲检查阴性。因感觉行走不稳坐在轮椅上，下肢活动较少。

辅助检查：头颅MRI提示多发腔隙性脑梗死。

诊断：BPPV；腔隙性脑梗死；高血压病；2型糖尿病。

【问题1】该患者临床特点是什么？查体包括哪些方面的内容？

思路：患者的头晕主要表现为眩晕发作、天旋地转感，每次发作持续时间为数分钟到数小时不等；曾就诊于门诊并经手法复位好转，但反复发作；有右侧凝视时出现水平眼震的体征，持续数秒钟；Dix-Hallpike阴性，Supine roll阳性，Romberg可疑阳性，头脉冲检查阴性。

通常以头晕为主诉就诊的患者，查体部分除了神经内科常规查体，尚需进行耳科检查、前庭功能检查以及变位试验等位置性检查。

【问题2】如何进行诊断？

思路：患者急性起病，眩晕发作持续时间不超过24小时，病史提及发作与体位改变有关，经耳石复位治疗症状消失，右侧凝视时水平眼震，这些均应高度怀疑BPPV。但是Dix-Hallpike试验（用于检测后半规管BPPV）未见阳性结果时，应进行Supine roll手法检查（用于检查水平半规管BPPV），结果阳性；头脉冲检查阴性，说明病变没有累及VOR反射弧。综合上述特点，诊断BPPV。

【问题3】患者诊断BPPV，治疗措施是什么？

思路：BPPV治疗主要包括药物治疗、物理治疗、心理治疗、手术治疗。本例患者首选耳石复位治疗，是一种通过体位改变把进入半规管的耳石碎片引导出来回归原位的物理治疗方法，通过耳石复位去除耳石对半规管造成的刺激。经手法复位后，80%～90%的患者可以感到症状明显改善甚至完全治愈。此外，还可进行前庭康复治疗，可解决大多数眩晕疾病所面临的日常生活功能残障的治疗问题。一般不推荐常规性BPPV药物治疗。极少数顽固发作的患者，在保守治疗无效后，权衡利弊，可选择手术治疗。

【问题4】该患者有高血压病和2型糖尿病，除BPPV治疗外，还应注意什么？

思路：对于合并其他疾病的BPPV患者应及时诊断并积极治疗原发病。本例患者既往有高血压病及糖尿病史，头颅MRI发现多发缺血性梗死灶，说明患者具有较多脑血管病性危险因素，需控制好血压和血糖，积极进行脑卒中二级预防干预。另外，患者因感觉行走不稳坐在轮椅上，下肢活动较少，提示患者存在焦虑的可能。这类患者往往担心活动带来更多头晕、步态不稳等不良刺激，常常不愿意参加活动。这种自发防卫机制产生的回避性行为会逐渐导致一些不良的生活方式，增加出现精神心理问题的风险。因此，建议早期进行前庭康复治疗，并完善心理评估，适时进行认知行为治疗、心理干预等，及时减轻焦虑，使患者早日恢复正常生活。

【问题5】该患者照护要点是什么？

思路：在照护该患者时，需耐心向患者说明治疗的具体方案，多花时间了解患者的感受体验，及时肯定其进步，提高患者在治疗过程中参与的积极性和主动性。进行跌倒风险评估，早期开展防跌倒预防性康复，如在社区或医院均可进行平衡步态及肌力训练，综合治疗，降低跌倒风险。

1.护理评估。

（1）评估患者眩晕的性质、持续时间、诱因、伴随症状，了解与体位及进食有无相关、治疗情况、心理反应、既往史及个人史。

（2）心理-社会状况：了解眩晕发作对其生活、工作的影响，患者是否因为眩晕而导致严重不适或生活自理缺陷；是否因为眩晕反复发作而出现烦躁、恐惧或情绪低落。

2.护理措施。

（1）心理支持与生活协助。眩晕发作时应陪伴、安慰和鼓励患者，保持环境安静，协助做好生活护理。如避免强光、强声刺激；协助恶心、呕吐患者漱口，保持个人卫生，同时协助饮水、进食，注意水分和营养的补充，防止水、电解质平衡紊乱；对于频繁呕吐的患者应遵医嘱使用止吐药，指导位置性眩晕患者正确变换体位，做好卧床患者的大小便护理。

（2）病情观察。密切观察患者眩晕发作的特点、持续时间与伴随症状。小脑病变的患者往往眩晕持续时间较长，有的可以持续1个月以上，如果为小脑的梗死或出血，眩晕及其伴发症状应随着病程的延长而逐渐减轻或稳定；若为小脑的占位病变，则眩晕及其伴发症状会越来越重，甚至可能出现头痛、意识改变以及瞳孔变化，应严密观察、及时记录与报告医生。因为眩晕的反复持续发作，患者常常出现烦躁不安、睡眠障碍或焦虑、抑郁等精神心理问题，而它们又可能反过来导致眩晕或加重眩晕，应注意观察并及时处理。

（3）安全护理。患者出现头晕、身体不适或不稳感等先兆症状时应平卧休息，急性发作期应固定头部，不宜搬动；眩晕发作期间不要独自如厕、沐浴、上下床或接触热水瓶、茶杯等，以防跌倒、坠床或烫伤。

（4）避免诱因。平时枕头不宜太高（以15°～20°为宜），避免突然变换体位（突然起坐、站立或突然从站立位到卧位）；仰头、低头或头部转动时应动作缓慢且转动幅度不宜太大，以防诱发。慢性眩晕患者应积极治疗原发病，预防直立性低血压、低血糖；某些镇静药物、前庭抑制药物、小脑毒性药物以及心血管药物可能会导致药源性眩晕发作，尤其应提醒服用多种药物的老年患者注意遵医嘱正确服药；慢性眩晕或复发性眩晕患者，平时应备好前庭抑制药物。

（秦娇琴　张海英　黄晓莲）

【参考文献】

［1］BISDORFF A, VON BREVERN M, LEMPERT T, et al. Classification of vestibular symptoms: towards an international classification of vestibular disorders［J］. Journal of Vestibular Research, 2009, 19（1/2）: 1-13.

［2］中华医学会, 中华医学会杂志社, 中华医学会全科医学分会. 头晕/眩晕基层诊疗指南（实践版·2019）［J］. 中华全科医师杂志, 2021, 19（3）: 212-221.

［3］战丽丽. 慢性头晕的流行病学特点、发病机制及治疗方法的研究进展［J］. 当代医药论丛, 2021, 19（18）: 10-11.

［4］YARDLEY L, OWEN N, NAZAETH I. Prevalence and presentation of dizziness in a general practice community sample of working age people［J］. The British Journal of General Practice: the journal of the Royal College of General Practitioners, 1998, 48（429）: 1131-1135.

［5］CHAWLA N, OLSHAKER JS. Diagnosis and management of dizziness and vertigo［J］. The Medical clinics of North America, 2006, 90（2）: 291-304.

［6］DAVID E, NEWMAN-TOKER MD, YU-HSIANG HSIEH PHD. Spectrum of dizziness visits to US emergency departments: cross-sectional analysis from a nationally representative sample［J］Mayo Clinic Proceedings, 2008, 83（7）: 765-775.

［7］NEUHAUSER HK, VON BREVERN M, RADTKE A, et al. Epidemiology of vestibular vertigo: a neurotological survey of the general population［J］. Neurology, 2005, 65（6）: 898-904.

［8］中国卒中学会卒中与眩晕分会, 中国医师协会神经内科医师分会眩晕专业委员会. 老年人头晕/眩晕诊疗多学科专家共识（2021）［J］. 中华老年医学杂志, 2021, 40（10）: 1213-1225.

［9］BHATTACHARYYA N, BAUGH RF, ORVIDAS L, et al. Clinical practice guideline: benign paroxysmal positional vertigo［J］. Otolaryngol Head Neck Surg, 2008, 139（5 Suppl4）: S47-S81.

［10］赵妍, 鞠奕. 老年头晕/眩晕患者的诊断评估和治疗［J］. 中华全科医师杂志, 2021, 20（1）: 123-126.

［11］JOHANSSON M, AKERLUND D, LARSEN HC, et al. Randomized controlled trial of vestibular rehabilitation combined with cognitive-behavioral therapy for dizziness in older people［J］. Otolaryngology - Head and Neck Surgery, 2001, 125（3）: 151-156.

［12］田军茹. 眩晕诊治［M］. 北京: 人民卫生出版社, 2015.

［13］尤黎明, 吴瑛. 内科护理学［M］. 6版. 北京: 人民卫生出版社, 2017.

第四节　晕厥

一、定义

晕厥是指一过性全脑血液低灌注导致的短暂意识丧失（transient loss of consciousness，TLOC），特点为发生迅速、一过性、自限性并能够完全恢复。晕厥发作前可能有先兆症状，如黑蒙、乏力、出汗等。发作时因肌张力丧失、不能维持正常体位而跌倒，有时甚至会发生严重摔伤。由于起病急，病因复杂多样，病情轻重及预后好坏差异较大，严重影响患者的生活质量，若不能及时正确地诊断评估及有效处理，会耽误治疗甚至危及生命。

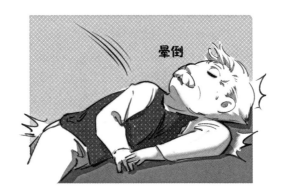

二、流行病学

晕厥的人群患病率很高，国外的流行病学调查显示，目前晕厥的发病率为年2.6‰～19.5‰，终身累计发病率为35%，且随年龄增加而明显升高，60岁以上人群的发病率为30%～52%。一项覆盖荷兰全部人口的随访观察研究显示，晕厥的总体发病率为19.4‰，50～79岁发病患者比例最高；晕厥病例占急诊病例的1%～3%，占住院病例的6%；一生中晕厥风险为11%～33%。我国目前缺乏大规模的流行病学研究，晕厥的确切发病率尚不清楚。

三、致病因素

晕厥的发生机制是短暂性脑缺血。脑血流中断6～8秒就足以引起完全的晕厥。在心脏水平收缩压下降至50～60mmHg，或在直立状态下大脑水平收缩压下降至30～45mmHg就会引起晕厥。老年人反复发生晕厥的危险因素包括主动脉狭窄、肾功能不全、房室或左束支传导阻滞、男性、慢性阻塞性肺疾病、心力衰竭、心房颤动、高龄和应用可能引起直立性低血压（OH）的药物。

晕厥的病因非常复杂，按病理生理特征可分为神经介导的反射性晕厥、直立性低血压性晕厥、心源性晕厥。神经介导的反射性晕厥包括血管迷走性晕厥、情境性晕厥、颈动脉窦综合征，其中血管迷走性晕厥是最常见的反射性晕厥，年轻人多典型，为单纯性的血管迷走性晕厥。直立性低血压性晕厥包括药物、血容量不足、原发性自主神经衰竭和继发性自主神经衰竭引起的晕厥，其中药物引起的晕厥最常见，注意运动（运动诱发）、餐后（餐后低血压）和长时间卧床休息可能会加重低血压。心源性晕厥包括心律失常性晕厥、器质性心血管疾病（包括结构性心脏病、心肺和大血管疾病）晕厥。心源性晕厥危险性最高，临床预后最差。晕厥可多种病因和机制并存，尤其是老年晕厥患者。晕厥的具体病因详见表3-4-1。

表3-4-1　晕厥的具体病因

晕厥类型			病因
神经介导的反射性晕厥	血管迷走性晕厥		直立性：站立时出现，坐位时不常发生 情绪性：恐惧、疼痛、晕血
	情境性晕厥		排尿、吞咽、排便、咳嗽、打喷嚏、运动后、大笑等
	颈动脉窦综合征		多见于老年人，转头动作、衣领过紧、肿瘤压迫颈动脉窦
直立性低血压性晕厥	药物引起的晕厥		最常见，例如血管舒张剂、利尿剂、吩噻嗪类、抗抑郁药
	血容量不足引起的晕厥		出血、腹泻、呕吐等
	原发性自主神经衰竭引起的晕厥		单纯自主神经衰竭、多系统萎缩、帕金森病、路易体痴呆
	继发性自主神经衰竭引起的晕厥		糖尿病、淀粉样变性、脊髓损伤、自身免疫性自主神经病变、副肿瘤性自主神经病变、肾衰竭
心源性晕厥	心律失常性晕厥		心动过缓：窦房结功能障碍（包括心动过缓、心动过速综合征），房室传导系统疾病 心动过速：室上性、室性
	器质性心血管疾病晕厥	结构性心脏病晕厥	主动脉狭窄、急性心肌梗死或心肌缺血、肥厚型心肌病、心脏肿瘤（心房黏液瘤及其他肿瘤）、心包疾病、心脏压塞、冠状动脉先天异常、人工瓣膜功能障碍
		心肺和大血管疾病晕厥	肺栓塞、急性主动脉夹层、肺动脉高压

四、临床表现

1.神经介导的反射性晕厥。如果晕厥由疼痛、恐惧或站立所诱发，并导致典型的前驱症状如面色苍白、出汗、恶心，很可能为血管迷走性晕厥。如果晕厥在特定触发因素期间或之后即刻发生，则高度可能为情境性晕厥。因旋转头部或压迫颈动脉窦（如肿瘤、剃须和衣领太紧等）发生，则可能为颈动脉窦综合征。

2.直立性低血压性晕厥。当站立位时发生晕厥，伴随明显的直立性低血压时，可诊断直立性低血压性晕厥。当缺乏上述特征，存在反射性晕厥或直立性低血压性晕厥的部分特征，而不存在心源性晕厥的特征时，应该考虑有神经介导的反射性晕厥或直立性低血压性晕厥的可能。

3.心源性晕厥。老年男性多见，存在已知的缺血性心脏病、结构性心脏病，既往有心律失常或心室功能下降、短暂的前驱症状（如心悸），或无前驱症状突发意识丧失、运动中发生晕厥、仰卧位发生晕厥、晕厥发生次数少（1次或2次）、心脏检查结果异常、有遗传性疾病或早发（＜50岁）心源性猝死家族史、存在已知先天性心脏病等。在心房黏液瘤、左心房血栓、严重的主动脉瓣狭窄、肺栓塞或急性主动脉夹层患者中出现晕厥时，则高度可能为源于结构性心肺疾病的晕厥。

五、评估流程

对老年人来说，晕厥的发生常无规律可循，防不胜防。无论何种原因导致的晕厥均需及时做好病情评估，采取预见性的个性化护理措施和对症治疗，及时挽救患者的生命，改善患者预后。《2018年欧洲心脏病学学会ESC晕厥的诊断与处理指南》强调，对晕厥患者要进行初步评估、危险分层。

（一）初步评估

1.初步评估的目的是明确是否为晕厥，是否能确定晕厥的病因，是否为高危患者。

2.短暂性意识丧失怀疑晕厥的患者在急诊观察室即应进行以下诊疗活动：

（1）病史采集、体检（立位血压）和常规十二导联心电图。

（2）怀疑心律失常行心电监护，如有心脏病史或提示结构性心脏病或心源性疾病，需做超声心动图。

（3）大于40岁，晕厥原因不明或存在反射性原因，行颈动脉窦按摩。怀疑反射性或直立性原因时，行倾斜试验。

（4）必要时行血液检测，如怀疑出血，查血细胞比容和细胞计数；怀疑缺氧，进行氧饱和度检查和血气分析；怀疑心肌缺血，查肌钙蛋白；怀疑肺栓塞，查D-二聚体。

（5）不明原因的晕厥或双束支阻滞，行电生理检查；运动中或运动后不久发生晕厥，行运动负荷试验。怀疑神经源性直立性低血压，考虑基本自主神经功能测试（Valsalva动作和深呼吸测试）和动态血压监测；怀疑短暂意识丧失为非晕厥原因时，考虑在家中或医院录视频。

（二）危险分层

对于晕厥患者，需根据发病特点、既往史、体格检查、心电图等评估危险分层，可采用短期危险因素和长期危险因素的分层方法（表3-4-2）。初步评估后仍无法明确晕厥原因的，应立即对患者的主要心血管事件及心脏性猝死的风险进行评估（图3-4-1）。

表3-4-2　晕厥预后不良的短期和长期危险因素

项目	短期危险因素（≤30天）	长期危险因素（＞30天）
病史	1.男性 2.年老（＞60岁） 3.无先兆症状 4.意识丧失前有心悸 5.劳力性晕厥 6.器质性心脏病 7.心力衰竭 8.脑血管疾病 9.心脏性猝死家族史 10.外伤	1.男性 2.年老（＞60岁） 3.晕厥前无恶心、呕吐 4.室性心律失常 5.肿瘤 6.器质性心脏病 7.心力衰竭 8.脑血管疾病 9.糖尿病 10.CHADS2评分高
体格检查和实验室检查	1.出血迹象 2.持续的生命体征异常 3.异常心电图 4.肌钙蛋白阳性	1.异常心电图 2.肾小球滤过率降低

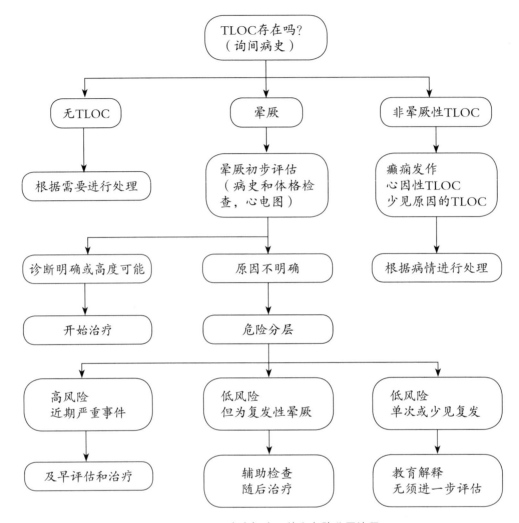

图3-4-1　晕厥患者初步评估和危险分层流程

六、诊断

（一）神经介导的反射性晕厥

神经介导的反射性晕厥包括血管迷走性晕厥、情境性晕厥、颈动脉窦综合征和不典型反射性晕厥。不典型反射性晕厥具备下列一种或多种特征：无前驱症状、无明显诱因、不典型临床表现；直立倾斜试验可出现阳性结果，无器质性心脏病。辅助检查包括颈动脉窦按摩、直立倾斜试验、腺苷或ATP试验。

1.颈动脉窦按摩。有助于诊断颈动脉窦高敏和颈动脉窦综合征。对年龄大于40岁、不明原因的晕厥患者，国际上首推进行颈动脉窦按摩检查，但是该检查目前在我国应用很少。当按摩颈动脉窦导致心脏停搏大于3s和（或）收缩压下降大于50mmHg时，即检查阳性，诊断为颈动脉窦高敏，年龄大或心血管病患者常见，年龄小于40岁者少见。当伴有晕厥时，临床特征符合反射性晕厥则诊断为颈动脉窦综合征。

2.直立倾斜试验。

（1）直立倾斜试验是检查自主神经功能的一种有效方法，是在实时监测患者心率、血压的基础上，通过倾斜床被动改变患者体位（平卧—倾斜站立—平卧），并结合药物等手段进行诱发，对血管迷走性晕厥、直立性低血压性晕厥、体位性心动过速综合征、心因性晕厥、自主神经功能衰竭、不明原因的反复跌倒、癫痫等疾病进行诊断及鉴别诊断的一种检查方法。

（2）直立倾斜试验的适应证与禁忌证。直立倾斜试验的适应证：①反复不明原因的晕厥（有或无结构性心脏病，排除心源性晕厥）；②无先兆的单次晕厥或高风险外伤性不明原因晕厥；③诊断和鉴别诊断血管迷走性晕厥、直立性低血压性晕厥和体位性心动过速综合征；④鉴别晕厥和非抽搐性癫痫；⑤鉴别心因性晕厥；⑥鉴别老年性晕厥和跌倒；⑦血管迷走性晕厥和直立性低血压性晕厥患者的训练治疗。直立倾斜试验的禁忌证：①评价晕厥患者的治疗效果；②检查发现有自发或诱发晕厥；③跌倒致严重事件及病情不定；④颅内外严重血管狭窄，冠状动脉、主动脉瓣和二尖瓣重度狭窄，重度肥厚型梗阻性心肌病；⑤重度贫血；⑥严重心律失常；⑦中重度高血压；⑧妊娠。

（3）直立倾斜实验包括基础试验、药物激发试验。①基础试验。保持检查室环境安静，光线柔和，温度20～25℃，要求患者空腹4小时并签署知情同意书；在倾斜开始前给予平卧位10分钟，记录基础的心率、血压和心电图，建立静脉通路；将床10秒内倾斜至角度70°，老年人和儿童为60°，每3分钟监测心率、血压、心电图及临床表现，倾斜时间为20～45分钟（基础试验时间可随阳性反应随时停止，如果未出现阳性反应，可持续到45分钟）。②药物激发试验。首选药物为硝酸甘油，在直立倾斜体位下，舌下含服硝酸甘油片，固定剂量300～400μg（国产硝酸甘油3/4片），儿童4～6μg/kg（最大不超过300μg），可随阳性反应随时停止；如果未出现阳性反应，最长持续20分钟。次选药物为异丙肾上腺素，静脉滴注1～3μg/min，使平均心率超过基础水平的20%～25%，最快心率不得超过150次/min，最长持续20分钟。

（4）阳性标准。患者在倾斜过程中出现晕厥或晕厥先兆（濒临知觉丧失、头晕无力、黑矇、听力遥远、恶心、面色苍白、大汗等症状），且伴有以下情况之一，为倾斜试验阳性：①血压下降，收缩压≤80mmHg，舒张压≤50mmHg或平均血压下降大于25%；②心率减慢，46岁<75次/min，78岁<65次/min，8岁以上<60次/min；③出现窦性停搏及交界性逸搏心律；④一过性二度或二度以上房室传导阻滞及长达3秒的心脏停搏。

（5）诊断标准。①无结构性心脏病患者出现反射性低血压/心动过缓伴有晕厥或进行性直立性低血压（伴或不伴有症状），分别诊断为反射性晕厥和直立性低血压性晕厥；②无结构性心脏病患者出现反射性低血压/心动过缓，未诱发晕厥者为可疑反射性晕厥；③出现意识丧失或疑似意识丧失时，不伴有低血压和（或）心动过缓可考虑心因性晕厥。

3.腺苷或ATP试验。在心电监测下，快速（<2s）注射20mgATP或0.15mg/kg腺苷，阳性表现为房室传导阻滞伴心室停搏持续>6s，或房室传导阻滞持续>10s，适用于无前驱症状和器质性心脏病的晕厥患者。内源性腺苷水平增高，如合并心脏停搏可引起晕厥，称为腺苷敏感性晕厥。目前将腺苷敏感性晕厥归类为不典型反射性晕厥。

（二）直立性低血压晕厥

直立性低血压又称直立不耐受综合征，其机制是因为由仰卧位变为直立位时胸部血液流向下肢，导致回心血量降低。当缺乏代偿机制时，血压下降可导致晕厥。直立性低血压晕厥包括早发型OH、经典型OH、延迟型（进展型）OH、延迟型（进展型）OH合并反射性晕厥、直立位反射性晕厥和体位性心动过速综合征。卧立位试验、倾斜试验和基础自主神经功能检测可协助诊断。

1.卧立位试验。

（1）具体操作方法。患者平卧于床上，安静休息15分钟，选用测量重复性好、准确的血压计，将袖带固定于患者右上臂测量血压。测量后不要解开袖带，嘱患者立即站立起来，上抬右臂使袖带、血压计与心脏保持同一水平，站立3分钟后测血压。测量频率不超过4次/min，也可采用连续性无创血压监测。

（2）阳性标准。出现症状性血压下降，与基线相比收缩压下降≥20mmHg、舒张压下降≥10mmHg，或收缩压降至<90mmHg。

（3）可疑阳性标准。出现无症状血压下降，收缩压下降≥20mmHg、舒张压下降≥10mmHg，或收缩压降至<90mmHg。

2.倾斜试验。对于卧立位试验阴性或处于临界值但有明显直立性低血压症状的患者，可以选用倾斜试验进一步评估。具体操作方法：患者平卧于倾斜床上，安静状态下平卧10分钟，连接好血压、心电监测，开放静脉通道，在监测下按摩左颈动脉窦5～10秒（60岁以上患者不做此项试验），若无颈动脉窦过敏表现，常规测血压、心率后3～5秒将床倾斜至60°～80°，持续25～45分钟，每3～5分钟测血压、心率1次。

3.基础自主神经功能检测。包括Valsalva动作（深吸气后屏气，再用力做呼气动作）、深呼吸试验、24小时动态血压和家庭血压监测。体位性心动过速综合征临床特征：①站立时出现头晕、心悸、震颤、全身乏力、视野模糊、运动不能耐受等；②从卧位转为站立位时，心率增快的幅度成人≥30次/min，12～19岁者≥40次/min，并持续30秒以上；③除外直立性低血压。

（三）心源性晕厥

由心律失常或器质性心血管疾病引起，其发作特点包括：①前驱症状不明显；②一般与体位无关，卧位发作更支持；③多伴面色苍白、发绀、呼吸困难，心率和心律明显改变，偶伴抽搐，晕厥一般持续数秒或2～5分钟后意识清醒；④可能与运动或劳累相关，多有摔伤甚至大小便失禁，严重者可猝死；⑤存在器质性心脏病或左心室功能不全者，若出现晕厥，应高度警惕猝死风险。

1.心律失常性晕厥。

（1）心电图具有下列征象之一可考虑诊断心律失常性晕厥：①在清醒的状态下持续窦性心动过缓（＜40次/min）、反复窦房传导阻滞或者窦性停搏＞3s，并且非体育运动训练所致；②二度Ⅱ型和三度房室传导阻滞；③交替性左、右束支传导阻滞；④室性心动过速或快速的阵发性室上性心动过速；⑤非持续性多形性室性心动过速合并长或短QT间期；⑥起搏器或植入式心脏复律除颤器（ICD）故障伴有心脏停搏。

（2）诊断标准：①心律失常性晕厥，晕厥与心律失常（缓慢性或快速性）相关；②疑似心律失常性晕厥，二度Ⅱ型或三度房室传导阻滞、心室停搏＞3s（不包括年轻运动员、睡眠状态或心房颤动在心率控制治疗后）或持续时间长的快速阵发性室上性心动过速或室性心动过速，心律失常时不伴晕厥。

2.器质性心血管病性晕厥。当晕厥合并急性心肌缺血（有或无心肌梗死）证据时，可明确心脏缺血相关的晕厥。在心房黏液瘤、左心房球形血栓、严重的主动脉瓣狭窄、肺栓塞或急性主动脉夹层患者中出现晕厥时，则高度可能为结构性心肺疾病所致的晕厥。

主要检查项目包括心电图、24小时动态心电图、运动试验、超声心动图或经食管超声心动图、电生理检查、植入式心电记录器、冠状动脉造影、CT或磁共振等。24小时动态心电图检查能记录患者24小时内在活动或安静时的心电图改变，有助于发现间歇发作的心律失常，可正确评价心电图表现与症状之间的相关性。如果晕厥发作时能记录到严重心律失常，心律失常性晕厥往往可确诊。电生理检查对确定不明原因的晕厥有重要价值，如通过测定窦房结恢复时间和窦房结传导时间，发现窦房结功能紊乱；通过希氏束图，发现房室传导原因；通过诱发快速性心律失常，如速率极快的室上性心动过速、持久或阵发性室性心动过速，以辅助诊断。如果诱发心律失常时出现晕厥发作，则可确诊。运动试验可用于与运动或劳力相关的晕厥或先兆晕厥的诊断，但应在有急救措施的条件下进行。超声心动图适用于以LVEF为基础的危险分层，如确定瓣膜狭窄、心房黏液瘤、左心室流出道梗阻、心脏压塞等。经食管超声心动图、CT和磁共振适用于主动脉夹层和血肿、肺栓塞、心脏肿瘤、心包和心肌疾病和先天性冠状动脉异常。冠状动脉造影适用于心肌缺血和心肌梗死，除外冠状动脉病变。

（四）晕厥的鉴别诊断

晕厥的鉴别诊断详见表3-4-3。

表3-4-3　晕厥的鉴别诊断

相关疾病	不符合晕厥的临床特征
癫痫	诱因常见为闪光等视觉刺激，意识丧失持续数分钟，肌阵挛多与意识丧失同时出现
心因性假性晕厥或假性昏迷	每次发作持续时间数分钟至数小时，发作频率高，一天数次
不伴短暂意识丧失的跌倒发作	无反应丧失或记忆丧失
猝倒症	跌倒发作伴迟缓性麻痹，对刺激无反应，但无记忆丧失
颅内或蛛网膜下腔出血	意识不是立即丧失，而是逐渐丧失，伴严重头痛和其他症状
后循环短暂性脑缺血发作	局灶性症状和体征；多无意识丧失，如有则持续时间长
前循环短暂性脑缺血发作	明显的局灶性神经症状和体征，无意识丧失
锁骨下动脉盗血综合征	局灶性神经系统症状与体征
代谢性疾病，包括低血糖、缺氧、伴有低碳酸血症的过度通气、中毒	意识受影响的持续时间长，但多数不丧失
心搏骤停	意识丧失不能自行恢复
昏迷	意识丧失持续时间长

七、治疗

根据危险分层和特定的发病机制制订治疗方案。

一般原则：一是决定疗效的主要因素是晕厥的发生机制；二是确定疗效的标准是

观察治疗后症状是否复发；三是起搏治疗可有效改善缓慢心律失常相关症状，而不能纠正低血压相关症状；四是针对直立性低血压和低血压反射缺乏特异性治疗方法；五是对存在心脏性猝死风险者应根据危险分层制订治疗方案。

（一）神经介导的反射性晕厥

1.非药物治疗是主要治疗方法，包括健康教育、改变生活方式，避免诱因，如闷热、拥挤环境、脱水等；咳嗽性晕厥者抑制咳嗽；坐位排便；增加水和食盐量；早期识别前驱症状，尽快进行增压动作，及时坐下或躺下。

2.物理治疗是一线治疗方法。肢体加压动作是临时措施，双腿或双上肢肌肉做等长收缩（双腿交叉、双手紧握和上肢紧绷）可能增加心输出量并升高血压，避免或延迟意识的丧失，在有先兆且时间充分期间应用常有帮助。不推荐用于老年患者。倾斜训练也可能减少复发。

3.药物治疗适用于非药物治疗后仍反复发作者，但疗效不佳。盐酸米多君短期应用是血管抑制型晕厥不伴高血压患者的首选药物。β受体阻滞剂可试用于基础心率快、晕厥前有明显心率增快的患者。

4.心脏起搏适用于发作时伴严重心动过缓或心脏停搏者，如40岁以上、反复发作和长时间心脏停搏者。建议对晕厥与心脏停搏相关的患者植入双腔起搏器。对心脏抑制型或混合型颈动脉窦综合征患者，推荐植入有频率骤降应答功能的双腔起搏器。强调不仅要考虑心脏抑制因素，还要考虑血管抑制因素，否则即使安装了起搏器，晕厥仍然可能发生。

（二）直立性低血压晕厥

1.健康教育和生活方式改变。

2.水和盐的充足摄入。鼓励患者饮水2～3L/d，进盐10g/d；快速饮用冷水可减轻直立位不耐受及餐后低血压；对高血压、肾脏疾病、心力衰竭或其他心脏病的患者补充盐和水需要评估获益与风险。

3.减量或停用降压药。避免过度使用降压药，收缩压以140～150mmHg为宜。对于跌倒高危者，降压药优先选择血管紧张素转换酶抑制剂、血管紧张素Ⅱ受体阻滞剂和钙通道阻滞剂，避免使用利尿剂和β受体阻滞剂。

4.肢体加压动作，如腿部交叉和蹲坐，适用于有先兆和有能力进行等长肌肉收缩动作者。

5.用腹带或穿弹力袜。

6.睡眠时头部抬高10°，可减少夜间多尿。

7.盐酸米多君是一线治疗药物，可提高站立位血压，改善症状，剂量为每次2.5～10.0mg，每天3次，或临时用药进行预防。效果优于反射性晕厥。不良反应有头皮发麻、毛发竖起和尿潴留。

（三）心律失常性晕厥

心律失常性可能是某些不明原因晕厥的原因，由于心律失常经常是间歇性发生，间歇时间长短不一，有些很难捕捉到，造成原因诊断不明。一旦明确诊断，治疗相对简单。

1.起搏器治疗适用于经心电图证实晕厥由间歇性窦性停搏或窦房传导阻滞引起。

2.对房室传导系统疾病，起搏器治疗适用于房室传导阻滞相关的晕厥，可有效预防三度或二度Ⅱ型房室传导阻滞患者出现晕厥。

3.对快速性心律失常相关的晕厥，导管消融是阵发性室上性快速性心律失常的首选治疗方法。对阵发性室性心动过速，推荐导管消融或药物治疗；对治疗失败或不能实施者，推荐植入ICD。

（四）器质性心脏病、心肺和大血管疾病

该类疾病引起的继发性晕厥在老年患者中发病率高，部分患者可合并典型的反射性晕厥。治疗目标不仅是防止晕厥再发，而且要治疗基础疾病和减少心脏性猝死（SCD）的风险。

（五）心脏性猝死高危患者

器质性心脏病或遗传性心律失常合并晕厥者的死亡风险是无晕厥者的2～4倍；具有ICD植入指征的患者，不论晕厥的原因是否明确，应在进一步评估前或同时植入ICD。ICD植入可降低心脏性猝死的风险，但不能降低晕厥再发的风险，须明确晕厥的确切病因。

心肌病、遗传性心律失常患者以及具有心脏性猝死高危因素的患者应植入ICD。肥厚型心肌病的心脏性猝死高危因素包括年轻患者、有早发心脏性猝死家族史、最大左心室壁厚度≥30mm、非持续性室性心动过速、运动时血压不能正常升高、左心房内径扩大及心脏磁共振LGE的百分比。此外，也可用心脏性猝死风险评估模型计算5年内发生心脏性猝死的概率。当心律失常性右心室心肌病患者出现不明原因晕厥提示与心律失常有关时，应考虑植入ICD。基于危险分层和发病机制的晕厥治疗策略详见图3-4-2。

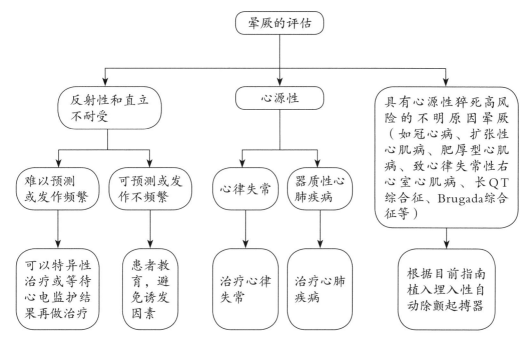

图3-4-2　基于危险分层和发病机制的晕厥治疗策略

八、护理要点

（一）晕厥时的照护

一旦发生晕厥，应将患者平卧，抬高下肢、解开衣领，保持呼吸道通畅，防止其他人员围观，保持患者周围空气流通，同时寻求医疗援助。根据临床症状迅速做出判断，遵医嘱行相关的实验室检查，寻找晕厥的病因。

配合医师进行急救处理，立即给予氧气吸入，建立静脉通道，根据医嘱快速有效地给予药物治疗。专人护理，注意有无心律失常，测心率、血压、血氧饱和度，观察面色、呼吸等，并做好记录；观察发病频度、持续时间、缓解时间、伴随症状及有无诱发因素；观察急救处置效果。

（二）日常照护

1.针对不同病因进行行为干预。根据患者身体情况安排外出活动，不能行走的患者可选用轮椅或平车，并有专人陪同，外出时做好个人防护，避免摔倒等意外的发生。指导患者变换体位时动作宜缓慢，各项处置结束后嘱患者静卧休息几分钟后再起床活动，下床时速度宜慢，可先坐起，2～3分钟后无不适再下床，睡眠时应将床头抬高20°～30°。穿弹性长裤并在腹部加绷带，适量高盐饮食，多饮水增加血容量。避免血管扩张的诱因，如饮酒、进食过多以及在炎热环境中长时间工作。避免或慎用扩张血管的药物及利尿剂，尤其是在老年高血压病的治疗过程中，药物治疗要兼顾老年人的卧立位血压值，既要保证脏器供血，又要保证立位时血压水平不致过低；要在执业医师的指导下谨慎用药，并定期监测血压。注意呼吸道通气状况，慎用或不用镇静药。

2.加强心理护理。曾经发生过晕厥的老年患者会不知所措，害怕再次发生晕厥，日常生活的自信心下降。日常照护中应评估患者的心理状况及日常生活能力，有针对性地进行心理护理，分散患者的注意力。鼓励患者多与他人交往，参加社会活动，同时指导患者循序渐进地完成力所能及的日常生活活动，提升患者的自信心，减轻焦虑和恐惧。

3.多方位加强宣传教育。指导患者避免危险因素，由于老年人记忆功能减退，必要时给予书面指导。给患者建立随身健康卡，写明患者的姓名、年龄、家庭住址、联系方式、疾病名称、所服药物等，一旦发生晕厥等意外情况，便于周围人员进行救治。

九、临床病例

现病史：男性，63岁，因"反复发作性晕厥1个月"入院。患者1个月前坐着看电视时无明显诱因突然出现晕厥跌倒在地，右前额部头皮挫伤，晕厥持续几秒后自行恢复意识，无心悸、胸痛、胸闷，无头晕、呕吐，无视物旋转、视物重影，无言语含糊，无肢体麻木无力，无唇舌咬伤及四肢抽搐，无大小便失禁，无饥饿感，无大汗淋漓。病初未予特殊处理。此后1个月内反复晕厥2次，症状基本同前，曾在当地医院门诊就诊，行头颅CT未见明显异常。常规十二导联心电图提示窦性心动过缓，心率47次/min。患者自发病以来精神、食欲、睡眠尚可，大小便无特殊，体重无明显改变。

既往史：有高血压病2级病史2年，未规律服降压药物。有2型糖尿病史1年，服用阿卡波糖片降糖治疗，血糖控制尚可。否认有冠心病、脑血管疾病病史。无药物过敏史。个人史、婚育史、家族史无特殊。

查体：体温36.3℃，脉搏49次/min，血压152/70mmHg。神志清楚，心率49次/min，心律齐，未闻及异常心脏杂音。肺、腹查体无特殊。双下肢无水肿。神经系统查体未见明显异常。常规十二导联心电图示窦性心动过缓，心率48次/min。

诊断：晕厥查因（是心律失常性晕厥还是器质性心脏病性晕厥？）；高血压病2级，很高危组；窦性心动过缓。

【问题1】该患者临床特点是什么，下一步评估方案是什么？

思路：患者老年男性、起病急、有短暂性意识丧失、肌张力降低跌倒导致头部外伤、自行恢复意识、晕厥发作前无前驱症状，符合晕厥发作。患者心电图示窦性心动过缓，考虑心律失常性晕厥可能。

【问题2】该患者下一步需完善哪些检查？下一步需要评估什么？

思路：完善血常规、血糖、心肌酶肌钙蛋白、凝血功能及D-二聚体、血气分析检查，测卧立位血压，行直立倾斜试验，行超声心动图、24小时动态心电图及动态血压检查，脑电图、头颅MRI检查。下一步进行晕厥初步评估及危险分层，评估患者心血管事件及心脏性猝死的风险，以指导治疗。

【问题3】该患者24小时动态心电图示：①窦性心律（24小时总心搏107102次，心率33～106次/min，平均58次/min）；②窦性停搏（最长3.2秒）；③T波改变；④心率变异性轻度降低。诊断为心律失常性晕厥。注意与哪些疾病鉴别诊断？下一步诊疗措施是什么？

思路：心律失常性晕厥注意与短暂性脑缺血发作TIA、心因性晕厥或假性昏迷、不伴短暂意识丧失的跌倒发作、锁骨下动脉盗血综合征、代谢性疾病（包括低血糖、缺氧、伴有低碳酸血症的过度通气、中毒）、昏迷、心搏骤停等疾病鉴别诊断。患者经心电图证实晕厥由间歇性窦性停搏引起，明确诊断心律失常性晕厥，建议行心脏起搏器植入治疗。

【问题4】该患者有高血压病和2型糖尿病，对晕厥有什么影响？

思路：患者有高血压病史，注意是否有服用利尿剂类降压药物所致直立性低血压晕厥。患者有2型糖尿病，注意是否有糖尿病所致低血糖昏迷、继发性自主神经病变所致直立性低血压晕厥。高血压病、糖尿病为心脑血管疾病的高危因素，易引起心脑血管动脉硬化斑块形成。患者为冠心病、脑血管病发病高危人群，注意排查器质性心脏病晕厥。

（吕渊　陈映萍　杨乙　李俊利）

【参考文献】

［1］中华心血管病杂志编辑委员会，中国生物医学工程学会心律分会，中国老年学和老年医学学会心血管病专业委员会，等. 晕厥诊断与治疗中国专家共识（2018）［J］. 中华心血管病杂志，2019，47（2）：96-107.

［2］MAHMOOD S S, LEVY D, VASAN R S, et al. The Framingham Heart Study and the epidemiology of cardiovascular disease：a historical perspective［J］. Lancet，2014，383（9921）：999-1008.

［3］GANZEBOOM K S, MAIRUHU G, REITSMA J B, et al. Lifetime cumulative incidence of syncope in the general popula-tion：a study of 549 Dutch subjects aged 35-60 years［J］. Journal of Cardiovascular Electrophysiology，2006，17（11）：1172-1176.

［4］BRIGNOLE M, MOYA A, DE LANGE F J, et al. 2018 ESC Guidelines for the diagnosis and management of syncope［J］. European heart journal, 2018, 39（21）: 1883-1948.

［5］中国生物医学工程学会心律分会, 中国老年保健医学研究会晕厥分会, 中国老年学和老年医学学会心血管病专业委员会, 等. 中国晕厥中心建设专家建议［J］. 中国循环杂志, 2019, 34（1）: 29-31.

［6］PUGGIONI E, GUIDUCCI V, BRIGNOLE M, et al. Results and complications of the carotid sinus massage performed according to the "method of symptoms"［J］. The American Journal of Cardiology, 2002, 89（5）: 599-601.

［7］RICCI F, DE CATERINA R, FEDOROWSKI A. Orthostatic hypotension: epidemiology, prognosis, and treatment［J］. Journal of the American College of Cardiology, 2015, 66（7）: 848-860.

［8］PAGE R L, JOGLAR J A, CALDWELL M A, et al. 2015 ACC/AHA/HRS Guideline for the management of adult patients with supraventricular tachycardia: a report of the American College of Cardiology/American Heart Association Task Force on Clinical Practice Guidelines and the Heart Rhythm Society［J］. Journal of the American College of Cardiology, 2016, 67（13）: e27-e115.

［9］于君, 尹春琳. 倾斜试验在晕厥诊断中的作用［J］. 心电与循环, 2020, 39（1）: 23-25, 30.

［10］鲍萍萍, 郑林林, 韩卫星, 等. 直立倾斜试验诊断晕厥的探讨［J］. 临床心电学杂志, 2019, 28（5）: 343-346.

［11］CHESHIRE W P J, GOLDSTEIN D S. Autonomic uprising: the tilt table test in autonomic medicine［J］. Clinical autonomic research: official journal of the Clinical Autonomic Research Society, 2019, 29（2）: 215-230.

［12］李旭, 刘文玲. 神经内分泌激素在血管迷走性晕厥发生中的作用［J］. 中国循环杂志, 2022, 37（1）: 97-100.

［13］中国老年保健医学研究会晕厥分会, 中国生物医学工程学会心律分会, 中国老年学和老年医学学会心血管病专业委员会, 等. 直立倾斜试验规范应用中国专家共识2022［J］. 中国循环杂志, 2022, 37（10）: 991-1001.

［14］刘文玲. 晕厥诊断与治疗中国专家共识（2018）解读［J］. 中国实用内科杂志, 2019, 39（11）: 949-955.

［15］NG KAM CHUEN M J, KIRKFELDT R E, ANDERSEN H R, et al. Syncope in paced patients with sick sinus syndrome from the DANPACE trial: incidence, predictors and prognostic implication［J］. Heart（British Cardiac Society）, 2014, 100（11）: 842-847.

［16］李文霞, 刘丽文, 王静, 等. 2014年欧洲肥厚型心肌病诊断和管理指南心脏性猝死风险评估模型临床应用评估及心血管不良事件危险因素的预测分析［J］. 中华心血管病杂志, 2017, 45（12）: 1033-1038.

［17］ELLIOTT P M, ANASTASAKIS A, BORGER M A, et al. 2014 ESC Guidelines on diagnosis and management of hypertrophic cardiomyopathy: the Task Force for the Diagnosis and Management of Hypertrophic Cardiomyopathy of the European Society of Cardiology（ESC）［J］. European heart journal，2014，35（39）：2733-2779.

第五节　跌倒

一、定义

根据国际老年人跌倒预防工作组的定义，跌倒是指不在预期范围内跌落在地面或更低的平面上，且跌倒的原因中不包括意识丧失、外界暴力、癫痫发作或偏瘫等。65岁以上人群在过去12个月内曾发生过2次以上的跌倒事件或至少发生过1次伤害性跌倒事件则称为老年人跌倒。随着人口老龄化日趋严重，跌倒已成为全球范围内严峻的公共卫生问题，是全球老年人共同面临的一个健康问题。此外，跌倒不仅会造成软组织擦伤、裂伤、骨折、脑外伤等躯体性损伤，还可能使老年人产生情绪低落、不自信、焦虑等消极心理，严重影响老年人的生命健康和生活质量。

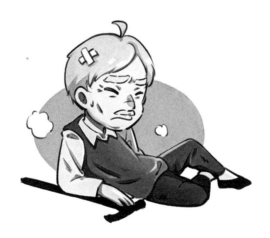

二、流行病学

根据世界卫生组织的报告，跌倒已成为全球老年人面临的主要健康问题以及老年人伤残、失能和死亡的重要原因，在老年人意外伤害中的发生率和死亡率均居首位。美国国家疾控中心的数据表明，美国每年约有30%的65岁及以上老年人发生跌倒，80岁及以上的老年人跌倒率为50%，并且大部分跌倒发生于家中。我国的数据与之相近。目前，我国已进入快速老龄化社会，老年人的跌倒问题越来越引起全社会的关注，老年人的跌倒事件给老年人自身、家庭以及社会都带来了巨大的负担。2008年美国老年人由于跌倒所导致的医疗费用为233亿美元，英国为16亿美元，而我国老年人每年发生跌倒的直接医疗费用在50亿元以上，疾病负担高达160亿～800亿元。此外，跌倒已成为60岁及以上老年人最常见的伤害类型。2015年中国死因监测数据集显示，我国65岁以上老年人因跌倒所致的死亡率为58.03/100000，占该年龄段所有伤害事件致死总人数的34.8%。已有研究表明，跌倒率会随着年龄的增加而增加，超85岁人群跌倒率将达到最高值。在全球范围内，30%的65岁以上老年人每年至少发生1次跌倒，在长期照护机构这一数据超过50%。我国的研究数据显示，4%～5%的老年人在一年内发生跌倒的次数为2～3次，并且平均44%的跌倒发生在家中，厕所、餐厅和卧室为最常见的跌倒地点；22%～76%的室外跌倒发生在街道或人行道上。在跌倒发生概率上，农村地区老年人跌倒率为88%，明显高于城市老年人的69%，女性发生跌倒事件的概率是男性的2倍，并且女性在冬季或较冷的天气跌倒发生率明显增加。由此可见，跌倒对老年人自身、家庭及社会的危害巨大，积极预防和控制老年人跌倒不仅对老年人意义重大，对社会也有深远的影响。

三、危险因素

老年人的跌倒事件是多种因素共同作用的结果，影响跌倒的危险因素主要分为内在危险因素（自身因素）和外在危险因素（环境因素）两大类。

（一）内在危险因素

1.生理因素。年龄和性别是老年人跌倒事件中不可干预的最常见的内在危险因素。首先，随着年龄的增长，老年人在视觉、听觉、前庭功能、触觉及本体感觉等方面能力随之下降，导致判断外界环境的能力减弱；其次，中枢和周围神经系统的退变易导致对比感觉降低、躯体感觉减弱、反应时间延长、平衡功能受损等；最后，肌肉骨骼运动系统的生理功能减退导致肌肉力量减弱，造成步态的协调性及平衡能力降低。以上因素都可增加跌倒的危险性。

2.药物因素。老年人易患高血压病、糖尿病及冠心病等慢性疾病，当患有慢性疾病的老年人在使用降压药、降血糖药和镇静剂、安眠药等药物缓解症状、控制病情时，这些药物同时也会在一定程度上影响人的神智、精神、视觉、步态、平衡等，从而引发老年人跌倒事件。是否服药、药物的剂量以及服用复方药都可能引起跌倒。研究表明，服用镇静催眠类药物的老年人跌倒风险是未服药老年人的1.5倍，而服用抗抑郁药物的老年人跌倒风险是未服药老年人的3.36倍，说明药物因素也是导致老年人跌倒的重要原因。

3.病理因素。心脑血管疾病（如脑卒中、帕金森病、阿尔茨海默病、椎动脉供血不足等）、直立性低血压、慢性肌肉骨骼疼痛（如关节炎、风湿病等）、尿失禁、影响视力的眼部疾病、足部疾病、感染、肺炎、贫血、运动损害等均可增加跌倒风险。

4.心理因素。焦虑、抑郁等情绪会削弱老年人的注意力，导致对周边环境危险因素的感知力减弱，反应能力下降，增加跌倒的风险。此外，跌倒可反复发生，既往跌倒史易导致老年人普遍存在跌倒恐惧，老年人通常害怕再次跌倒导致受伤、住院甚至残疾。因此，跌倒恐惧是比疼痛或抑郁对老年人影响更大的心理因素，会导致老年人身体功能障碍继而增加跌倒风险，从而形成恶性循环。

（二）外在危险因素

1.自然环境因素。如雨雪天气造成的路面湿滑、路面不平、步行途中的障碍物、灯光昏暗等。

2.社会环境因素。不良的居家环境，如地板湿滑、地毯不平、灯光亮度不够、浴室不防滑及物品摆放不合理等。此外，老年人受教育程度、卫生保健水平、享受社会服务和卫生服务的途径、是否为独居老人、是否进行日常运动及与外界的联系程度和沟通能力等，对跌倒也产生一定程度的影响。

四、临床表现

跌倒发作，又称无动作性发作，表现为突然发生的一过性肌张力丧失，不能维持正常姿势。

五、评估流程

所有居家养护的老年人都需要进行跌倒风险评估，尤其是有跌倒史的老年人。

1.既往病史。（1）跌倒史：有无跌倒史，有无害怕跌倒的心理，跌倒发生的时间、地点和环境情况，跌倒发生时的症状、有无损伤及其他结果。（2）疾病史：所有的疾病史，尤其关注有无头晕、眩晕的症状，有无帕金森病、脑卒中、心脏病、痴呆、严重的骨关节病和视力障碍等疾病。（3）药物服用情况：对老年人的用药情况进行评估，尤其关注与跌倒有关的药物服用。（4）技能培训情况：是否接受过安全教育与技能培训。（5）针对性训练情况：是否进行肌肉强化和平衡训练。只要具备其中一项就评估其存在跌倒的危险，多项并存则危险性增加。

2.体格检查。（1）评估日常生活能力。（2）评估步态、平衡能力和下肢肌肉力量。（3）评估视觉、听觉和认知功能。（4）评估血压，有无直立性低血压。

3.环境评估。对家居环境的危险因素进行评估。尽管跌倒受到多因素交互作用，但有证据表明对居家环境进行评估和改善，消除环境中的危险因素，使环境和老年人能力相匹配，对于跌倒高危风险的老年人非常重要。（1）室外环境评估：所住辖区内路面及台阶有无损坏；楼道是否通畅，有无堆放杂物；楼道内有无照明设施；窗外有无安装防护栏等。（2）室内环境评估：地面是否防滑，室内物品摆放是否合理，家具高度是否和老人身高相匹配，灯光照明是否充足合理，电话位置是否合理，电线类是否固定合理，有无饲养宠物等。

4.评估工具。跌倒评估工具常用自我评估量表及他评量表。常用的老年人跌倒相关自我评估量表包括跌倒效能量表（表3-5-1）、Morse跌倒风险评估量表（表3-5-2）、修正版跌倒效能量表、国际跌倒效能量表。这些量表已被多项研究证实具有良好的信度、效度，有良好的跌倒风险预测能力，能稳定、有效地评估老年人跌倒效能。

表3-5-1　跌倒效能量表

下列0～10分的量表，是测量您在做下面的活动时，对自己不跌倒的把握有多大。0分：一点把握也没有；5分：有一定把握；10分：有充足把握。介于二者之间则选择对应的数值。

活动项目	一点把握也没有 0　1　2　3				有一定把握 4　5　6　7				有充足把握 8　9　10		
1.更衣	○	○	○	○	○	○	○	○	○	○	○
2.准备简单的饭菜	○	○	○	○	○	○	○	○	○	○	○
3.沐浴	○	○	○	○	○	○	○	○	○	○	○
4.从椅子上起落	○	○	○	○	○	○	○	○	○	○	○
5.上床与下床	○	○	○	○	○	○	○	○	○	○	○
6.应门或接电话	○	○	○	○	○	○	○	○	○	○	○
7.在房间里走动	○	○	○	○	○	○	○	○	○	○	○
8.伸手到箱子或抽屉里	○	○	○	○	○	○	○	○	○	○	○
9.做轻体力家务活	○	○	○	○	○	○	○	○	○	○	○
10.简单的购物	○	○	○	○	○	○	○	○	○	○	○
11.乘坐公共交通	○	○	○	○	○	○	○	○	○	○	○
12.过马路	○	○	○	○	○	○	○	○	○	○	○
13.做轻体力园艺或晾晒衣服	○	○	○	○	○	○	○	○	○	○	○

续表

活动项目	一点把握也没有 0 1 2 3	有一定把握 4 5 6 7	有充足把握 8 9 10
14.上下楼梯	○ ○ ○ ○	○ ○ ○ ○	○ ○ ○
总分：			
均分：			

注：1.如果您因为害怕跌倒而停止做该项活动，哪怕是部分害怕，选0分。

2.如果您不做某项活动仅仅是因为身体方面的原因，则该项不填。

3.如果您因其他原因目前不做此活动，请按您在今天必须做该活动的假定情况下评分。

表3-5-2　Morse跌倒风险评估量表

项目	评价标准	分值	得分
1.跌倒史	近3个月内无跌倒史	0	
	近3个月内有跌倒史	25	
2.超过1个医学诊断	没有	0	
	有	15	
3.行走辅助	不需要/完全卧床/有专人扶持	0	
	拐杖/手杖/助行器	15	
	依扶家具行走	30	
4.静脉输液/置管/使用特殊药物	没有	0	
	有	20	
5.步态	正常/卧床休息/轮椅代步	0	
	虚弱乏力	10	
	平衡失调/不平衡	20	
6.认知状态	了解自己能力，量力而行	0	
	高估自己能力/忘记自己受限制/意识障碍/躁动不安/沟通障碍/睡眠障碍	15	

评分标准：跌倒低危人群＜25分；跌倒中危人群25～45分；跌倒高危人群＞45分。

5.其他。调查老年人是否独居，及其与社会的交往和联系程度。

六、预防及干预措施

（一）自我干预

（1）采用跌倒风险评估工具自我评估，了解自己跌倒的风险级别。（2）定期进行相关健康教育，增强防摔意识，包括穿戴指导、使用床栏指导、"起床三部曲"指导等。（3）坚持锻炼，需进行整合平衡、肌力及步态项目的锻炼，灵活性和耐力的训练也需进行。适合老年人的运动包括太极拳、散步、八段锦、跳舞等，要适度。（4）按医嘱服药，服用抗抑郁、抗焦虑、催眠、降糖、降压、利尿、扩血管类药物者，后在医师指导下合理用药，且安排好用药时间，并熟知药物的不良反应。（5）加强膳食营养，适当补充维生素D或钙剂，防止骨质疏松。（6）选择大小、长短合适的衣服，鞋子要低跟和防滑。（7）选择适当的行走、视力、听力辅助工具。（8）熟悉社区及家庭内部的生活环境，动作要慢，常用的东西放在伸手能拿的地方，不到人多拥挤的场所。（9）调整不良的生活方式，减少跌倒隐患。（10）保持健康、乐观的心理状态。

（二）家庭干预

1.教会老年人及其他家庭成员评估家庭环境并及时作出调整，合理安排家具位置和高度，不经常变换家具位置；日用品固定摆放在易于取放的地方；尽量设置无障碍空间，地面要平整、干燥，去除室内台阶和门槛；电线收好或固定于角落，最好使用无绳电话；去除室内小地毯或门垫，或用双面胶固定；室内光线充足，床边放置伸手可触及的台灯，过道、厨房、卫生间安排局部照明，必要时留夜灯；卫生间地面要防滑，浴缸旁和浴室内要放置防滑垫，尽量使用坐便，淋浴器及坐便旁要安装扶手；给饲养的宠物系铃铛，起到提示作用；家属成员对周围环境存在的不安全因素要及时告知老年人；对于精神恍惚的老年人，家不论楼层高低均安装防护栏。

2.抑郁、焦虑、情绪不佳及害怕跌倒的心理状态均会增加老年人跌倒的危险性，因此家人要多关心老年人，多探望，多陪伴，保持家庭和睦，创造和谐快乐的生活状态，避免老年人有太大的情绪波动，帮助老年人消除害怕跌倒的恐惧心理。

（三）社区卫生服务中心干预

1.社区卫生服务中心应定期对社区医护人员开展居家养护老年人跌倒干预的知识和技能培训。

2.加强对老年人预防跌倒的知识和技能的宣传。

3.加强针对老年人家庭养护者的养护技术培训，对养护环境改造提供指导。

4.做好对居家养护老年人跌倒风险的评估和评级工作，定期上门开展老年人居家环境评估和干预。对有跌倒风险或曾经跌倒的老年人，在健康档案中作明显标记，按评估风险级别定期走访，指导老年人进行合适的体育锻炼，增强肢体柔韧性。

5.对曾发生跌倒的老年人，与家属共同分析跌倒的原因，提出预防措施和建议。对原因不明而发生跌倒的老年人，建议在家属陪护下尽快到上级综合医院诊治，积极进行病因治疗，并追踪管理。

6.积极推进家庭医生签约服务，为居家养护老年人提供综合、连续、协同、规范的基本医疗和公共卫生服务。

7.关注社区公共环境，督促物业及相关部门及时消除社区内可能导致老年人跌倒的危险因素。

七、发生跌倒的处理

（一）老年人自己如何起身

步骤1：如果是背部先着地，应弯曲下肢，挪动臀部到放有毯子或垫子的椅子或床铺旁，然后使自己较舒适地平躺，盖好毯子，保持体温，如可能要向他人寻求帮助。

步骤2：休息片刻，等体力准备充分后，尽力使自己向椅子的方向翻转身体，使自己变成俯卧位。

步骤3：双手支撑地面，抬起臀部，弯曲膝关节，然后尽力使自己面向椅子跪立，双手扶住椅面。

步骤4：以椅子为支撑，尽力站起来。

步骤5：休息片刻，恢复部分体力后，打电话寻求帮助——最重要的就是报告自己跌倒了。

（二）老年人跌倒的现场处理

1.立即呼救。

2.搬动前判断其意识、受伤部位、受伤程度及全身状况，作出相应处理。

3.作好判断，对疑有骨折或脊椎损伤者，采取正确的搬运方法。

4.跌倒后意识不清者，密切观察其意识及生命体征变化。

5.记录跌倒发生经过，分析发生原因，制订相应的改善措施，避免再次跌倒。

6.安抚跌倒者，减轻或消除其对跌倒的恐惧心理。

（三）指导要点

1.告知跌倒的风险因素、危害及预防措施。

2.选择大小、长短及松紧合适的衣裤（裤子以不盖过脚面为宜），穿大小适宜且防滑的鞋。

3.补充含维生素D或含钙的食物及适度晒太阳。

4.发生跌倒时进行自我保护及减轻伤害的方法。

5.正确使用助行器、平衡及步行训练的方法。

（四）注意事项

1.使用助行器、轮椅等用具前应保证其完好无损。

2.调整床具、座椅及马桶的高度，便于更换体位。

八、临床病例

现病史：男性，72岁，主诉"烦渴、多饮、多尿，伴体重下降10余年，躁动不安半天"，入院后予内科降糖、补液等治疗后，夜间患者躁动不安症状消失。患者于凌晨5点上厕所时因双下肢无力，不慎跌倒在地，随后护工立即扶患者上床休息，并告知值班护士。当时患者诉无不适，测血压144/86mmHg，脉搏70次/min，呼吸20次/min，随机血糖8.3mmol/L。第二天患者诉右膝疼痛，给予麝香跌打风湿膏外敷。

既往史：高血压病3级，长期口服降压药物。有脑梗死病史，未遗留明显后遗症。

体格检查：生命体征平稳，心肺腹未见异常。生理反射存在，病理征阳性，脑膜刺激征阴性。空腹血糖7.2mmol/L。右膝关节稍红肿，局部压痛，活动时轻微疼痛，疼痛可忍受，无活动受限。

辅助检查：右膝关节DR检查，发现右膝骨质增生。

诊断：高血糖高渗状态；2型糖尿病；高血压病3级；脑梗死后遗症。

【问题1】该患者存在哪些跌倒高危因素？

思路：高龄；长期服用降压药物；近期有病情波动，躁动不安；凌晨下床活动，容易受光线影响，且容易出现直立性低血压而影响脑部供血。

【问题2】该患者跌倒风险如何？

思路：根据Morse跌倒风险评估量表，患者跌倒风险得分为45分（疾病诊断、静脉输液、虚弱项得分）。

【问题3】如何防止患者住院期间再次发生跌倒？

思路：

人员方面：（1）利用防跌倒警示标识来提醒工作人员及照顾者注意防范患者跌倒。（2）落实预防跌倒的教育，包括教育患者、家属及照顾者如何协助患者下床，正确使用床栏、床上便器，指导后务必评估患者及照顾者对内容的了解程度。（3）及时上报护理不良事件，分析、讨论原因及制订改进措施。

环境方面：（1）提供安全的医疗环境，如在不做治疗的时间里，病床的高度应维持在患者坐于床边双脚能踏到地面的高度。（2）主动将患者可能使用的物品（如辅具、眼镜、拖鞋、床头铃拉线、尿壶等）置于患者随手可取之处。（3）依患者身体活动需求，主动提供辅具使用。（4）保持通道无障碍物及充足的照明。（5）教导正确的床栏起降方法。（6）小夜班护理人员应主动提醒患者或家属及早完成睡前如厕。

药物方面：对患者所服用降压药物可能产生头晕等不良反应加以说明清楚，并对患者进行评估。

（张海英　苏华斌　廖嘉家　曾春香）

【参考文献】

［1］师昉，李福亮，张思佳，等. 中国老年跌倒研究的现状与对策［J］. 中国康复，2018，33（3）：246-248.

［2］付棉，胡才友，吕泽平，等. 老年人跌倒的流行现状及危险因素分析［J］. 中国老年保健医学，2014，12（3）：80-82.

［3］蔡伦，林岑，周嘉，等. 老年人跌倒的公共卫生研究进展［J］. 中国老年学杂志，2018，38（9）：2265-2268.

［4］STANMOREEK, MAVROEIDIA, DEJONGLD, et al. The effectiveness and cost-effectiveness of strength and balance Exergames to reduce falls risk for people aged 55 years and older in UK assisted living facilities: a multi-centre, cluster randomised controlled trial ［J］. BMC Medicine, 2019, 17（1）: 1-14.

［5］FLORENCE C S, BERGEN G, ATHERLY A, et al. Medical Costs of Fatal and Nonfatal Falls in Older Adults ［J］. Journal of the American Geriatrics Society, 2018, 66（4）: 693-698.

［6］HADDAD Y K, BERGEN G, FLORENCE C S. Estimating the Economic Burden Related to Older Adult Falls by State ［J］. Journal of public health management and practice, 2019, 25（2）: E17-E24.

［7］JEHU D A, DAVIS J C, FALCK R S, et al. Risk factors for recurrent falls in older adults: A systematic review with meta-analysis ［J］. Maturitas, 2021（144）23-28.

［8］PARK S H. Tools for assessing fall risk in the elderly: a systematic review and meta-analysis［J］. Aging clinical and experimental research, 2018, 30（1）: 1-16.

［9］北京医院, 国家老年医学中心, 中国老年保健医学研究会老龄健康服务与标准化分会, 等. 居家（养护）老年人跌倒干预指南［J］. 中国老年保健医学, 2018, 16（3）: 32-34.

［10］TOM S C C, OLIVEIRA E, SOUSA D, et al. Proceedings of the 3rd IPLeiria's International Health Congress : Leiria, Portugal. 6-7 May 2016［J］. BMC health services research, 2016, 16（3）: 200.

［11］郭启云, 郭沐洁, 张林, 等. 国际版跌倒效能量表汉化后信效度评价［J］. 中国全科医学, 2015, 18（35）: 4273-4276.

［12］KRUSCHKE C, BUTCHER H K. Evidence-Based Practice Guideline: Fall Prevention for Older Adults［J］. Journal of gerontological nursing, 2017, 43（11）: 15-21.

［13］叶盛, 陈利群, 石丹, 等. 运动锻炼对社区老年人跌倒预防效果的证据总结［J］. 中华护理杂志, 2017, 52（9）: 1112-1118.

［14］CHITTRAKUL J, SIVIROJ P, SUNGKARAT S, et al. Multi-System Physical Exercise Intervention for Fall Prevention and Quality of Life in Pre-Frail Older Adults: A Randomized Controlled Trial［J］. International journal of environmental research and public health, 2020, 17（9）: 3102.

［15］LIU-AMBROSE T, DAVIS J C, BEST J R, et al. Effect of a Home-Based Exercise Program on Subsequent Falls Among Community-Dwelling High-Risk Older Adults After a Fall: A Randomized Clinical Trial［J］. JAMA, 2019, 321（21）: 2092-2100.

［16］姚玉华, 凌利民, 姚文, 等. 健康教育及环境评估对预防老年跌倒的效果观察［J］. 中国健康教育, 2020, 36（2）: 142-146.

［17］张美英, 张磊. 社区预防老年人跌倒的策略及方法［J］. 中国冶金工业医学杂志, 2016, 33（4）: 484-485.

［18］吴红依, 王建荣, 程少荣, 等. 老年跌倒综合评估及干预研究进展［J］. 上海护理, 2020, 20（10）: 38-41.

［19］RICE H, GARABEDIAN P M, SHEAR K, et al. Clinical Decision Support for Fall Prevention: Defining End-User Needs［J］. Applied clinical informatics, 2022, 13（3）: 647-655.

［20］姜小鹰. 家庭护理指导: 老年人家庭护理［M］. 北京: 人民卫生出版社, 2013: 11.

［21］刘晓红, 郭欣颖. 居家老人照护者手册［M］. 北京: 人民卫生出版社, 2015.

［22］杨莘, 程云. 老年专科护理［M］. 北京: 人民卫生出版社, 2019.

第六节　大便失禁

一、定义

大便失禁（fecal incontinence，FI）定义为不自主排出固体或液体粪便。

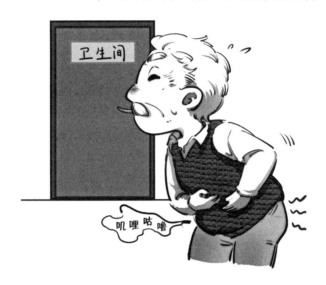

二、流行病学

由于研究者对大便失禁的定义有不同及纳入的研究对象存在差别，不同文献中大便失禁的发病率有较大差异。一项纳入38个研究对象的分析中发现，大便失禁的发病率为7.7％，男女比例相当，我国6省市的一项针对女性的调查中发现大便失禁的患病率为0.43％。在美国一项社区调查中发现，50岁以上人群中大便失禁的每10年发病率为7％，且对于男性和女性来说，年龄都是一个独立的相关因素，大便失禁的发病率随着年龄的增长而增加。

三、致病因素

1.结肠、直肠及肛门疾病：肛管排空障碍-粪便嵌塞是大便失禁的一个重要因素，尤其在老年人群中；还有直肠脱垂、肠功能紊乱、炎性肠疾病、肠易激综合征及肠道癌症等。

2.神经系统疾病：脑卒中、脊髓损伤、认知功能障碍、帕金森病等。

3.先天性疾病：肛门直肠畸形、脊柱裂、骶骨发育不全等。

4.外伤及产伤：产伤是导致女性发生大便失禁的最主要因素。

5.肛管、直肠手术及盆腔放射治疗。

6.高龄。

四、临床表现

临床上患者常常诉"不能控制的排便和（或）排气"，主要包括以下表现：大便或气体在没有意识的情况下排出；急迫性大便失禁，即尽管积极尝试保留内容物，但仍排出粪便，这些患者可能会描述有时候无法及时到达洗手间；粪便渗出，即在正常排便后无意排出的粪便，通常表现为内裤粪便染色。

五、评估流程

老年人大便失禁评估流程如图3-6-1所示。

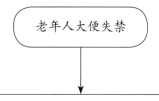

```
┌─────────────────────┐
│     老年人大便失禁      │
└─────────────────────┘
           │
           ▼
┌──────────────────────────────────────────────────┐
│ 筛查：                                              │
│ 1.大便或气体在没有意识的情况下排出；                     │
│ 2.急迫性大便失禁：尽管积极尝试保留内容物，但仍排出粪便。有时候甚至 │
│ 无法及时到达洗手间；                                   │
│ 3.粪便渗出：在正常排便后无意排出的粪便，通常表现为内裤粪便染色    │
└──────────────────────────────────────────────────┘
           │
           ▼
┌──────────────────────────────────────────────────┐
│ 评价：                                              │
│ 1.完整的病史：大便失禁的表现及其对患者生活的影响，既往史、孕产史、  │
│ 药物使用的情况；                                      │
│ 2.体格检查：腹部触诊、会阴部检查、肛门检查、直肠指检、神经系统检   │
│ 查；                                               │
│ 3.实验室及器械检查                                    │
└──────────────────────────────────────────────────┘
           │
           ▼
┌──────────────────────────────────────────────────┐
│ 解决一些可逆性的风险因素，如药物影响、大便太稀烂等情况           │
└──────────────────────────────────────────────────┘
```

图3-6-1　老年人大便失禁评估流程

（一）关注人群

尽管很大一部分大便失禁人群常常合并其他器质性疾病或外伤及手术，但由于老年人的肛管静息压较低，只要少量的肛管内容物即可引起直肠扩张、肛门括约肌松弛，因此60岁以上人群都应关注是否存在大便失禁，尤其是住在照护机构或卧床的老年人。

（二）筛查

社区医疗机构通过询问是否存在不能控制排便或排气的情况，或是否发现内裤上有大便痕迹，可在易患人群中发现大便失禁患者，并对该人群予以评估和诊断。

（三）评估和诊断

详细的病史、体格检查、实验室及器械检查。

1.病史：大便失禁的表现及次数，是否合并有全身性疾病、尿失禁、产伤、直肠手术或盆腔放射治疗、药物使用情况、妇女分娩的历史、饮食情况，以及大便失禁的症状对生活方式的影响等。

2.体格检查：腹部触诊、会阴部检查、肛门检查、直肠指检（评价括约肌的缺损和张力、肛周皮肤性状，观察外括约肌是否存在反射性收缩）、神经系统检查。

3.实验室及器械检查：大便常规、寄生虫检查，肛门内超声、肛门镜检查和直肠镜检查，必要时行肛管静息压、肛管收缩压、直肠肛门抑制反射、直肠感觉阈值及排便动作等检查。

六、治疗及预防

（一）治疗

1.初始治疗。

（1）记录排便日记。记录每天进食的食物和发生大便失禁的次数、大便的性状（如软硬程度、是否带血、黏液或不消化的食物等），从而寻找引起腹泻和大便失禁的因素；保持肛门局部清洁干燥，适当使用湿润的纸巾擦拭，使用收敛剂和一些皮肤保护剂如氧化锌等。

（2）改善饮食结构。保持良好的饮食习惯，定时定量进食，避免进食不消化的糖类如乳糖，避免大量摄入辛辣及油腻的食物，摄入适当的含纤维的食物。

（3）形成排便规律。由于存在胃结肠反射，建议在晨起或三餐后30分钟进行排便；建议使用马桶的老年人在排便时可在脚下增加一张小凳子，使得躯干与大腿的角度约35°，有利于排空大便，防止肛管内压力增加。

（4）盆底肌训练。通过协调肛周肌肉放松与收缩运动，增加肛门括约肌和耻骨直肠肌力、肌耐力，改善脊髓损伤患者大便失禁，同时提高肠道自主神经控制和直肠灵敏性，缩短肠道管理时间，常与生物反馈治疗联合治疗。

（5）药物治疗。常用的药物有盐酸洛哌丁胺，该药物对中枢的不良反应较小，对于腹泻的患者效果较好；对于粪便嵌顿引起的大便失禁，可口服复方聚乙二醇或使用灌肠等方式改善；对于肠炎、肠易激综合征等的患者，可予西兰司琼等改善。药物治疗的目的是减少大便次数和改善大便性状，而不是治疗大便失禁，故找到腹泻的原因至关重要。

如果经过8~12周的治疗，患者仍未取得较满意的效果，则应考虑进一步的治疗。

2.进一步治疗。

（1）生物反馈治疗。该项治疗是一种无创伤性的盆底肌认知性训练，对肛门括约肌完好、直肠感觉功能下降的患者效果较好，但不适用于有明显肛门括约肌结构损伤引起的大便失禁患者。

（2）体外磁刺激。该项治疗是一种非侵入性的操作，磁场脉冲精确地诱导电流在组织中流动，电流具有诱导神经轴突去极化的作用，进而触发神经冲动传播，随后导致相应的肌纤维收缩。

（3）插入式控便设备。主要有肛门塞和经阴道控便系统，对于应用上述措施均不能改善的中重度患者，可考虑使用插入式控便设备。

如果经上述治疗手段仍不能得到满意的效果，则应转介到专科医生进行专科诊治或外科治疗。

（二）预防

1.一级预防。在尚未发生大便失禁时，患有肠道疾病、神经系统疾病等的老年人，应及时就医，积极治疗相关疾病；曾经有产伤的老年女性，可考虑进行盆底康复训练；必须进行结肠、直肠手术的患者，医生需在术前注意避免损伤肛门括约肌。数据表明，许多患者对于大便失禁羞于启齿，且许多人认为大便失禁是人自然老化的表现，导致很多患者饱受大便失禁的困扰而未得到治疗，故应向公众科普大便失禁是可以预防和治疗的，使得公众可以了解到这些重要信息。

2.二级预防。早期发现大便失禁后，可根据不同的原因进行相关的治疗，具体的治疗方案如上述。

3.三级预防。建议采用联合治疗方案来管理大便失禁。大便失禁的管理需要一个跨专业的医疗团队来制订个性化的治疗计划。当大便失禁的患者就诊时，应由临床医师判断病因并予以相应的治疗，或转介给康复医师/物理治疗师进行盆底肌训练或物理因子治疗。如果非创伤性治疗效果不佳，应转介外科治疗。

七、护理要点

1.对于大便失禁患者，要保持肛门的清洁，加强肛门功能的锻炼；每日进行提肛训练，提升肛门直肠括约肌功能以改善症状。

2.对于粪块嵌顿造成的大便失禁，需要定期灌肠，清除直肠、结肠内的粪块，必要采用缓泻剂进行治疗。对于严重大便失禁患者，可先用药物诱发便秘，再采用导泻药物、洗肠等方法使其形成规律性排便。

3.对于药物治疗无效者，可采用无创伤、无痛苦的生物反馈治疗，对患者进行排便生理过程的训练，以达到治疗目的。

4.对于那些病情较重、内科治疗无效或有明确适应证的患者，可考虑外科手术治疗。手术治疗包括原发病治疗和大便失禁治疗，主要有括约肌成形术、肛门修补术等。对于极其严重的大便失禁患者，可行结肠切除术，缝合肛门，从腹壁上造瘘进行排便。手术治疗仅适用于一小部分的老年患者，且在手术治疗前一定要进行充分的综合评估。

八、临床病例

现病史：男性，73岁，因"排便、排气急迫半年，加重1个月"入院。患者半年前无明显诱因下出现排便、排气急迫，大便为黄绿色糊状便，1～2次/晚，量不多，可污染内裤，有时来不及走到卫生间或马桶旁而排便在内裤上，偶尔不能被患者感知，患者或家属闻到异味才发现已经排便。未到医院就诊，近1个月来症状加重，3～4次/晚，且不能被感知的次数增加，约一半大便失禁不能被感知，患者的饮食以米饭和稀饭为主，有时进食牛奶，自大便失禁以来不愿意出门，害怕在外面突然出现不能控制大便的情况。近半年来精神一般，食欲、体重有所下降，小便正常。

既往史：患者既往有高血压病史，否认心血管疾病、糖尿病、类风湿性关节炎等。目前使用苯磺酸氨氯地平片（5mg，1次/d），无药物过敏史。个人史、婚育史、家族史无特殊。

体格检查：体温、血压、脉搏、呼吸均正常，神志清晰，身高160cm，体重75kg，BMI29.29，超力体型，心、肺、腹部未见明显异常。直肠指检：未触及肿物，指套无血染，肛门括约肌收缩力弱。神经系统检查：记忆力、计算力、定向力下降，情绪易激惹，颅神经正常，四肢肌力、肌张力正常。

诊断：大便失禁（原因待查）；可疑认知功能障碍；高血压病。

【问题1】该患者临床特点是什么，下一步评估方案是什么？

思路：老年男性患者，临床特点主要表现为急迫性排便、排气，有时不能控制及感知，近1个月来症状加重，对患者的社交生活产生影响，伴有食欲及体重下降；虽有高血压病，但血压控制尚可。直肠指检未触及肿物，指套无血染，肛门括约肌收缩力弱。神经系统检查发现记忆力、计算力、定向力下降，情绪易激惹。根据患者有大便失禁的表现，应进行详细的病史、体格检查及实验室及器械检查。

【问题2】追问该患者的病史，无全身性疾病、尿失禁、直肠手术或盆腔放射治疗病史，但是在进食全脂牛奶后容易出现大便急迫或大便失禁，体格检查提示肛周皮肤有局部潮红及皮肤破损，肛门反射存在，大便常规、寄生虫检查正常。可诊断"大便失禁"，下一步诊疗措施是什么？

思路：需按照大便失禁的管理流程，可停止进食牛奶，记录排便日记，定时在晨起或三餐后30分钟进行排便，进行盆底功能锻炼。

【问题3】若经上述处理后该患者的症状仍无改善，下一步诊疗措施是什么？

思路：应将患者转诊上级医疗机构或临床研究机构，进一步进行专科检查，并对该患者开展进一步干预诊疗。

（徐薇　阳初玉　梁树柳）

【参考文献】

［1］DEB B, PRICHARD D O, BHARUCHA A E. Constipation and Fecal Incontinence in the Elderly［J］. Current gastroenterology reports，2020，22（11）：54.

［2］NG K S, SIVAKUMARAN Y, NASSAR N, et al. Fecal Incontinence：Community Prevalence and Associated Factors：A Systematic Review［J］. Diseases of the colon and rectum，2015，58（12）：1194-1209.

［3］YUAN Y, QIU L, LI Z Y, et al. An epidemiology study of fecal incontinence in adult Chinese women living in urban areas［J］. Chinese medical journal，2020，133（3）：262-268.

［4］REY E，CHOUNG R S，SCHLECK C D，et al. Onset and risk factors for fecal incontinence in a US community［J］. The American journal of gastroenterology，2010，105（2）：412-419.

［5］WHITEHEAD W E，BORRUD L，GOODE P S，et al. Fecal incontinence in US adults：epidemiology and risk factors［J］. Gastroenterology，2009，137（2）：512-517.

［6］VAN DEN BERG M M，BENNINGA M A，DI LORENZO C. Epidemiology of childhood constipation：a systematic review［J］. The American journal of gastroenterology，2006，101（10）：2401-2409.

［7］LUNNISS P J，GLADMAN M A，HETZER F H，et al. Risk factors in acquired faecal incontinence［J］. Journal of the Royal Society of Medicine，2004，97（3）：111-116.

［8］RAO S S，OZTURK R，STESSMAN M. Investigation of the pathophysiology of fecal seepage［J］. The American Journal of Gastroenterology，2004，99（11）：2204-2209.

［9］RAO S S. Diagnosis and management of fecal incontinence. American College of Gastroenterology Practice Parameters Committee［J］. The American journal of gastroenterology，2004，99（8）：1585-1604.

［10］BANNISTER J J，ABOUZEKRY L，READ N W. Effect of aging on anorectal function ［J］. Gut，1987，28（3）：353-357.

［11］丁曙晴. 肛管直肠测压在排便障碍性疾病中的价值及临床解读［J］. 中华胃肠外科杂志，2016，19（12）：1342-1344.

［12］NORTON C，CHELVANAYAGAM S，WILSON-BARNETT J，et al. Randomized controlled trial of biofeedback for fecal incontinence［J］. Gastroenterology，2003，125（5）：1320-1329.

［13］陈慧，周笑珍，邓珍良，等. 运用胃结肠反射原理预防骨科卧床患者便秘的研究［J］. 国际医药卫生导报，2011（5）：615-616.

［14］卢萍丹，卢惠苹，陈昕，等. 盆底肌锻炼联合生物反馈刺激治疗脊髓损伤患者排便功能障碍的疗效观察［J］. 中国骨与关节损伤杂志，2020，35（1）：80-82.

［15］OMAR M I，ALEXANDER C E. Drug treatment for faecal incontinence in adults［J］. The Cochrane database of systematic reviews，2013，6（6）：CD002116.

［16］孙桂东，邵万金. 成人大便失禁的诊断和治疗［J］. 临床外科杂志，2018，26（4）：313-316.

第七节　排尿障碍

一、定义

国际尿控协会（international continence society，ICS）将尿失禁（urinary incontinence，UI）定义为一种不自主漏尿的现象，且在最近4周内至少出现过1次。尿失禁是由于各种原因导致尿液不受主观控制从尿道口溢出或流出。

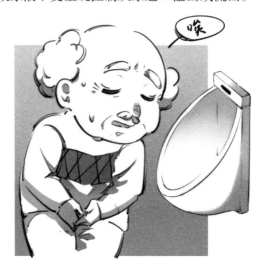

二、流行病学

据国内报道，60岁以上老年人尿失禁发病率男性为5%～28%，女性为25%～40%。据国外研究报道，65岁以上在养老机构的老年人尿失禁发病率为49.6%～72.0%，大多数研究报告称任何尿失禁的患病率为25%～45%。尿失禁患病率会随着年龄的增长而不断增加，在70岁以上的女性中，患病率为40%。

三、致病因素

老年人尿失禁是多因素导致的功能障碍，包括与年龄相关的生理变化、各种合并疾病、使用多种药物及它们之间的相互作用（表3-7-1）。

1.人口学因素。老年人容易发生尿失禁，这与随着年龄增加，人体下尿路形态学及功能性发生改变后引起不同的动力学行为，造成老年人逼尿肌收缩力不足、膀胱容量减少及膀胱排空能力下降有关。女性比男性尿失禁的发病率更高，这与女性尿道长度、膀胱颈活动过度相关的尿道闭合压力降低、妊娠和分娩导致盆底肌肌力减弱以及绝经期引起的控尿机制和激素变化等有关。老年男性多考虑前列腺增生导致充盈性尿失禁。

2.功能障碍。正常排尿机制的维持需要健全的神经系统、控尿器官组织等多方面共同协调作用，而老年人往往伴有神经系统功能障碍及肌肉力量下降，影响正常排尿。常见的导致尿失禁的因素有膀胱颈和尿道失去支撑而导致的尿道过度活动、尿道括约肌无力、逼尿肌过度活动、逼尿肌顺应性差和膀胱超敏反应。老年人常伴随肌肉量减少、肌力减弱，这可能导致尿道括约肌阻力下降、盆底肌肌力减弱，进一步引起膀胱容量减少及残余尿量增加，加之年龄增长造成膀胱非自愿收缩，导致尿失禁的发生。

3.合并症。老年人常合并多种慢性疾病，增加了尿失禁的风险。神经系统疾病如脑卒中、阿尔茨海默病及帕金森病等，可通过影响认知功能、运动控制受损等使得患者控制排尿的能力下降。

4.药物的相互作用。老年人常常服用多种药物，在这些药物当中有部分会加重排尿失控、急迫性尿失禁、认知功能障碍等，导致或加重老年人尿失禁。

表3-7-1　老年人尿失禁影响因素

人口学及生活因素	高龄、女性、多次妊娠、肥胖、饮酒、咖啡摄入以及吸烟等
功能障碍	尿路感染、粪便嵌顿、萎缩性阴道炎和尿道炎，盆底肌松弛，前列腺增生等
合并症	心血管疾病（缺血性心肌病等）、代谢性疾病（糖尿病等）、神经系统疾病（脑卒中、阿尔茨海默病及帕金森病等）、胃肠道疾病等多种慢性疾病
药物的相互作用	乙醇、α-肾上腺受体激动剂、α-肾上腺拮抗剂、部分抗胆碱能药物、抗抑郁药物、抗精神病药物等

四、临床表现

尿失禁是不自主漏尿的现象，患者不能控制或不能感觉到排尿，有时候闻到尿的气味才发现已经发生了尿失禁。虽然不会对老年患者的生命安全构成直接威胁，但是会严重影响患者的身心健康，给患者带来痛苦和不便。长时间尿浸与刺激，导致患者皮肤红肿、痒痛、感染、溃烂，从而引起泌尿系统感染，影响患者肾脏功能。长期受到尿失禁困扰的患者，往往伴随焦虑（80.6%）、抑郁（89.8%）等情况，可因难闻的气味而远离人群，影响社会关系及人际的关系等。

根据第四届国际尿控协会会议的讨论，目前更多是根据患者的临床表现来区分尿失禁的类型（表3-7-2）。

表3-7-2 尿失禁的类型及临床表现

类型	临床表现
压力性尿失禁	患者正常状态下无漏尿，而在咳嗽、打喷嚏、大笑等腹压增加及没有膀胱逼尿肌收缩的情况下，出现不自主漏尿的现象
急迫性尿失禁	患者突然出现强烈的尿意而无法忍住，尿液不由自主流出的现象
混合性尿失禁	患者既有尿急等急迫性尿失禁表现，又有在用力、打喷嚏或咳嗽时引起的不自主漏尿等压力性尿失禁表现的尿失禁
夜间遗尿	患者在睡眠期间发生的任何不自主的尿液流出
充溢性尿失禁	患者大多由于精神、运动障碍或药物作用，不能及时排尿引起的暂时/可逆尿失禁症状

五、评估流程

尿失禁是可以逆转的，需要社会、医护人员及老年人群体共同关注和努力。老年人尿失禁评估流程如图3-7-1所示。

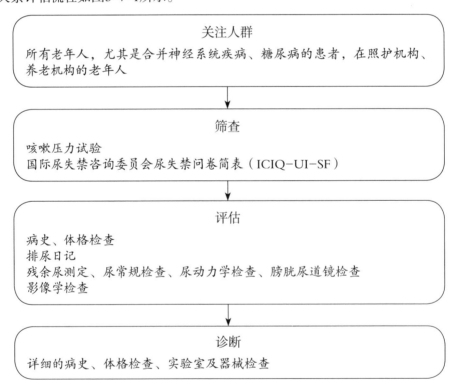

图3-7-1 老年人尿失禁评估流程

（一）关注人群

所有老年人，尤其是合并神经系统疾病、糖尿病的患者。在照护机构里高达77%

的女性发生尿失禁。

（二）筛查

根据咳嗽压力试验及国际尿失禁咨询委员会提供的尿失禁问卷简表（表3-7-3），对可疑人群进行简单的筛查。

咳嗽压力试验：患者咳嗽时尿道外口有流尿现象，则压力性尿失禁诊断试验阳性，提示压力性尿失禁的可能性大。

表3-7-3　国际尿失禁咨询委员会尿失禁问卷简表（ICIQ-UI-SF）

许多患者时常漏尿，本表用于调查尿失禁的发病率和尿失禁对患者的影响程度。仔细回想您近4周来的症状，尽可能回答以下问题。

1. 您的出生日期：	2.性别：
3. 您漏尿的次数？（在□内打√）	

□　从来不漏尿	0
□　一星期大约漏尿1次或经常不到1次	1
□　一星期漏尿2次或3次	2
□　每天大约漏尿1次	3
□　一天漏尿数次	4
□　一直漏尿	5

4. 在通常情况下，您的漏尿量是多少（不管是否使用了防护用品）？（在□内打√）

□　不漏尿	0
□　少量漏尿	2
□　中等量漏尿	4
□　大量漏尿	6

5. 总体上看，漏尿对您日常生活影响程度如何？请在0（表示没有影响）～10（表示有很大影响）之间的某个数字上画圈。

　　　　　0　1　2　3　4　5　6　7　8　9　10

没有影响　　　　　　　　　　　　　　　　有很大影响

ICI-Q-SF评分（把3、4、5问题的分数相加）：

6. 什么时候发生漏尿？（请在与您情况相符的□内打√）

□　从不漏尿
□　未能到达厕所就会有尿液漏出

续表

□　在咳嗽或打喷嚏时漏尿
□　在睡着时漏尿
□　在活动或体育运动时漏尿
□　在小便完和穿好衣服时漏尿
□　在没有明显活动的情况下漏尿
□　在所有时间内漏尿

（三）评估

评估包括详细的病史、体格检查、相关量表评估及实验室、器械检查。

1.详细的病史包括漏尿发生的年龄、频率、漏尿量、排尿前、排尿中及排尿后的主观感觉与漏尿情况；漏尿弄湿裤子的情况（轻、中、重）及是否使用防护用品（护垫、卫生巾、卫生棉、尿裤等）；既往史包括疾病史、手术史、外伤史、药物史，女性患者还应注意月经史及生育史等；对有夜尿的老年人应评估潜在的原因。

2.体格检查。

（1）有无肥胖，计算体重指数，是否存在尿失禁相关的皮炎，有无异味。

（2）腹部体检中注意是否存在脊肋角压痛，下腹胀满及尿潴留的体征，腹部加压时观察是否从尿道漏尿，盆腔体格检查注意有无手术瘢痕及脏器脱垂、有无肿块；注意外生殖器及直肠指检，男性检查是否有包茎、嵌顿包茎、阴茎炎、有无前列腺结节及结节的大小、硬度、张力等，女性检查子宫的位置、大小及盆底收缩力等。

（3）神经系统检查注意老年人的精神状态（是否有谵妄）、认知功能、抑郁状态；是否存在局灶性神经功能体征，通过会阴感觉、肛门括约肌收缩力和球海绵体反射等评估骶神经的完整性。

3.相关量表评估。

（1）日常生活能力评估：询问患者或照护者其受尿失禁的干扰程度，对尿失禁护理的目标；老年人的行动能力、转移能力、手的灵巧性、如厕能力。

（2）残余尿量测定：残余尿量指排尿后残留在膀胱中的尿液量。正常情况下残余尿量应小于100mL，残余尿量增加意味着慢性尿潴留。

（3）排尿日记：记录液体摄入量、排尿次数、排尿时间、是否有漏尿以及发生漏尿时从事的活动。还应包括工作和休息状态，至少记录3天。

4.实验室及器械检查。普通检查包含尿常规、尿培养、腹部彩超；在咨询泌尿专科医师后，必要时可进行尿道特殊检查，包括尿动力学、膀胱造影、肌电图的同步检查，以诊断不同类型的尿失禁。目前认为尿动力学检查对于改善单纯急迫性尿失禁手术结果并无明显影响，但却是目前评价膀胱功能最佳的实验室检查，是改善复杂性尿失禁症状及提高治愈率的有效检查。如果反复出现急迫性尿失禁或尿道内异物残留，可考虑进行膀胱尿道镜检查。其他的检查还包括影像学检查如超声和磁共振，可以了解泌尿系统解剖与功能、中枢神经系统或泌尿道与尿路感染的关系。

（四）诊断

根据病史、筛查问题和问卷、体格检查及实验室、器械检查，明确是否存在尿失禁以及可能的尿失禁类型、尿失禁的病因等，必要时应转诊至泌尿专科医生治疗。

六、治疗及预防

（一）治疗

目前老年尿失禁的治疗目标为最大限度缓解尿失禁症状，降低并发症的发生，提高老年人日常生活能力和生活质量。对于老年尿失禁患者的具体治疗方式需结合患者体质以及患者的期望寿命等因素综合考虑，主要治疗方式分为非手术治疗及手术治疗，通常考虑非手术治疗作为最初的治疗方式。

1.非手术治疗。

（1）生活方式的干预。①戒烟、减少咖啡、糖的摄入，有研究显示减少咖啡摄入可减少尿频及尿急；②适当调整饮水时间及限制饮水可改善尿失禁患者的膀胱过度活动，可结合排尿日记来寻找适合的饮水时间及饮水量，避免一次性过量饮水或在不恰当的时间饮水；③有研究显示肥胖是女性尿失禁患者的危险因素，而减轻体重则可改善肥胖女性尿失禁的症状；④适量运动可改善肌肉力量及耐力、转移能力、行动能力、平衡能力，可锻炼骨盆底肌以减少发生尿失禁的风险，特别是压力性尿失禁。

（2）去除原发疾病以及调整药物。尿失禁既可由原发疾病导致，也可因原发疾病加重，尤其是老年人在合并有心力衰竭、慢性肾功能不全、糖尿病、脑栓塞、多发性硬化、认知功能障碍、睡眠障碍、肥胖、便秘等疾病时，排除原发疾病可能会减轻患者的尿失禁症状。建议停止使用目前已知可诱发或加重尿失禁而又非必须使用的药物。

（3）物理治疗。①盆底肌训练，指持续收缩盆底肌（缩肛运动）不少于3秒，松弛休息2~6秒，连续做15~30分钟，每天重复3遍；或每天做150~200次缩肛运动，持续3个月或更长时间。对于压力性尿失禁及混合性尿失禁的女性患者，盆底肌训练可改善甚至治愈患者的尿失禁。此疗法对压力性尿失禁效果较好，混合性尿失禁效果欠佳。②膀胱训练，包括健康教育、膀胱护理记录、骨盆肌肉锻炼及其他行为干预。对于虚弱且无法耐受手术或者胆碱能药物的不良反应的老年人来说，盆底肌训练联合膀胱功能训练是更好的方法。③行为疗法，包括生活训练、按制订的计划排尿。

（4）电刺激。此疗法在紧急情况下可以作为尿失禁的辅助干预手段，如果女性急迫性尿失禁应用抗胆碱能药物无效，可给予胫后神经刺激改善症状。膀胱过度活动的尿失禁患者禁用电刺激治疗。

（5）外部装置。对于顽固性尿失禁患者，可使用尿垫、尿裤及避孕套、保鲜膜、导尿管等外部集尿装置，但一般不推荐留置导尿管。残余尿量＞200mL的患者，可考虑清洁导尿。

（6）药物治疗。对于急迫性尿失禁的患者，M受体阻滞剂仍是主要药物，包括弗斯特罗定、索利那新、达非那新、奥昔布宁、托特罗定、丙哌唯林等，其可改善甚至治愈患者的急迫性尿失禁。其他的药物包括米拉贝隆、度洛西汀、β3-肾上腺素能激动剂等，对于泌尿生殖系统萎缩性改变的女性可酌情给予低剂量阴道雌激素。药物应在专科医生的指导下使用，注意其不良反应及禁忌证。

2.手术治疗。对于保守治疗效果不佳的患者，可考虑手术治疗，文献表明手术对于压力性尿失禁有较好的疗效。可选用的手术方式包括阴道悬吊术、中段尿道悬吊术、阴道前壁修补术、注射填充剂、人工尿道括约肌等。对于膀胱过度活动综合征的患者，可选择A型肉毒素膀胱逼尿肌多点注射、骶神经调节等。

（二）三级预防

1.一级预防。应加强尿失禁的概念普及，使公众明白尿失禁并非衰老的正常过程。

2.二级预防。在日常生活中须注意防止尿道感染，加强体育锻炼，积极治疗各种慢性疾病。同时要进行适当的体育锻炼和盆底肌群锻炼；合理饮食，多食用纤维素丰富的食物，防止因便秘而引起的腹压增高；有规律的性生活能明显延缓卵巢合成雌激素功能的生理性退变，降低压力性尿失禁的发病率。

3.三级预防。对尿失禁的多学科共同管理是非常重要的。这些学科包括物理治疗、专科护理、职业治疗、妇科、泌尿科和老年病学，每个学科可提供不同的专科服务。一旦发生尿失禁症状，患者须有良好的心态，应积极重视，主动去看医生，进行检查和诊断，排除器质性病变，判断是否需要治疗以及采取何种方法治疗。

七、照护要点

（一）护理要点

1.保持床单位清洁、平整及干燥。

2.制订饮水计划，保持会阴部皮肤清洁、干燥，协助定时更换纸尿裤、集尿器及尿垫，预防失禁性皮炎。

3.按照会阴护理技术操作规程做好会阴部皮肤清洁，并涂抹润肤剂。

4.留置尿管者要做好管道维护，保持尿管通畅，防止尿路感染。（1）每日评估留置尿管的必要性，如无必要尽早拔除。手术者尽可能术后24小时内拔除。（2）清洁尿道口，女性清洗外阴及尿道口，男性清洗尿道口、龟头、包皮。（3）妥善固定尿管，避免扭曲及受压，防止尿管移位或尿道受牵拉。（4）尿液超过集尿袋2/3时，排空集尿袋中的尿液。（5）长期留置尿管者，协助其进行膀胱训练，根据说明书要求的时间定期更换尿管。（6）观察并记录尿液的量、性状及气味，如出现异常及时报告医生。（7）告知长期留置尿管的居家老年患者保持会阴清洁，定期进行尿常规检查。（8）告知居家老年患者及照护者保持集尿袋位置低于耻骨联合水平，防止尿液逆流引起尿路感染。（9）教会居家老年患者及照护者防止尿管受压及脱出的方法。（10）搬运患者时注意夹闭引流管，防止尿液逆流。

5.社区可预约家庭出诊或门诊进行尿管的更换及维护。

（二）指导要点

1.教会盆底肌群训练的方法。

（1）协助取合适体位。①坐位时，两脚展开与肩同宽，伸展背部；②仰卧位时，两膝屈曲；③站立位时，手、脚与肩同宽，手臂支撑在桌子上，将重心放在手腕上。

（2）协助做骨盆底肌群体操。①嘱其放松，做有意识的吐气呼吸；②嘱其收缩肛门时同时收缩尿道，以2~3秒的强烈短收缩和5~8秒的持续收缩交替进行；③放松时间应为收缩时间的2倍；④训练时间10~15min/次，2~3次/d。

（3）注意事项。①训练循序渐进，持之以恒；②训练中注意背部伸展，肩、腹部放松；③训练中避免大腿、背部、腹部等肌肉的收缩。

2.教会照护者会阴部皮肤护理的方法，避免大小便刺激。

（1）清洗：及时清洗皮肤，动作轻柔。

（2）润肤：清洁会阴部皮肤，干燥后用保湿剂如甘油外擦，达到润肤效果。

3.改变生活方式。减重，戒烟，避免喝刺激性饮料如咖啡、浓茶和含酒精的饮料等。外出时先上厕所排空小便。

（三）注意事项

避免使用碱性皂液清洗会阴部。早期识别和处理失禁性皮炎。

八、临床病例

现病史：女性，75岁，因"大笑后漏尿1年，加重2个月"入院。患者1年前无明显诱因下出现大笑后不能控制的排尿，可沾湿内裤，未到医院就诊，未做特殊处理。近2个月来症状加重，表现为咳嗽、憋气、快步走的时候出现不能控制的排尿，可湿透内裤，自己感觉有异味，害怕与人交往，影响社交生活。目前使用卫生护垫防止污染衣物及异味。近2个月来精神、食欲尚可，体重无明显变化，大便正常。

既往史：有高血压病史，否认心血管疾病、糖尿病、类风湿性关节炎等。目前使用苯磺酸氨氯地平片（5mg，1次/d），无药物过敏史。个人史、婚育史、家族史无特殊。

体格检查：体温、血压、脉搏、呼吸均正常，神志清晰，身高150cm，体重70kg，BMI 31.11kg/m^2，超力体型，心、肺、腹部、神经系统检查未见明显异常。

诊断：漏尿（原因待查）；高血压病；肥胖症。

【问题1】该患者临床特点是什么，下一步评估方案是什么？

思路：老年女性患者，临床特点主要表现为大笑后出现不能控制的排尿，发病时的漏尿量较少，未做特殊处理后症状逐渐加重，在咳嗽、快步走、憋气时也出现漏尿，且需要使用卫生护垫防止污染衣物及异味，影响社交生活。查体：BMI＞30，超力体型，肺心腹（－），NS未见明显异常。下一步评估方案：应进行ICIQ-UI-SF评估。

【问题2】该患者ICIQ-UI-SF评分为12分，在咳嗽或打喷嚏时及活动或体育运动时漏尿。下一步需要评估什么？

思路：可记录排尿日记，观察漏尿的情况，进行残余尿量测定。

【问题3】该患者有咳嗽后漏尿，没有夜间遗尿，排尿日记提示每次漏尿约15mL，咳嗽试验阳性，残余尿量测定＜50mL，尿常规检查正常，可诊断为压力性尿失禁。下一步诊疗措施是什么？

思路：一是进行生活方式干预，包括减肥、进行适当体育活动；二是进行膀胱训练及盆底肌训练。如上述治疗无效，或进一步加重，应将患者转诊上级医疗机构或临床研究机构，开展进一步干预诊疗。

（徐薇　阳初玉　张琰）

【参考文献】

［1］朱英. 老年人尿失禁的病因及治疗［J］. 中华保健医学杂志，2011，13（3）：272.

［2］SUZUKI M，OKOCHI J，IIJIMA K，et al. Nationwide survey of continence status among older adult residents living in long-term care facilities in Japan：The prevalence and associated risk factors of incontinence and effect of comprehensive care on continence status［J］. Geriatrics & Gerontology International，2020，20（4）：285-290.

［3］MILSOM I，GYHAGEN M. The prevalence of urinary incontinence［J］. Climacteric：the journal of the International Menopause Society，2019，22（3）：217-222.

［4］SHAW C，RAJABALI S，TANNENBAUM C，et al. Is the belief that urinary incontinence is normal for ageing related to older Canadian women's experience of urinary incontinence？［J］. International Urogynecology Journal，2019，30（12）：2157-2160.

［5］EDWARD C，MARK. C，WEE SHIONG，et al. Frailty Predicts Incident Urinary Incontinence Among Hospitalized Older Adults-A 1-Year Prospective Cohort Study［J］. Journal of the American Medical Directors Association，2018，19（5）：422-427.

［6］STICKLEY A，SANTINI Z I，KOYANAGI A. Urinary incontinence，mental health and loneliness among community-dwelling older adults in Ireland［J］. BMC urology，2017，17（1）：29.

［7］SUSKIND ANNE M. Frailty and Lower Urinary Tract Symptoms［J］. Current urology reports，2017，18（9）：67.

［8］LUKACZ E S，SANTIAGO-LASTRA Y，ALBO M E，et al. Urinary Incontinence in Women：A Review［J］. JAMA，2017，318（16）：1592-1604.

［9］ABRAMS P，ANDERSSON K E，BIRDER L，et al. Fourth International Consultation on Incontinence Recommendations of the International Scientific Committee：Evaluation and treatment of urinary incontinence，pelvic organ prolapse，and fecal incontinence［J］. Neurourology and Urodynamics. 2010，29（1）：213-240.

［10］AHARONY L，DE CORK J，NUOTIO MS，et al. Consensus document on the management of urinary incontinence in older people［J］. European Geriatric Medicine，2017，8（3）：210-215.

［11］UBAK L L，WING R，WEST D S，et al. Weight loss to treat urinary incontinence in overweight and obese women［J］. The New England Journal of Medicine，2009，360（5）：481-490.

［12］GRIEBLING T. Re：Effect of physical training on urinary incontinence：a randomized parallel group trial in nursing homes［J］. The Journal of Urology，2013，190（4）：1330-1332.

［13］STENZELIUS K，MOLANDER U，ODEBERG J，et al. The effect of conservative treatment of urinary incontinence among older and frail older people：a systematic review［J］. Age and Ageing, 2015, 44（5）：736-744.

［14］赵云利，董碧蓉.全科医生应该重视老年性尿失禁［J］.现代临床医学，2017，43（5）：390-393.

［15］FORD A A, ROGERSON L, CODY J D, et al. Mid-urethral sling operations for stress urinary incontinence in women［J］. The Cochrane Database of Systematic Reviews, 2015（7）：1-3.

［16］杨莘，程云.老年专科护理［M］.北京：人民卫生出版社，2019.

［17］刘晓红，康琳.协和老年医学［M］.北京：人民卫生出版社，2016.

第八节　便秘

一、定义

便秘是指排便次数减少、大便硬结和（或）排便困难，其中排便困难包括排便费力、排出困难、排便不尽感、排便费时以及需要手法辅助排便。慢性便秘的病程至少为6个月。慢性便秘是老年人常见的综合征。

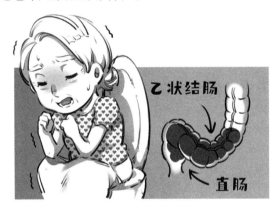

二、流行病学

总的来说，便秘在全球人群中的患病率约为20%，根据研究对象及定义的不同，患病率在2%～27%之间波动，其中欧美国家的便秘患病率更高，而我国目前的多项大规模流行病学调查研究提示，我国便秘总体患病率为3%～11%。随着年龄的增长，便秘的发病率也逐渐增加，60岁以上人群患病率为15%～20%，80岁后达到20%～34%，在长期卧床、生活不能自理的老年人中甚至高达80%。长期便秘不仅是许多老年人的难言之隐，更可引发一系列躯体不适及隐患包括腹胀、食欲不振等，影响营养吸收，还有可能引起粪块堵塞性肠梗阻，使结直肠病变发病率增加，诱发及加剧心脑血管意外等，在很大程度上影响患者的身心健康，加重家庭及社会负担。

三、致病因素

国内外的指南对便秘的病因分类尚未统一，而其中较为全面系统的是《中国慢性便秘诊治指南》中的病因分类，分为功能性疾病、器质性疾病和药物（表3-8-1）。其中大部分为功能性疾病，包括功能性便秘、功能性排便障碍和便秘型肠易激综合征。功能性疾病的病理生理学机制尚未明确，目前认为或与结肠传输功能障碍及排便功能紊乱有关。对老年人而言，增龄使他们有更多的危险因素。随着年龄增长，消化道发生退行性改变，导致结肠动力异常、肠道蠕动减弱；盆底结构也发生变化，盆底肌肌力减弱、直肠前突、直肠黏膜脱垂、套叠及会阴下降等局部结构的变化导致盆底功能障碍，引起出口梗阻性便秘；各种全身疾病的发病率增加，直接引起胃肠道症状，或由于病后卧床、活动减少、膳食纤维摄入不足导致胃肠蠕动减弱，又或是因病服用引起或加重便秘的药物；加之老年人由于退休、丧偶、独居、身体不适等原因容易出现焦虑、抑郁情绪，也进一步影响肠道功能，加重便秘。

表3-8-1　慢性便秘常见病因与相关因素

病因	相关因素
功能性疾病	功能性便秘、功能性排便障碍、便秘型肠易激综合征
器质性疾病	肠道疾病（结肠肿瘤、憩室、肠腔狭窄或梗阻、巨结肠、结直肠术后、肠扭转、直肠膨出、直肠脱垂、痔、肛裂、肛周脓肿和瘘管、肛提肌综合征、痉挛性肛门直肠痛）；内分泌和代谢性疾病（严重脱水、糖尿病、甲状腺功能减退、甲状旁腺功能亢进、多发内分泌腺瘤、重金属中毒、高钙血症、高或低镁血症、低钾血症、卟啉病、慢性肾病、尿毒症）；神经系统疾病（自主神经病变、脑血管疾病、认知障碍或痴呆、多发性硬化、帕金森病、脊髓损伤）；肌肉疾病（淀粉样变性、皮肌炎、硬皮病、系统性硬化病）
药物	抗抑郁药、抗癫痫药、抗组胺药、抗震颤麻痹药、抗精神病药、解痉药、钙通道阻滞剂、利尿剂、单胺氧化酶抑制剂、阿片类药、拟交感神经药、含铝或钙的抗酸药、钙剂、铁剂、止泻药、非甾体消炎药

四、临床表现

便秘主要临床表现有排便感到费力，每次排便时间可长达30分钟以上；排便为干球粪或硬粪，且量少，这类患者需要警惕粪便嵌塞的可能；排便有不尽感，反复多次排便，但仍有便意持续存在；排便有肛门直肠梗阻/堵塞感，有时需要手法辅助排便（如用手指协助排便、盆底支持）；每周排便次数＜3次，严重者长达2～4周才排便1次；如腹痛与排便相关，应考虑便秘型肠易激综合征。

老年人慢性便秘可引起痔疮、直肠脱垂、"粪石"形成、肠梗阻、缺血性结肠炎等一系列并发症。老年人便秘症状更严重，更易发生并发症。

五、评估流程

老年人发生便秘的情况很普遍，降低了老年人的生活质量。《中国老年人便秘评估技术应用共识》归纳了老年人便秘评估流程（图3-8-1），可进行早期筛查、评估、干预。

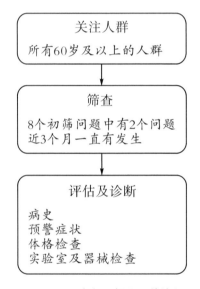

图3-8-1　老年人便秘评估流程

（一）筛查与评估

1.记录一般生活信息，如日常生活、活动情况，家庭情况包括配偶、子女，是否住在一起等；了解生活习惯、饮食结构（水分和膳食纤维摄入量）。

2.初筛问题。（1）排便少（每周＜3次）或没有便意；（2）想排便但排不出；（3）排便时间延长；（4）每日或每次便量减少；（5）是否粪便干或硬；（6）是否需要手法辅助排出粪便；（7）是否有排便不尽感；（8）是否伴有腹痛、胀满、肛周疼痛、阻塞感及下坠等感觉。以上感觉符合2种或2种以上的，同时近3个月一直有发生，至少从6个月前开始发生，经询问若回答为肯定的，应进行便秘的相关检查。

3.预警症状，如血便、贫血（头晕、黑矇、心悸、乏力等）、消瘦、腹痛、排便频率或粪便形状明显改变等。了解有无克罗恩病或溃疡性结肠炎、结肠癌家族史。如存在，需完善进一步检查。

4.是否长期、间断服用泻药，服用频率（每周次数、用量、种类），是否为处方药。

5.合并哪些慢性疾病，使用哪些药物进行治疗（长期、间断、用量、药物名称、频次），有无手术史（时间、名称），以便判断是否为继发性便秘（与药物或器质性疾病相关）。

6.腹部体格检查，如是否有腹部包块、肠型等，肛门直肠指检查了解是否有包块、狭窄，是否有粪便嵌顿、肛门括约肌收缩的情况。

7.是否需要心理、精神状态评估。

8.实验室检查，如血常规、便常规、血糖等其他生化检查、肿瘤标志物。

9.器械检查。（1）一般器械检查：钡剂灌肠、结肠镜及CT结肠成像等辅助检查，必要时进行组织病理活检。（2）特殊器械检查：胃肠传输试验、肛门直肠测压、结肠压力测试排粪造影等。

（二）诊断

慢性便秘的诊断主要依靠症状，详细询问病史和进行体格检查可为慢性便秘的进一步诊断提供重要信息。不同的便秘症状群可提示可能的病理生理机制，便秘伴随症状可为鉴别诊断提供线索。

功能性疾病所致便秘的病理生理学机制尚未完全阐明，目前将功能性疾病所致的便秘分为慢传输型便秘、排便障碍型便秘、混合型便秘、正常传输型便秘。器质性便秘和药物引起的便秘应积极寻找病因。

根据便秘和相关症状轻重及其对生活影响的程度可将便秘的严重程度分为轻度、中度、重度。轻度指症状较轻，不影响日常生活，通过整体调整、短时间用药即可恢复正常排便。重度指便秘症状重且持续，严重影响工作、生活，需用药物治疗，不能停药或药物治疗无效。中度则介于轻度和重度之间。

六、治疗及预防

（一）治疗

老年人慢性便秘分级处理流程如图3-8-2所示。

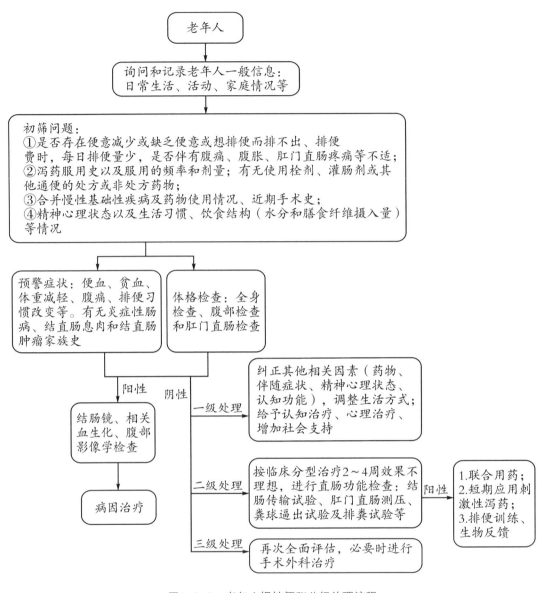

图3-8-2　老年人慢性便秘分级处理流程

1.药物治疗。药物治疗为临床上应用最广的治疗方式。在《老年人慢性便秘的评估与处理专家共识》中将便秘所用药物归纳如下：（1）膨松剂，如麦麸和欧车前等，需注意腹胀等副作用；（2）渗透性通便剂，如聚乙二醇及乳果糖等；（3）刺激性通便剂，如番泻叶等，但不作为首选及长期使用药物；（4）促动力剂，如普芦卡必利等；（5）促分泌药物，如鲁比前列酮、利纳洛肽等，对吗啡类药物引起的便秘有良好的效果；（6）灌肠剂，常用的有开塞露和温水。对于有粪便嵌塞的情况，可先予以清洁灌肠，联合短期使用刺激性通便剂以解除嵌塞，解除后再选用膨松剂或渗透性药物，保持排便通畅。

2.非药物治疗。（1）生活方式调整：除上述预防措施外，2010年世界胃肠组织制定的便秘指南中指出，便秘患者日常的饮食应包括较高的膳食纤维摄入（25g/d）及充足的水分补充（1.5~2L/d）。（2）生物反馈治疗：主要用于盆底功能障碍患者，即出口阻塞性便秘患者，通过训练排便时腹肌、盆底肌和肛门括约肌的协调运动促进排便，已被多项研究证实有肯定疗效。（3）心理治疗：除药物治疗外，长期便秘的患者常常伴有焦虑或者抑郁，需根据精神状态评估量表，给予心理干预或药物治疗。（4）手术治疗：经规范的内科治疗后无效的顽固性重度便秘患者或需通过手术解除解剖学异常的患者，可权衡获益与风险后谨慎选择手术治疗。

（二）三级预防

1.一级预防。

生物因素层面：（1）了解便秘的常见原因；（2）养成良好的排便习惯，即定时排便，有便意时及时排便，以晨起后或餐后30分钟为宜，此时可更有效地利用胃结肠反射，应创造安静、有隐私性的排便环境，给予足够的时间及私人空间；（3）建立科学的膳食结构，饮食规律、定时定量，粗粮与精加工食品搭配、多品类结合，适当饮水，增加膳食纤维的摄入量；（4）进行适当的运动，根据身体状况进行可耐受的体力活动，如太极拳、快步走、舞蹈等。长期卧床者可自行或由他人进行腹部按摩，具体方法是晨起后将两手置于肚脐两侧，先上、下方向按摩，再左、右方向按摩，最后转圈按摩，连续10分钟直到腹部发热为止。或两手重叠自右上腹开始围绕脐部以顺时针方向揉按，绕脐一周约10秒，并进行一次呼吸；每晚入睡前分别以左右手掌按压腹部，以脐为中心顺、逆时针方向做同心圆揉按各36圈。揉按时要在可耐受的情况下稍加压力，使之作用到较深部位。

心理因素层面：（1）保持乐观积极的心态，积极调整心态，避免情绪刺激，从自身、家庭及社会交往等多个维度帮助老年人保持心理健康；（2）积极治疗影响排便的疾病，如肛裂、痔疮、肠道息肉及肿瘤等，这是从根本上预防便秘的重要措施。

社会因素层面：从政府、医院、社区等各个层面向公众进行老年人便秘的科普，让大众对此常见病持有正确、积极的态度。

2.二级预防。在一级预防的基础上进行早期预防、早期发现。对60岁及以上人群进行筛查，对可疑便秘人群进一步评估，包括详细的病史、评估是否有预警症状、体格检查、实验室及器械检查。对已确诊人群进行早期治疗。

3.三级预防。对二级诊治无效的患者，应进行重新评估，注意患者是否已经改变不合理的生活方式和排便习惯、有无特殊原因引起的便秘，尤其是与便秘密切相关的结肠、肛门直肠形态异常，注意患者的依从性、治疗是否规范、有无精神心理障碍等。这些患者多是经过多种治疗而疗效不满意的难治性便秘患者，需要进一步进行结肠和肛门直肠形态学、功能学检查，必要时需多学科包括心理科的会诊，以确定合理的个体化综合治疗方案。对于仍无疗效的患者，需评估手术风险和患者的获益，严格掌握适应证，慎重选择手术治疗。

七、护理要点

1.日常生活护理。

（1）养成良好的排便习惯。每天晨起或餐后，不管有无便意，均按时到厕所进行排便。排便时要集中注意力，重视便意。

（2）对于久坐少动的患者可行腹部按摩，具体方法为双手重叠，顺时针绕脐用力推按腹部，可辅助刺激胃肠蠕动，每天2～3次。

（3）深呼吸和冥想有助于减轻因压力和焦虑导致的便秘。可配合适当的运动，如太极拳、散步、慢跑等。必要时可到医院接受生物电反馈治疗。

2.饮食护理。

（1）大量饮水。每天1500～2000mL，多喝蔬菜汁、果汁或蜂蜜水，每天清晨喝一杯温开水或淡盐水。蜂蜜要用温水或凉开水冲服，饮用时间为空腹或饭后2～3小时，有润燥通便的效果。忌喝咖啡和含酒精的饮料。

（2）多吃有助于通便的食物。①富含膳食纤维、可软化大便的蔬菜、水果，蔬菜有毛豆、西兰花、豌豆、四季豆、苦瓜、菠菜、芹菜、红薯等，水果有草莓、橘子、橙子、梨、香蕉、桃子、苹果、猕猴桃等（为了增强效果，吃水果时建议连果皮一起吃）；②富含膳食纤维可促进排便的谷物，如燕麦、糙米、玉米、全麦、藜麦、大麦和黑麦等；③多吃可以软化大便、调节肠道菌群的益生菌，如酸奶。

（3）少吃或不吃易导致便秘的食物。①精制的米面；②土豆片、土豆泥、比萨、炸薯条；③乳制品如牛奶、冰激凌、奶酪；④甜品如糕点、糖果、巧克力；⑤红肉如猪肉、牛肉。

3.采取非药物措施改善便秘。

（1）适当增加活动量，避免久卧、久坐。

（2）遵医嘱配合用药如乳果糖、开塞露等，或进行生物反馈治疗。

（3）养成良好的排便习惯，每日晨起或餐后2小时即肠蠕动最活跃的时候进行排便。排便时要保持安静、集中注意力，减少外界的干扰。

（4）有便意但无法排出者，可用开塞露20～40mL或灌肠等方法肛内给药。

（5）大便干硬者，协助其取左侧卧位，戴手套，在手套上涂润滑油，轻轻将食指、中指插入直肠，掏出粪便。

（6）严重便秘或腹胀者，应及时到医院就诊，遵医嘱给予必要的治疗。切勿盲目用力排便，警惕引发心绞痛、心肌梗死及脑卒中等意外。

（7）对于药物治疗无效者，可采用无创伤、无痛苦的生物反馈治疗，对患者进行排便生理过程的训练，以达到治疗目的。

（8）对于那些病情较重、内科治疗无效或有明确适应证的患者，可考虑外科手术治疗。手术治疗包括原发病治疗和大便失禁治疗，主要有括约肌成形术、肛门修补术等。

八、临床病例

现病史：男性，65岁，因"言语不利、左侧肢体无力2月"入院。患者2月前无明显诱因下出现左侧肢体无力、构音不清，伴吞咽、饮水易呛咳，行走不能，无头晕、头痛，无意识障碍等不适，按脑梗死诊治。起病以来进食量减少，大便秘结，在开塞露辅助下通便，每周2～3次，体重下降约3kg。

既往史：患有高血压病10余年，最高收缩压大于200mmHg，长期规律服用降压药，血压控制尚可。余既往史无特殊。个人史、婚育史、家族史无特殊。

体格检查：体温、脉搏、呼吸、血压均正常，身高162cm，体重52kg，BMI为19.8kg/m²。腹部稍膨隆，腹软，无压痛、反跳痛，左下腹可触及粪块，肠鸣音减弱。心、肺未见明显异常。神经系统：神志清晰，言语含糊、偶有饮水呛咳。左侧肢体肌张力稍升高，改良Ashworth分级I级。左侧肢体肌力2级，右侧5级。坐位平衡1级，立位平衡0级，holden步行能力0级，ADL大部分依赖。

诊断：脑梗死；高血压病；便秘。

【问题1】该患者临床特点是什么，下一步评估方案是什么？

思路：老年男性患者，主要临床表现为言语不利、肢体活动障碍、吞咽及饮水呛咳。既往无消化系统疾病史，家族史无特殊。患者病程中吞咽功能障碍，影响进食，且肢体运动功能障碍、卧床，查体示肠鸣音减弱，可触及粪块，便秘与疾病发展有一定时间关系。下一步应详细询问病史（包括便秘具体症状、饮食结构、使用泻药情况、慢性疾病长期服药情况、心理及精神状态评估、是否有预警症状）、进行详细体格检查（腹部检查和肛门直肠检查）。

【问题2】该患者无预警症状，体格检查未见继发性便秘证据。下一步如何处理？

思路：应按照功能性便秘的分型给予经验性治疗，待2～4周后评估疗效。

【问题3】该患者经常规治疗4周后效果不佳，如何进行下一步诊疗？

思路：行直肠功能检查，包括结肠传输试验、肛门直肠测压、粪球逼出试验及排粪试验等，若检查发现直肠功能障碍，可联合应用不同种类的药物，并行排便训练、生物反馈等治疗。

【问题4】该患者照护要点有哪些？

思路：基础护理为饮食指导、心理健康指导、健康生活方式指导；个体化护理为必要时灌肠或人工辅助排便。

（徐薇　杨坤玲　阳初玉　黄海清）

【参考文献】

［1］中华医学会消化病学分会胃肠动力学组，中华医学会外科学分会结直肠肛门外科学组. 中国慢性便秘诊治指南（2013·武汉）［J］. 胃肠病学，2013，18（10）：605-612.

［2］VAZQUEZ ROQUE M，BOURAS E. Epidemiology and management of chronic constipation in elderly patients［J］. Clinical Interventions in Aging，2015，10：919-930.

［3］姚健凤，郑松柏. 老年人慢性便秘的评估与处理专家共识解读［J］. 中华老年病研究电子杂志，2017，4（2）：28-31.

［4］CHU HK，ZHONG LK，LI H，et al. Epidemiology characteristics of constipation for general population，pediatric population，and elderly population in china［J］. Gastroenterology Research and Practice，2014：532734.

［5］中国老年保健医学研究会老龄健康服务与标准化分会，《中国老年保健医学》杂志编辑委员会. 中国老年人便秘评估技术应用共识（草案）［J］. 中国老年保健医学，2019，17（4）：46-47.

［6］易保全，岳廷，盖兴文. 老年人便秘的危害及常见的治疗方法［J］. 中西医结合心血管病电子杂志，2018，6（25）：18-19.

［7］胡智，王吉. 老年人便秘的危害与防治［J］. 实用心脑肺血管病杂志，2010，18（7）：975.

［8］侯晓华，朱斯然. 老年人慢性便秘的临床特点及诊断方法筛选［J］. 中国临床保健杂志，2019，22（1）：7-9.

［9］SHAHID S，RAMZAN Z，MAURER A H，et al. Chronic idiopathic constipation：more than a simple colonic transit disorder［J］. Journal of Clinical Gastroenterology，2012，46（2）：150-154.

［10］LEMBO A，CAMILLERI M. Chronic constipation［J］. The New England Jaunal of Medicine，2003，349（4）：1360-1368.

［11］罗金燕，王学勤，戴菲，等. 慢传输型便秘结肠动力学研究［J］. 中华消化杂志，2002，22（2）：117-119.

［12］刘诗，李英莉. 老年人慢性便秘非药物治疗进展［J］. 中国临床保健杂志，2019，22

（1）：18-21.

［13］章开发.胃肠按摩保健法在老年便秘患者中的应用分析与探究［J］.医学食疗与健康，
2020，18（16）：15-17.

［14］常静.老年功能性便秘患者营养保健饮食护理干预效果分析［J］.人人健康，2020
（12）：155-156.

［15］徐三明，张红，王江陵.老年性便秘的膳食干预与预防保健综述［J］.中国老年保健
医学，2012，10（6）：70-71.

［16］丁淑贞，丁全峰.消化内科临床护理［M］.北京：中国协和医科大学出版社，2016.

第九节　压力性损伤

一、定义

压力性损伤是位于骨隆突处、医疗或其他器械下的皮肤或软组织的局部损伤。损伤是由于强烈或长期存在的压力或压力联合剪切力导致。软组织对压力和剪切力的耐受性可能会受到微环境、营养、灌注、合并症以及软组织情况的影响，最终皮肤逐渐失去正常功能，并导致局部组织破损、坏死。

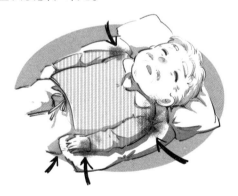

二、流行病学

近年来，老年心血管病患者、多器官功能衰竭患者、肿瘤晚期患者、临终关怀患者不断增多，他们绝大部分时间在床上，从而增加了压力性损伤的风险。据相关调查显示，住院患者中压力性损伤发病率为8%～23%，其中70岁及以上的老年人占70%。

三、致病因素

压力是压力性损伤发生的主要因素，且受压时间越长越容易发生压力性损伤。另

外与体位相关的剪切力是导致压力性损伤发生的又一重要因素。住院期间大部分时间是卧床休息，活动面积受限且活动度较小，长时间的活动或移动减弱会使患者受压部位神经麻痹，血液循环障碍会进一步增加压力性损伤发生的概率。过度潮湿的环境更容易使患者的皮肤受到压力、摩擦力及剪切力的伤害。据临床调查显示，大小便失禁患者的压力性损伤发病率明显高于其他患者，大约是其他患者的5.5倍。营养不良、对外界伤害性刺激反应缓慢，神经对血管、肌肉的支配功能丧失，局部组织无法正常循环，心血管功能明显退化，毛细血管弹性差，且末梢循环功能相对削弱，局部组织持续受压，更加容易导致局部组织缺氧、缺血，从而发生压力性损伤。

四、临床表现

压力性损伤主要表现为受压部位皮肤红肿、溃疡，同时伴有水疱和疼痛。

1.皮肤红肿：骨突部位皮肤有局部指压不变白的红肿，皮肤完整，肤色深的可能没有明显的压红色，但颜色可能与周围皮肤不同。

2.溃疡：随着病情发展，可出现溃疡，初始为浅表溃疡，后期溃疡的实际深度可被创面的坏死组织或焦痂所掩盖。

3.水疱：可表现为完整的或开放的充满浆液或血清液体的水疱。

4.疼痛：受压部位皮肤可有不同程度的疼痛。

五、评估流程

评估压力性损伤的高危人群以及诱发因素和加重因素，是预防压力性损伤的前提。压力性损伤评估流程如图3-9-1所示。

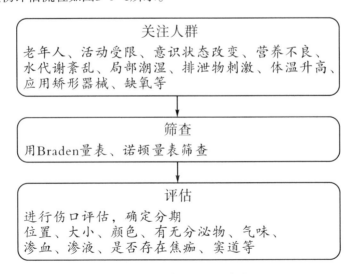

图3-9-1　压力性损伤评估流程

（一）关注人群

①高龄；②灌注及氧合不足、心功能不全、呼吸衰竭；③肿瘤晚期伴疼痛、临终关怀；④感知功能下降，脑出血引起的偏瘫；⑤营养不良，消瘦，BMI<18.5kg/m²；⑥总体健康状态下降；⑦皮肤潮湿，大便或小便失禁，体温上升；⑧血液指标，白蛋白<30g/L。

（二）筛查

1.Braden量表（表3-9-1）。

表3-9-1 Braden量表

项目	1分	2分	3分	4分
感知	完全受限	高度受限	轻度受限	无受损
潮湿	持续潮湿	经常潮湿	偶尔潮湿	罕见潮湿
活动	卧床	坐椅子	偶尔步行	经常步行
活动性	完全受限	重度受限	轻度受限	不受损
营养	重度摄入不足	可能摄入不足	摄入充足	摄入极佳
摩擦力	现存问题	潜在问题	无明显问题	

最高分23分，最低分6分，小于18分预测有压力性损伤发生的危险；轻度危险为15~18分，中度危险为13~14分，高度危险为10~12分，极度危险为≤9分。

2.诺顿量表（表3-9-2）。

表3-9-2 诺顿量表

项目	1分	2分	3分	4分
一般健康状况	好	一般	差	非常差
意识状态	清醒	淡漠	模糊	昏迷
活动	可走动	需要帮助	依赖轮椅	卧床不起
身体移动	移动自如	轻度受限	中毒受限	移动障碍
排泄失禁	无	偶然	经常	两便失禁
用药	未使用镇静剂和类固醇	使用镇静剂	使用类固醇	两者均使用

满分为24分，分值越低，发生压力性损伤的危险性越高。评分<16分，提示有发生压力性损伤的危险；评分<14分，提示中度危险；评分<12分，提示极易发生压力性损伤。

（三）评估

1期损伤：局部皮肤完好，按压皮肤出现不变白的红斑，深色皮肤表现可能不同。

2期损伤：部分皮层缺失，伴真皮层暴露。

3期损伤：全层皮肤缺失，常常可见脂肪、肉芽组织、边缘内卷、腐肉和（或）焦痂。

4期损伤：全层皮肤和组织缺失，可见或直接可触及筋膜、肌肉、肌腱、韧带、软骨或骨头，可见腐肉和（或）焦痂。

可疑深层组织损伤：指压局部完整或破损的皮肤出现持续不变白的深红色、栗色或紫色，或表皮分离呈现黑色的伤口床或充血水疱，深色皮肤的颜色表现可能不同。

不可分期损伤：全层皮肤和组织缺失，由于被腐肉和（或）焦痂覆盖，不能确认组织缺失程度。

六、治疗及预防

（一）治疗

1.整体治疗。（1）积极治疗原发病及并发症如营养不良、低蛋白血症、糖尿病、感染等。（2）解除局部压迫，每2小时翻身一次，保持接触面局部平整，使用气垫床、水垫、海绵垫等解除或减缓局部受压。

2.局部治疗。

（1）1～2期压力性损伤的治疗。处理原则为解除压迫，改善血运，保护创面，去除危险因素，防治感染，避免压力性损伤的发展。①创面处理：消毒及清洁创面。②防治感染：常用聚维酮碘及磺胺嘧啶银等进行创面处理。③选用合适的无菌敷料：临床上常用的有水胶体敷料、透明膜敷料、水凝胶敷料、藻酸盐类敷料、泡沫敷料、银离子敷料、硅胶敷料、生物敷料等，可根据创面深度、局部感染及渗出情况等选用合适的敷料，促进创面愈合。④外敷用药：外用湿润烧伤膏、生长因子等，促进创面愈合。⑤物理疗法：应用电刺激、磁场、光疗、超声波、负压吸引等。

（2）3～4期压力性损伤的治疗。处理原则为解除压迫，去除坏死组织，控制创面感染，处理好创基，促进肉芽组织生长，以及手术治疗。①局部处理可以参考1～2期压力性损伤的治疗。②真空负压封闭引流可以改善创面条件，为下一步处理打下基础。③进行手术治疗，根据创面情况选用植皮、局部组织瓣（皮瓣、筋膜瓣、肌皮瓣）或游离皮瓣等方法进行创面修复。

（二）三级预防

1.一级预防。

（1）避免局部组织长期受压。①鼓励和协助卧床患者经常更换卧位，一般每2小时翻身一次，必要时可将间隔时间缩短。翻身时应抬起患者，注意避免拖、拉、推等动作。②患者身体空隙处垫软枕、海绵垫，可使用气垫压、水压等，从而降低骨突出处所受的压力。不宜使用可引起溃疡的圈状垫，如橡胶气圈和棉圈。③对使用石膏、夹板、牵引固定的患者，要检查衬垫是否平整、位置是否适当，还应随时观察局部和肢端皮肤颜色改变。

（2）避免局部理化因素的刺激。①保持皮肤清洁干燥。②防止大小便失禁、出汗。③床铺要经常整理，及时更换被服。

2.二级预防。及时去除病因，采用各种预防措施，阻止压力性损伤的发展。

（1）避免潮湿、摩擦、尿便等刺激，分泌物多的患者应及时擦洗；不可让患者直接卧于橡胶单或塑料布上，严禁使用破损的便盆。

（2）促进局部血液循环。经常查看受压部位，定期用50%乙醇或红花酒精按摩。①手法按摩。全背按摩：协助患者俯卧或侧卧，暴露并观察背部及臀部，先用热水擦洗。用50%乙醇做全背按摩，从患者骶尾部开始，双手沿脊柱两侧向上至肩部后环形向下按摩，回到尾骨处。如此反复数次。局部按摩：用50%乙醇，以手掌大小鱼际紧贴病人皮肤呈环形按摩，压力由轻到重，再由重到轻，每次3～5分钟。或以拇指指腹做环形动作，由近压力性损伤处向外按摩。②电动按摩器按摩。

（3）改善营养状况。如病情许可应给予患者高蛋白、高维生素膳食，同时适当补充矿物质，如口服硫酸锌，可以增强机体抵抗力和组织修复能力，还可以促进慢性溃疡的愈合。

（4）可用红外线照射。照射时合理使用各种保护性敷料，如液体敷料、泡沫贴、造口粉等。

3.三级预防。保护皮肤，避免感染，除加强减压措施外，局部可用红外线照射。对未破的小水疱可用厚层滑石粉包扎，减少摩擦，防止破裂感染，让其自行吸收。大水疱用无菌注射器抽出疱内液体，涂以消毒液后用无菌敷料包扎。除全身和局部措施外，应根据伤口情况，按外科换药法处理。创面有感染时，局部处理原则是解除压迫，清洁创面，祛腐生新，促进愈合。亦可辅以红外线照射，使创面干燥，有利于组织修复。

七、临床病例

现病史：女性，80岁，退休。诊断：消化道出血、肝硬化失代偿期、腹水。患者于2022年8月10日入院，入院时神志清楚、精神差，营养状态尚可，给予一级护理、绝对卧床休息，压力性损伤评分22分（低危），予气垫床预防性保护。2022年8月20日病情稳定，遵医嘱办理出院回家。考虑到患者病情相对稳定，压力性损伤风险不高，回家后家属未继续予气垫床保护，回家几天后患者诉左侧髋部疼痛，检查发现左侧有一2cm×3cm水疱，立即予消毒、抽水、纱布包扎保护。

【问题】卧床老年人在日常护理中要怎样做到有效、安全的照护？有哪些护理要点？

思路：应高度重视预防压力性损伤。

1.保持全身皮肤清洁、干燥，床单位整洁；出汗较多或大小便失禁者，容易潮湿部位勿用粉剂；每次排便后及时清洗皮肤，肛周适当涂皮肤保护剂。

2.根据老年人身体情况定期变换体位，不宜长时间采取床头抬高超过30°的体位。

3.注意局部减压。根据不同体位压力性损伤的好发部位，使用敷料、气垫床等保护骨突处皮肤，预防压力性损伤的发生。局部皮肤出现压红、损伤时禁止继续受压和按摩，不应使用橡胶类的减压垫。更换体位时，将各种导管及输液装置放置妥当，移动时避免拖、拉、推及拽的动作。

4.1期压力性损伤护理：皮肤完整，局部出现指压不变白的红斑，在深色皮肤表现可能不同。在减压的基础上，局部使用透膜敷料或水胶体敷料。

5.2期压力性损伤护理：部分皮层缺损伴真皮层外露。创基是有活性的、粉色或红色、湿润，也可表现为完整或破损的浆液性水疱。为伤口提供湿润的愈合环境，局部选用敷料促进愈合，管理伤口渗液，预防感染。

6.3～4期压力性损伤护理：部分皮层缺损伴真皮层外露。创基是有活性的、粉色或红色、湿润，也可表现为完整或破损的浆液性水疱。清除坏死组织，减少无效腔残留，保护暴露的骨骼、肌腱和肌肉，预防和控制感染。

7.不可分期压力性损伤和深部组织损伤护理：皮肤完整或不完整，局部呈现持续指压不变白的深红色、栗色、紫色，或表皮分离后可见黑色创基或充血的水疱。进一步全面评估，到医院就诊采取必要的清创措施，根据组织损伤程度选择相应的护理方法。

8.每日记录压力性损伤的情况，分析发生损伤的原因，制订相应的改善措施，避免损伤加重或再次发生。

（黄春丽　叶真凤　陆梅春）

【参考文献】

[1] 范利，王陇德，冷晓，等.中国老年医疗照护：基础篇［M］.北京：人民卫生出版社，2017.
[2] 杨莘，程云.老年专科护理［M］.北京：人民卫生出版社，2019.
[3] 刘晓红，康琳.协和老年医学［M］.北京：人民卫生出版社，2016.
[4] 王泠，胡爱玲.压力性损伤临床防治国际指南2019（第3版）［M］.北京：人民卫生出版社，2021.
[5] 张润节，郭彤，刘心菊，等.两部压力性损伤相关指南推荐意见的解读［J］.护理研究，2020，34（24）：4319-4323.

第十节　肌肉减少症

一、定义

肌肉减少症（简称"肌少症"），为一种与增龄相关的肌肉量减少、肌肉力量下降和/或躯体功能减退的老年综合征。肌少症的起病常常较为隐匿，进展缓慢，缺乏特异的临床表现，特别是在初期，患者仅表现为虚弱、易疲劳、易跌倒、行走困难、步态缓慢、四肢纤细和无力等，导致老年人跌倒、功能减退、失能、残疾、死亡等不良事件发生，极大降低老年人的生活质量及缩短寿命，给患者本人、照护者和医疗系统带来沉重的负担。

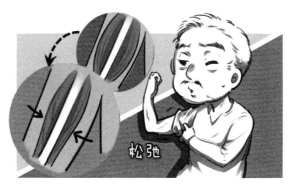

二、流行病学

事实上，肌少症在老年人中并不少见。据推测，目前全球约有5000万人罹患肌少症，预计到2050年肌少症患者将高达5亿人。肌少症的患病率随着年龄增大而呈现逐渐增加的趋势，男性的患病率略高于女性，生活方式和环境是影响肌少症患病率的主要因素。据国外的报道，肌少症在老年人群的发病率为6%～22%。国内的研究显示，中国西部地区人群肌少症患病率高于东部地区；成都市65岁及以上社区老年人肌少症患病率为10.5%，男性为8.4%，女性为12.6%；北京市社区绝经后女性肌少症患病率为13.3%。不同医疗/养老机构中的老年人肌少症患病率也有很大差异，国内社区老年人患病率约为11%，医院为30%，养老院为31%。

三、致病因素

肌少症是一种复杂的多因素疾病，其病因按照重要性排列为老化、疾病、缺乏活动及营养不良等。2018年欧洲老年人肌肉衰减症工作组（EWGSOP）对肌少症的危险因素进行了归纳：肌少症主要归因于增龄，即与年龄相关的肌肉流失；在许多情况下，肌少症可由其他疾病导致，如炎症性疾病（器官衰弱、恶性肿瘤等）、骨关节炎、神经系统疾病等；运动不足也是引起肌少症的常见危险因素，久坐、身体或体力活动减少，在临床上表现为因疾病身体活动能力受限或因残疾而长期卧床；营养不良，表现为营养不足、吸收不良、医源性厌食、营养过剩或肥胖等。常见继发性肌少症的类型及致病原因见表3-10-1。

表3-10-1　常见继发性肌少症的类型及致病原因

类型	致病原因（重点关注人群）
与疾病相关的肌少症	疾病晚期导致的器官（心、肺、肝脏、肾脏、大脑等）功能衰竭、炎症性疾病、骨关节炎、内分泌疾病、肿瘤等
与活动相关的肌少症	长期卧床、较少运动、缺乏锻炼、失用性肌萎缩、肥胖
与营养相关的肌少症	能量、蛋白质摄入不足，营养吸收障碍，胃肠道功能失调，营养过度或肥胖，多重用药

四、临床表现

肌少症是一种肌肉疾病（肌肉衰竭），以肌肉力量下降、肌肉质量下降为主要临床表现。近年来的研究更强调肌肉力量比肌肉质量更重要。

人体有超过600块肌肉，其在维持人体姿势、运动中发挥着重要的作用。肌少症为肌肉力量和质量的下降，其表现缺乏特异性，可表现为身体功能下降或受限、非意愿性体重下降、抑郁情绪、认知受损、反复跌倒、营养不良。肌少症有五大征兆（表3-10-2）。

表3-10-2 肌少症的五大征兆

五大征兆	常见表现
体重减轻	没有刻意减轻体重的情况下，6个月内体重下降5%以上
运动迟缓	走路慢，迈不开步子，大腿的肌肉力量下降
上楼困难	上下楼梯困难，并可能逐步加重为走路困难、起坐困难、翻身困难
握力下降	提重物困难，毛巾拧不干
跌倒	反复跌倒，1年内反复、无法控制地在平地走路中跌倒2次以上

五、评估流程

肌少症在早期是可以逆转的。2021年发布的《中国老年人肌少症诊疗专家共识》推荐在社区医疗机构对所有60岁及以上的社区老年人实行简便的"筛查—评估—诊断—干预"肌少症诊疗路径（图3-10-1），进行早期筛查、评估、干预。

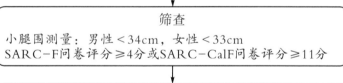

关注人群
功能下降或受限，非意愿性体重下降，抑郁，认知障碍，反复跌倒，营养不良
慢性疾病（糖尿病、慢性阻塞性肺疾病、慢性肾病、心力衰竭等）

↓

筛查
小腿围测量：男性＜34cm，女性＜33cm
SARC-F问卷评分≥4分或SARC-CalF问卷评分≥11分

↓

评估
握力测试：男性＜28kg，女性＜18kg
5次起坐试验：时间≥12s

筛查阳性，诊断"肌少症可能" ↓

诊断
转诊上级医疗机构或临床研究机构
躯体功能测试：6m步行速度测试、5次起坐测试、简易体能测试（SPPB）
进行生物电阻抗分析、双能X线吸收法等检查
分层诊断"肌少症"或"严重的肌少症"

↓

干预
基于"抗阻力训练"运动治疗
营养治疗，蛋白质摄取的质和量是关键
不推荐其他药物作为治疗肌少症的一线疗法
肌少症的相关治疗教育
寻找、治疗、缓解肌少症的原因

图3-10-1 肌少症评估流程

（一）关注人群

根据病因分析，除常见的衰老导致的原发性肌少症外，还有与疾病相关、与营养相关、与活动相关等因素导致的继发性肌少症（表3-10-1），因此应重点关注肌少症好发人群。

（二）筛查

社区医疗机构可通过简单的筛查试验，在易患人群中发现肌少症病例。

1.测量小腿围。使用卷尺测量小腿围（小腿的最大周径）是非常简单易行的肌少症筛查方法。筛查肌少症小腿围界值为男性<34cm，女性<33cm。还有一种更简便易行的测试小腿围的方法——食指环测试，用自己的双手食指和拇指环绕一个圈，围住小腿最厚的部位，两条腿都试试，以较细的那条腿为准。如果测量的小腿围等于或小于食指环，患肌少症的概率就会增加。

2.简易五项评分问卷（SARC-F，表3-10-3）。问卷包含五项内容，与老年人功能状态密切相关。通过简单询问，可较准确识别老年人的躯体功能受损情况。

表3-10-3 简易五项评分问卷（SARC-F）

检测	询问	SARC-F评分
S（Strength）力量	搬运约4.54kg重物是否困难？	无困难0分 偶尔困难1分 经常困难或完全不能2分
A（Assistance in walking）步行	步行走过房间是否困难？	无困难0分 偶尔困难1分 经常困难或完全不能2分
R（Rise from a chair）起身	从床上或椅子起身是否困难？	无困难0分 偶尔困难1分 经常困难或完全不能2分
C（Climb stairs）爬楼梯	爬10层楼梯是否困难？	无困难0分 偶尔困难1分 经常困难或完全不能2分
F（Falls）跌倒	过去1年跌倒次数为几次？	从没跌倒0分 1～3次1分 ≥4次2分

说明：SARC-F评分总分≥4分为筛查阳性。

3. SARC-CalF问卷（表3-10-4）。该问卷结合了小腿围测量和SARC-F问卷，提高了问卷的敏感性。

表3-10-4　SARC-CalF问卷

检测	询问	SARC-CalF
S（Strength）力量	搬运约4.54kg重物是否困难？	无困难0分 偶尔困难1分 经常困难或完全不能2分
A（Assistance in walking）步行	步行走过房间是否困难？	无困难0分 偶尔困难1分 经常困难或完全不能2分
R（Rise from a chair）起身	从床上或椅子起身是否困难？	无困难0分 偶尔困难1分 经常困难或完全不能2分
C（Climb stairs）爬楼梯	爬10层楼梯是否困难？	无困难0分 偶尔困难1分 经常困难或完全不能2分
F（Falls）跌倒	过去1年跌倒次数为几次？	从没跌倒0分 1~3次1分 ≥4次2分
小腿围，测量双侧小腿的最大周径		女性：>33cm，0分； ≤33cm，10分 男性：>34cm，0分； ≤34cm，10分

说明：SARC-CalF评分总分≥11分为筛查阳性。

（三）评估

1.肌肉力量测试。通常使用握力器进行握力评估肌肉力量。使用液压式握力器，坐位，屈肘90°测量握力；使用弹簧式握力器，站立位，伸肘测量握力；如果老年人不能独立站立，则选用坐位测量。用优势手或两只手分别进行最大力量等距收缩，至少进行2次测试，取最大值。握力诊断临界值：男性<28.0kg，女性<18.0kg。

2.5次起坐试验。在室内宽敞靠墙的地方，放置一张无扶手有靠背的椅子，座位距地面48cm左右。测试时患者将双臂环抱臂在胸前，然后连续做5次起坐动作（不能运用上肢的力量），休息10分钟后重复此试验，做3次试验，取3次的平均值。5次起坐试验诊断临界值的完成时间≥12s，反映躯体功能下降。

（四）诊断

握力测试或5次起坐试验阳性，诊断肌少症的可能，此时应开始进行三级预防，筛查阳性患者应转诊至上一级医院进行进一步诊断及干预。

1.躯体功能，包括6m步行速度、5次起坐试验或简易体能测试量表（SPPB）。

（1）6m步行速度测定：记录以正常步行速度行走6m所需时间，中途不加速也不减速，并至少测量2次，记录平均速度。阳性截断值为1.0m/s。步行速度测定是一种快速、安全、可靠、应用广泛的体能测量方法，可预测与肌少症相关的不良后果，如残疾、认知障碍、器具辅助需求、跌倒和死亡。

（2）简易体能测试量表：包含步行速度、平衡测试和椅立测试在内的一个复合测试，总分12分，阳性截断值≤9分反映躯体功能下降。

2.四肢骨骼肌含量。虽然磁共振成像（MRI）、计算机断层扫描（CT）、双能X线吸收法（DXA）和生物电阻抗分析（BIA）均可用于骨骼肌质量测定，但最常使用的仪器是DXA和BIA。

现阶段DXA被临床医生和研究人员用于肌量测量（全身瘦肉组织量或四肢骨骼肌量测定），诊断阳性截断值为男性$<7.0kg/m^2$，女性$<5.4kg/m^2$。

BIA是根据全身的导电性得出肌量的估计值，不是直接测量肌量，BIA利用特定人群中以DXA测定的肌量作为参考进行转换。BIA设备便宜，使用广泛，携带方便。诊断临界值为男性$<7kg/m^2$，女性$5.7kg/m^2$。

3.分层诊断。检查提示骨骼肌含量减少，伴有肌肉力量下降，或躯体功能下降，应诊断为肌少症。检查提示骨骼肌含量减少，伴有肌肉力量下降，和躯体功能下降，应诊断为严重肌少症。

（五）三级预防

1.一级预防。肌少症的继发性病因很多，起病隐袭，表现不典型，因此，在社区开展"养肌"健康教育工作有重大的意义。

肌少症的基础预防措施是运动治疗。运动治疗不仅可以增进心肺、肌肉、骨骼和功能性的健康，还可以减少非传染性疾病、抑郁症和认知功能下降等风险。以老年人为例，2020年世界卫生组织更新了关于老年人身体活动的建议：（1）应定期进行身体活动；（2）每周进行150～300分钟中等强度有氧运动，或75～150分钟较高强度有氧运动，或两种强度身体活动的等效组合；（3）每周进行至少2天中等或较高强度的肌肉力量训练，包括所有的大肌肉群；（4）每周进行至少3天以强调平衡能力和力量训练为主的多种中等或更高强度的身体活动，增强身体机能和防止跌倒；（5）每周进行300分钟以上中等强度有氧运动，或超过150分钟较高强度有氧运动，或两种强度的身体活动组合，都可以获得额外的健康益处。

中等强度身体活动消耗能量3～6METs，消耗能量卡路里约为静坐时消耗能量的3～6倍，其特征是需要中等程度的努力才能完成，并可明显加快心律。活动有跳舞、园艺劳动、做家务、传统打猎和聚会、与儿童一起参与游戏和体育运动、带宠物散步、一般的建筑工匠工作（如铺瓦、修葺茅草屋顶、刷油漆）、搬运中等重量的物品（10～20kg）等。如果能边锻炼边说话（不能唱歌），运动就达到了中等强度。

高强度身体活动消耗能量＞6METs，消耗能量卡路里大于静坐时消耗能量的6倍，其特征是需要大量努力才能完成，并导致呼吸急促和心律显著加快。活动有跑步、快速上坡行走或爬山、快速骑自行车、快速游泳、竞技体育运动（如足球、排球、曲棍球、篮球）和游戏、用力铲挖或挖沟、搬运沉重物品（＞20kg）。如果在运动时只能说几句话就喘不过气来，就是在进行高强度身体活动。

关于老年人的运动治疗，需要澄清一些观点：（1）任何运动都能对机体有益，哪怕做简单的家务、在小区遛狗、在公园散步，活动起来都比长时间静坐不动有益；（2）不必强求一次要运动30分钟以上；（3）要结合自己的兴趣、基础疾病、用药、伙伴的配合程度、身体状况、功能限制、并发症等情况，选择适合的运动方式；（4）运动应循序渐进、量力而行，由少量的、可耐受的身体活动开始，逐渐增加运动频率、强度和持续时间，如无法确定时，应咨询医师及运动治疗师，以获取帮助；（5）中高强度运动目标可能更有益；（6）肌少症的预防应该从年轻开始，年轻时打下的肌肉底子越厚实，越有利于老年预防肌少症，练肌肉是越早开始，受益越大；（7）有氧训练结合平衡功能训练可以使老年人受益更多。

预防肌少症的另外一项重要措施是营养支持治疗。《中国居民膳食指南（2022）》针对65岁以上的老年人，提出了一些核心建议，如表3-10-5所示。其中保证蛋白质的摄入量是肌少症预防的关键。"千金难买老来瘦"其实是一种过时的观念，清粥小菜平淡实在，但是很难满足老年人蛋白质摄入的营养需要。

表3-10-5　老年人膳食指南意见总结

核心建议	实践应用
1.食物种类丰富，动物性食物充足，常吃大豆制品	摄入足够的蛋白质，建议1～1.5g/（kg·d）；动物性食物的摄入量应达到120～150g/d（例如鱼、畜禽肉、蛋类各40～50g/d），并选择不同种类的动物性食物，保证每餐都摄入动物性食物；肉菜换着吃，餐餐有蔬菜；选择不同种类的水果，吃不同种类的奶类和豆类
2.鼓励共同进餐，保持良好食欲，享受食物美味	调整心态，参与家庭和社会活动；鼓励共同制作和分享食物；推广长者食堂，把每日进餐作为重要的生活内容
3.积极进行户外活动，延缓肌肉衰减，保持适宜体重	积极参加群体活动，保持乐观情绪，科学宣传食物在维护生命健康方面的基础作用
4.定期健康体检，测评营养状况，预防营养缺乏	老年人适宜的BMI应在20～26.9kg/m²之间；定期进行体检及营养状况评估，主动掌握自己的营养及健康状况

2.二级预防。目前没有相关药物推荐应用于治疗肌少症。

（1）运动疗法，即基于抗阻力训练。抗阻力训练是指利用哑铃、弹性治疗带、自由重量和体重本身等外部阻力，使骨骼肌产生收缩的任何体力活动。老年人肌少症的运动处方以渐进性抗阻力训练为基础。抗阻力训练对老年人的健康益处包括肌肉增大、力量增强和身体机能改善。应根据老年人的喜好、康复目标和肌肉减少症的原因与程度，为患有肌少症的老年人实施抗阻力训练治疗。常见的抗阻力运动为利用自身体重的抗阻力运动，有仰卧起坐、俯卧撑、引体向上、深蹲、平板支撑、跳绳等；利用器械等外界阻力的抗阻力运动，有推举杠铃、举哑铃、划船、使用弹力带运动等。

（2）营养疗法。营养疗法是干预肌少症的主要途径之一。蛋白质摄取的质和量是关键。增加机体蛋白质和氨基酸的摄入，对肌少症的预防和治疗有一定的作用。临床医生应考虑评估肌少症患者的蛋白质和能量摄入，并与患者讨论适当热量和蛋白质摄入的重要性。还应关注脂类摄入/Omega-3脂肪酸和水分摄入、卡路里质量（加工与非加工食品）以及药物对营养摄入、氨基酸消化率和利用率、增加必需氨基酸尤其是亮氨酸的含量等问题。

老年人的蛋白质每日推荐摄入量各不相同，为0.8～1.2g/（kg·d），而欧洲临床营养与代谢学会建议至少为1.2g/（kg·d），还建议营养不良者的蛋白质摄入量增加到1.2～1.5g/（kg·d），但应该同时注意监测肾功能。

在老年人群，确保每日的饮食摄入量和能量的需求平衡也是预防肌肉蛋白质消耗分解的重要治疗手段，对摄入不足的患者可采用口服营养补充剂。口服营养补充剂含有蛋白质、氨基酸、碳水化合物、脂肪、各类维生素、矿物质及微量元素等成分，使用方便、安全，符合生理，适合经口进食的老年肌少症患者，包括肌少症前期患者。

乳清蛋白是优质的动物蛋白质，消化率和利用率高，含有大量对肌肉蛋白平衡有益处的支链氨基酸，氨基酸组成与人体必需氨基酸需要量组成相似，具有促进肌肉蛋白质合成、防治肌肉减少症的重要作用。

有研究显示，血清25羟维生素D低的人群（＜25nmol/L）患肌少症的风险是含量高人群（＞50nmol/L）的2.14倍。还有研究显示，维生素D与亮氨酸口服补充剂结合，即使不进行体力活动，也能改善肌少症患者的肌肉质量和下肢功能。但目前的证据表明，补充维生素D能改善肌肉蛋白质合成和肌肉力量，而能否改善肌少症患者的功能和预后仍需进一步研究。

有研究表明，肌少症老年患者营养补充应与体力活动干预相结合，可能获得更大的受益。

3.三级预防。建议采用联合治疗方案来管理肌少症。肌少症的管理需要一个跨专业的医疗团队以世界卫生组织提倡的"促进以人为本"的护理措施和共同决策为基础，来制订个性化的治疗计划。当肌少症老年患者就诊时，应转介给物理治疗师/运动生理学家，进一步评估和社区团体锻炼课程，重点是基于抗阻力的训练；建议进行蛋白质补充；同时进行肌少症的相关治疗教育。

六、临床病例

现病史：男性，73岁，因"乏力、行走迟缓1年余，跌倒1次"入院。患者近1年自觉四肢乏力，体力活动明显减少，步行距离较前缩短，连续步行一般不超过400m，走过一个房间尚无困难，从椅子上起立能正常完成，但上10级台阶都有些困难，近1年内跌倒1次，3～4次差点跌倒；跌倒前后不伴头晕、心悸，无意识丧失、肢体活动障碍、肢体感觉障碍、面舌瘫及间歇跛行；无活动后胸闷、气促不适，无心慌、手动、性格改变、多食、多尿等现象。近3个月来进食量明显减少，体重下降约4kg。

既往史：高血压病史10年、2型糖尿病史8年，有肥胖症、脂肪肝病史，既往使用门冬胰岛素治疗，现服用苯磺酸氨氯地平片（5mg，每天1次）、二甲双胍缓释片（1.0g，每天2次）及皮下注射度拉糖肽（1.5mg，每周1次）控制血糖。目前血压、血糖控制尚可，餐前血糖5～6mmol/L，三餐后2h血糖7～10mmol/L，1个月前体检时检测糖化血红蛋白为6.0%。否认脑血管疾病、类风湿性关节炎、冠心病等。无药物过敏史。个人史、婚育史、家族史无特殊。

体格检查：体温、血压、脉搏、呼吸正常范围，神志清晰，身高160cm，体重57kg，BMI为22.27kg/m²。心、肺、腹、神经系统未见明显异常，四肢、关节无疼痛，活动度正常，双下肢无水肿。

诊断：肌少症；高血压病；2型糖尿病；老年问题，跌倒。

【问题1】该患者临床特点是什么，下一步评估方案如何？

思路：老年男性患者，临床特点主要表现为乏力、跌倒、身体活动能力下降、体重下降；虽高血压病和糖尿病并存，但血压、血糖控制尚可；病史和体格检查未提示局部肌肉骨骼、血管病变，未发现中枢或周围神经系统异常及恶病质表现。根据患者有发生肌少症的高危因素，应进行小腿围测量、SARC-F量表或SARC-CalF量表测试。同时，由于该患者年龄大于70岁，应进行衰弱的筛查及评估。

【问题2】该患者SARC-F评分为4分，小腿围为33cm，提示有肌少症的风险。下一步需要评估什么？

思路：需按照肌少症的诊断流程，进一步评估握力，进行5次起坐试验的测定。

【问题3】该患者右手握力27kg，左手握力24kg，5次起坐试验的测定时间为11.3秒。诊断为肌少症的可能。下一步诊疗措施是什么？

思路：应将患者转诊上级医疗机构或临床研究机构，进一步进行生物电阻抗分析、双能X线吸收法等检查，并对该患者开展进一步干预诊疗。

【问题4】该患者有高血压和2型糖尿病，对肌少症的影响是什么？

思路：肌少症的干预应包括寻找病因如衰老、未控制的慢性疾病、潜在的炎症及其他多种继发因素，并针对可干预的病因治疗、缓解其进展。该患者虽然有糖尿病史、高血压病史，但目前血糖、血压控制尚可，无严重并发症。但需要注意的是，患者使用度拉糖肽及二甲双胍缓释片。度拉糖肽属于胰高血糖素样肽–1类似物的新型降糖药物，能够延缓胃排空，通过中枢性的食欲抑制减少进食量，被誉为"减肥神药"，其常见的不良反应为恶心、呕吐、食欲不振、呃逆、胃肠胀气；二甲双胍的副作用主要有腹泻、胃部不适或痉挛，也有减轻体重的作用。结合两种药物的不良反应及作用原理，应考虑至少停用一种，换用低血糖风险较低的药物，并进一步追踪评估。

【问题5】该患者护理要点有哪些？

思路：肌少症会导致平衡力降低、容易摔倒、易发生骨折，进而增加老年人的致残率和致死率，需采取综合防护措施。

1.运动疗法。老年人运动方式的选择需要因人而异。培养良好的运动习惯，要坚持有氧运动、抗阻运动和全身协调运动如坐位抬腿、静力靠墙蹲及拉弹力带等，以有效改善肌肉质量、力量和躯体功能。此外，宜多参加户外活动，增加日晒时间。每周2～3次、每次30～45分钟的抗阻力训练可以有效改善肌无力的症状，增加肌肉量、肌肉功能和加快步行速度等。

2.营养疗法。重视膳食营养，进行适当的营养补充。需常规对老年人进行营养不良风险或营养风险评估，合理膳食，适当增加蛋白质摄入量至1.0～1.2g/（kg·d），可以提高肌肉量和部分肌肉功能。特别是补充富含亮氨酸等必需氨基酸的乳清蛋白联合维生素D，可以增加肌肉量和提高爬楼梯的能力。保持适当体重，避免体重过重、过低或波动过大。

3.补充抗氧化剂及维生素D。抗氧化剂（类胡萝卜素、维生素E和维生素C）在治疗肌少症中发挥着重要的作用。根据我国最新的《中国老年患者营养支持治疗专家共识——肌肉减少症的营养支持》，应将补充维生素D纳入辅助治疗，以减少跌倒和骨折的发生，维生素D补充剂量建议为700～1000IU/d。

4.做好慢性疾病管理。定期体检，早期发现和干预导致肌少症的高风险急慢性疾病；诊疗中需根据综合评估结果进行全人、个体化管理，避免出现肌少症。

5.重视和预防跌倒。在老年人群中宣传预防跌倒的相关知识。当老年人出现跌倒尤其是反复跌倒时，应进行肌少症、跌倒风险评估，并积极干预以免造成严重功能下降和身体损害。

6.避免绝对静养。提倡老年人根据身体情况和健康情况选择适宜的体力活动，如行走、打太极拳等，避免因长期卧床、受伤和术后的绝对静养引起或加重肌少症，特别是有心脑血管疾病的老年人，更应适量活动。

（林卫　张海英　吕渊　姚喜）

【参考文献】

［1］DENT E，MORLEY J E，CRUZ-JENTOFT A J，et al. International Clinical Practice Guidelines for Sarcopenia（ICFSR）：screening，diagnosis and management［J］. The Journal of Nutrition，Health Aging，2018，22（10）：1148-1161.

［2］CHEN L K，WOO J，ASSANTACHAI P，et al. Asian Working Group for Sarcopenia：2019 Consensus Update on Sarcopenia Diagnosis and Treatment［J］. Journal of the American Medical Directors Association，2020，21（3）：300-307.

［3］中华医学会骨质疏松和骨矿盐疾病分会.肌少症共识［J］.中华骨质疏松和骨矿盐疾病杂志，2016，9（3）：215-227.

［4］中国抗癌协会肿瘤营养与支持治疗专业委员会.肌肉减少症营养治疗指南［J］.肿瘤代谢与营养电子杂志，2015，2（3）：32-36.

［5］中华医学会老年医学分会，《中华老年医学杂志》编辑委员会.老年人肌少症口服营养补充中国专家共识（2019）［J］.中华老年医学杂志，2019，38（11）：1193-1197.

［6］王慧，海珊，刘颖，等.成都市社区老人肌少症患病率及相关因素研究［J］.四川大学学报（医学版），2019，50（2）：224-228.

［7］江涛，王新航，张露艺，等.中国老年人肌少症患病率的Meta分析［J］.海南医学，2022，33（1）：116-123.

［8］刘娟，丁清清，周白瑜，等.中国老年人肌少症诊疗专家共识（2021）［J］.中华老年医学杂志，2021，40（8）：943-952.

［9］中华医学会老年医学分会，《中华老年医学杂志》编辑委员会.预防老年人肌少症核心信息中国专家共识（2021）［J］.中华老年医学杂志，2021，40（8）：953-954.

［10］杨莘，程云.老年专科护理［M］.北京：人民卫生出版社，2019.

［11］刘晓红，郭欣颖.居家老人照护者手册［M］.北京：人民卫生出版社，2015.

［12］ZANKER J，SIM M，ANDERSON K，et al. Consensus guidelines for sarcopenia prevention，diagnosis and management in Australia and New Zealand［J］. J Cachexia Sarcopenia Muscle，2022，14（1）.

第十一节　营养不良

一、定义

营养不良是由于能量、蛋白质和（或）其他营养素摄入不足（或过剩）或利用障碍引起能量或营养素缺乏的状态，可对人体组成、机体功能和临床结局产生不良反应的一种全身性疾病。营养不良包括营养不足和营养过剩，在临床实践中，营养不良多指营养缺乏（不足）的状态。老年人由于吞咽、消化吸收功能减弱以及疾病、经济及社会心理等因素影响，发生营养不良的概率大大增加，严重影响老年人身心健康，给社会和家庭带来沉重的负担。

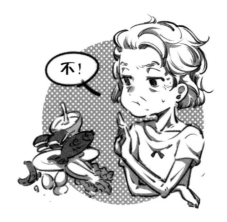

二、流行病学

中华医学会肠外肠内营养学分会老年营养支持学组组织中国14个大城市30家大医院，对65岁及以上老年住院患者进行前瞻、多中心和平行的调查结果显示，在符合纳入标准的10184例老年患者中，对10182例患者进行了NRS 2002评估，其中10.14%（895例）为营养不足（BMI≤18.5kg/m^2），46.42%（4726例）存在营养风险（NRS 2002≥3分），随年龄增长营养不足和营养风险发生率均呈明显增加趋势（F=43.41、177.05，均P＜0.001）；9755例患者完成了MNA-SF检查，14.67%（1431例）存在营养不良，35.04%（3418例）有营养不良风险，50.29%（4906例）营养正常，随着年龄增长，营养不良和营养不良风险发生率均明显增加（F=172.79、12.10、152.42，均P＜0.05）。一项关于中国社区老年人群营养不良患病率的Meta分析显示，中国社区老年人群营养不良的患病情况较为常见，且女性和独居老年人的营养不良患病率较高。

三、致病因素

老年人的营养状态受多种因素的影响，衰老、疾病状态、心理状态及社会因素等均可引起老年人营养不良。随着年龄增长，老年人咀嚼功能减退，吞咽出现障碍，消化吸收功能减弱，加上日常活动减少，能量消耗降低，引起食物摄入减少，宏量及微量营养素摄入不足。任何急性或慢性疾病，如心脑血管疾病、代谢与内分泌系统疾病、消化系统疾病、恶性肿瘤及感染等，都能影响机体对营养物质的吸收。长期用药会影响食欲及消化吸收功能，而且疾病迁延不愈也容易引起老年人情绪低落，继而进一步损害老年人健康。诸如焦虑、抑郁等心理因素，文化水平、经济状况、婚姻状况等社会因素，也会影响老年人营养状况。

四、临床表现

老年人营养不良涉及机体各器官和系统，一般表现为消瘦、精神萎靡、全身乏力、反复感染等。老年人因食物长期摄入减少、厌食、慢性疾病等引起热量及蛋白质摄入不足，表现为饥饿、消瘦、皮褶厚度和上臂围等人体测量指标下降；若因长期无蛋白或低蛋白饮食引起蛋白质摄入不足，可表现为水肿、腹水等。在实验室检查指标上，可表现为内脏蛋白浓度正常或降低、免疫功能下降和淋巴细胞计数下降等。老年人活动耐量下降、精神萎靡、皮疹、感觉减弱、皮肤干燥等，都是营养不良的隐匿表现。

除了宏量营养素缺乏引起的各种临床表现，微量营养素缺乏也可表现出各种特异性临床缺乏症状。钙缺乏在成年人及中老年人中可引起骨质软化症和骨质疏松症，女性绝经期后因雌激素分泌减少而导致骨质丢失加快，常表现为前臂、股骨颈和脊柱压缩性骨折；铁缺乏引起的缺铁性贫血是最常见的营养性疾病之一，常有头晕、气短、心悸、乏力、脸色苍白和注意力不集中等临床表现；锌缺乏可表现为食欲减退、异食癖、皮肤粗糙、免疫力降低及皮肤伤口愈合不良等；碘缺乏可引起甲状腺代偿性增生、肥大；维生素A缺乏可表现为暗适应能力下降、眼睛干燥、怕光、流泪及上皮组织增生和角化，引起皮肤干燥、毛囊丘疹等；维生素B_1缺乏表现为恶心、食欲差、淡漠、沮丧、下肢软弱无力、心电图异常等，长期缺乏可引起脚气病；维生素B_2缺乏常引起眼睛、口腔和皮肤的炎症反应，表现为视物模糊、球结膜充血、口角炎、唇炎、舌炎及脂溢性皮炎等；叶酸缺乏可引起巨幼红细胞贫血、胎儿神经管畸形和高同型半胱氨酸血症等；维生素C缺乏可引起坏血病，早期表现为疲乏、倦怠、牙龈出血、伤口愈合不良等，严重者可出现皮下毛细血管破裂出血，甚至出现血肿或瘀斑等。

五、营养筛查与营养评估

老年人营养不良比较隐蔽，不易察觉，仅靠体重和食欲变化往往难以辨别老年人是否存在营养风险或营养不良，因此选择有效的营养筛查与评估工具对于识别老年人营养不良及制订个性化营养支持治疗方案具有重要意义。目前临床上已经发表并应用的营养筛查及评估量表多达几十种，但现有的营养筛查工具适用范围大，评估的主客观指标存在差异，不同评估方法之间特异性及灵敏度也存在差异，因此找出特异性强、灵敏度高又简便快捷的量表至关重要。

（一）营养筛查

营养筛查是营养诊断及干预管理的第一步，通过简单的方法对老年人进行快速识别并发现有营养风险或营养不良风险的个体，并进行及时有效的营养干预。

目前我国已将营养筛查阳性作为肠外营养（PN）和肠内营养（EN）制剂使用和医保支付的前提条件，常用的营养筛查工具有营养风险筛查2002（nutritional risk screening 2002，NRS 2002）、营养不良通用筛查工具（malnutrition universal screening tool，MUST）、营养不良筛查工具（malnutrition screening tool，MST）、微型营养评定（mini nutritional assessment，MNA）和简易微型营养评估（mini nutritional assessment-short form，MNA-SF）等，进行营养筛查时可根据适用对象等选择合适的筛查量表。

欧洲肠外肠内营养学会和中华医学会肠外肠内营养学分会均推荐使用NRS 2002评分表（表3-11-1）对一般成年住院患者进行营养风险筛查，其适用于18～90岁且住院时间超过24小时的患者，包括三项评分：（1）营养状态受损评分（0～3分）；（2）疾病严重程度评分（0～3分）；（3）年龄评分（≥70岁1分，否则0分）。总评分计算方法为三项评分取最高分进行相加，最高分为7分，评分≥3分的患者具有营养风险，需进一步进行营养评估。入院筛查时＜3分的患者需每周重复筛查或在疾病出现变化时重新筛查，一旦出现评分≥3分的情况，立即进入营养支持治疗程序。

NRS 2002对疾病严重程度定义如下：

1分：慢性疾病患者因出现并发症而住院治疗，患者虚弱但不需卧床。蛋白质需要量略为增加，但可通过口服和补充来弥补不足。

2分：患者需要卧床，如腹部大手术后，蛋白质需要量相应增加，但大多数人仍可以通过人工营养得到恢复。

3分：患者在加强病房中靠机械通气支持，蛋白质需要量增加且不能被人工营养支持所弥补，但是通过人工营养可以使蛋白质分解和氮丢失明显减少。

表3-11-1　NRS 2002评分表

营养状态 受损评分	1分：近3个月体重下降＞5％，或近1周内进食量减少25％～50％ 2分：一般情况差或近2个月体重下降＞5％，或近1周内进食量减少50％～75％ 3分：BMI＜18.5kg/m² 且一般状况差，或近1个月体重下降＞5％，或近1周内进食量减少75％～100％
疾病严重 程度评分	1分：一般恶性肿瘤、髋部骨折、长期血液透析、糖尿病、慢性疾病（如肝硬化、慢性阻塞性肺疾病） 2分：血液恶性肿瘤、重症肺炎、腹部大手术、脑卒中 3分：重型颅脑损伤、骨髓移植、APACHE评分＞10分的ICU患者
年龄评分	年龄≥70岁，1分
总分	≥3分：存在营养风险，需制订营养治疗计划 ＜3分：每周复查营养风险

营养不良风险筛查工具包括MUST、MST和MNA-SF等，其中MNA-SF简表（表3-11-2）适用于门诊、住院患者、养老机构、社区和居家老年人群。MNA-SF简表是在MNA量表的基础上进行简化，将MNA量表中的18条项目与MNA结果进行相关性分析，得到6条相关性很强的项目，包括进食量、体重变化、活动能力、有无心理创伤或急性疾病、精神生理问题及BMI。新修订版MNA-SF简表在旧版MNA-SF简表6个项目的基础上增加了1个可选择性的项目——小腿围。总分最高14分，12～14分为正常营养状态，8～11分为有营养不良风险，0～7分为营养不良。

表3-11-2　新修订版MNA-SF简表

A. 过去3个月内有没有因为食欲不振、消化问题、咀嚼或吞咽困难而减少进食？ 0分：严重食欲不振 1分：中度食欲不振 2分：轻度食欲不振	□
B. 过去3个月内体重下降情况 0分：体重下降大于3kg 1分：不知道 2分：体重下降1～3kg 3分：体重没有下降	□
C. 活动能力 0分：卧床或坐椅子 1分：能离床或椅子但不能外出 2分：能外出	□
D. 过去3个月内是否受到心理创伤或患上急性疾病 0分：是　　　　1分：否	□
E. 精神心理问题 0分：严重痴呆或抑郁 1分：轻度痴呆 2分：没有心理问题	□

续表

F1. 体质指数（BMI）	
0分：BMI＜19kg/m² 1分：19kg/m²≤BMI＜21kg/m² 2分：21kg/m²≤BMI＜23kg/m² 3分：BMI≥23kg/m²	□
如不能取得BMI，请以问题F2替代F1；如已完成问题F1，请不要回答问题F2。	
F2. 小腿围 0分：小腿围＜31cm 3分：小腿围≥31cm	□
筛查分数（最高14分） 12～14分：正常营养状态 8～11分：有营养不良风险 0～7分：营养不良	□

体重变化可直接反映营养状况，但应排除水肿或脱水等因素影响。实际体重占标准体重百分比和BMI常用于营养不良筛查。实际体重占理想体重百分比（%）=（实际体重/标准体重）×100%，标准体重：男性标准体重（kg）=身高（cm）–105；女性标准体重（kg）=身高（cm）–100。比值在90%～109%范围内为适宜，80%～89%为轻度营养不良，70%～79%为中度营养不良，60%～69%为重度营养不良。BMI是公认反映机体蛋白质热量营养不良和肥胖症的可靠指标。目前国际上推荐的标准与亚洲、非洲等地区标准存在种族和地区的差异，因此在结果判定时也存在差异。中国标准中，BMI＜18.5kg/m²为低体重（营养不良），18.5kg/m²≤BMI≤23.9kg/m²为正常，24kg/m²≤BMI≤27.9kg/m²为超重，BMI≥28kg/m²为肥胖。从降低营养不良和死亡率考虑，65岁以上老年人适宜体重和BMI（20.0～26.9kg/m²）应略高。

（二）营养评估

营养筛查阳性的患者需进一步进行营养评估，通过对患者营养状况、代谢状况和机体功能进行全面的检查和评估以制订个体化的营养支持干预方案。目前营养评估的具体评价方法或手段都存在一定局限性，但是评估的内容相对一致。营养评估的主要内容包括人体测量（Anthropometry）、生化指标（Biochemistry）、临床评估（Clinical Evaluation）、膳食调查（Dietary）和环境评估（Environment），即"ABCDE"评估（表3-11-3）。

表3-11-3 营养评估的主要内容

评定项目	主要内容
A.人体测量	1.身高、体重、BMI、近期体重变化 2.腹围、小腿围、臂围 3.皮褶厚度 4.人体成分分析（BIA、DEXA、CT、MRI）
B.生化指标	1.血常规：血红蛋白、白细胞计数、淋巴细胞计数 2.肝功能：前白蛋白、白蛋白、胆红素、转氨酶 3.肾功能：肌酐、尿素氮 4.维生素A结合蛋白、转铁蛋白 5.炎症标志物：C-反应蛋白 6.血电解质：钠、钾、磷、镁、钙 7.微量营养素：水溶性维生素、脂溶性维生素、微量元素
C.临床评估	1.年龄、性别 2.基础疾病：恶性肿瘤、感染、消化系统疾病、糖尿病、甲状腺疾病、精神心理疾病 3.体格检查：水肿、皮肤、毛发、口腔、牙齿、视觉、肌力、神经反射 4.功能评估：ADL、步速、握力、认知状态 5.药物：可能造成口感、味觉改变、恶心、吸收障碍的不良反应
D.膳食调查	1.近期进食量的变化 2.长期偏爱的饮食模式、分量、烹饪方法以及所采取的食物和饮料的类型 3.过敏和不耐受食物
E.环境评估	1.教育水平或学习能力 2.家庭支持及家庭环境 3.个人财务/经济状况

目前没有一项特异指标能够准确、全面地评价患者的营养状况，因此可结合多项营养评估指标来评估，常用营养评估量表有主观整体评估（subjective global assessment, SGA）、患者主观整体评估（patient generated subjective global assessment, PG-SGA）和微型营养评估（mini nutritional assessment, MNA）。

SGA是常用的综合营养评估方法和工具，广泛应用于不同年龄及不同疾病状态的门诊和住院患者。该量表由临床医生主观完成5项营养筛查提问和3项查体数据测量而进行评估（分A、B、C三级），如果患者的评估指标中B、C级较多，提示营养不良；如果A级较多，则提示营养状况良好。SGA量表主要内容及评估标准见表3-11-4。

表3-11-4　SGA量表

参数/分级	A.营养良好	B.轻至中度营养不良	C.重度营养不良
近期体重变化	无/升高	减少5%～10%	减少>10%
摄食变化	无	减少	不进食或低能量流食
胃肠道症状	无或间断偶尔	轻微恶心、呕吐	严重恶心、呕吐
活动能力改变	无减退	能下床活动	卧床
应激反应	无或轻度	中度	重度
肌肉消耗	无	轻度	重度
三头肌皮褶厚度	正常（>8.0mm）	轻度减少（6.5～8.0mm）	重度减少（<6.5mm）
踝部水肿	无	轻度	重度

注意事项：1.近期体重变化：考虑过去6个月或近2周的变化，若过去5个月变化显著，但近1个月无丢失或增加，或近2周经治疗后体重稳定，则体重丢失一项不予考虑。

2.胃肠道症状，至少持续2周，偶尔1～2次症状不予考虑。

3.应激情况：大面积烧伤、高烧或大量出血属高应激，长期发烧、慢性腹泻属中应激，长期低烧或恶性肿瘤属低应激。

4.评估结果中，有5项以上属于C级或B级，可定为重度或中度营养不良。

PG-SGA是在SGA的基础上专门为肿瘤患者设计的营养评估工具，具有定量评估和快速识别肿瘤患者营养不良的特点，并能监测营养治疗效果，目前已作为我国卫生行业标准在临床上广泛应用。

MNA是老年人评估营养状况的工具，更适用于社区居民、住院患者及包括养老机构在内需要照顾的老年人，包括人体测量、总体评价、膳食评价及自身评价等18项内容。根据各项评分标准评分并相加，MNA≥24分，为营养状况良好；17分≤MNA≤23.5分，为存在营养不良的风险；MNA<17分，为营养不良。

过去对营养不良缺乏统一的诊断标准。因此，2018年9月全球（营养）领导人发起了营养不良诊断标准共识（Global Leadership Initiative on Malnutrition，GLIM），旨在全球范围内达成营养不良的诊断标准。GLIM将营养不良的诊断分为营养筛查、营养不良诊断和分级两个方面，强调应用经前瞻性临床有效性验证的营养筛查工具（如NRS 2002、MNA-SF、MUST等）对患者进行筛查，且在筛查结果为阳性的基础上，满足至少一个表现型指标和一个病因型指标时认为存在营养不良，并根据表现型指标再进行严重程度分级。表现型指标包括非自主性体重下降、低BMI和肌肉量减少。病因型指标包括饮食摄入或吸收减少、机体疾病或炎症状态。由于实际应用BMI作为营养不良诊断指标时存在种族和地区的差异，肌肉量测定条件限制时中腿围或小腿围可用于评估肌肉量，不同地区界值不统一以及炎症指标的选用还有待临床研究的验证，因此GLIM标准需要更多前瞻性临床研究数据的验证。

我国老年人群营养知识相对匮乏，营养不良状况不容乐观。因此，加强营养教育、采取有效的营养干预措施对降低老年人群营养不良发病率至关重要。老年人营养不良防控管理流程如图3-11-1所示。

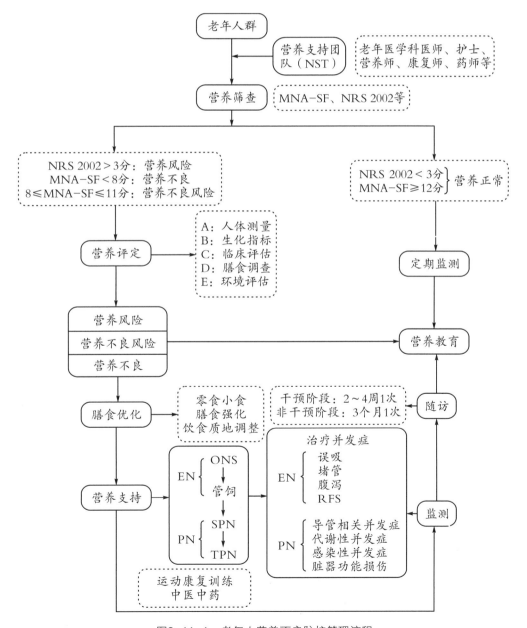

图3-11-1　老年人营养不良防控管理流程

六、老年人合理膳食

老年人咀嚼吞咽能力下降，器官功能减退，导致食物摄入减少及消化吸收不良，长期发展下去可能导致营养不良。老年人膳食具有不同于一般人群膳食的特点，因此科学合理的膳食指导对改善老年人营养状况、预防疾病和提高生活质量具有重要意义。老年人提倡平衡膳食，食物多样化，谷薯类、蔬菜水果类、肉类、蛋类、奶类及大豆类等缺一不可。老年人常存在正餐食物摄入有限的情况，此时应特别注意增加餐次，少量多餐，可采用三餐两点制或三餐三点制，以保证充足的食物摄入。食物制作应细软，多采用炖、煮、蒸、焖、烧等烹饪方式，食材宜切小切碎，可多选择软食、半流质饮食等以克服老年人咀嚼吞咽困难的情况。另外，老年人提倡陪伴饮食及适量户外活动，有助于老年人摄入更多更丰富的食物，改善营养不良。

（一）老年人营养需要

1.能量。老年人能量消耗在个体间存在较大差异，能量摄入应满足基础能量消耗及一定水平的身体活动能量消耗，此外还应有一部分结余能量以维持健康的体质指数。一般老年人能量摄入量推荐20～30kcal/（kg·d），营养不良、低体重、应激状态的老年人可提高至30～40kcal/（kg·d）。

2.蛋白质。蛋白质是构成人体组织、器官的重要原料，机体分泌的多种具有重要生理活性的物质均需要蛋白质参与，蛋白质也参与能量释放，是人体能量的来源之一。老年人随着机体衰老，体内分解代谢增强，合成代谢减弱，容易出现负氮平衡，同时各种原因引起饮食蛋白质摄入不足，更加重了机体蛋白质缺乏。老年人蛋白质摄入量推荐1g/（kg·d），合并有急慢性疾病、肌少症的老年患者建议增加至1.2～1.5g/（kg·d）。对于合并肾功能不全的老年人，蛋白质供给量应适当减少，并密切监测肾功能。

蛋白质主要来源于谷薯类、肉蛋奶和豆类，其中鱼、虾、禽肉、猪牛羊肉中的蛋白质为优质蛋白质，且含有多种微量营养素，消化吸收率高，对老年人维持肌肉量十分重要。另外，牛奶及奶制品中的蛋白质及钙有助于预防老年骨质疏松和骨折，推荐每天食用。大豆除富含优质蛋白质外，还含有大豆异黄酮和大豆皂苷，可预防心脑血管疾病和骨质疏松症，尤其适合绝经后老年妇女食用。

3.脂类。老年人对脂肪分解和廓清能力下降，常伴有肥胖、高脂血症、动脉粥样硬化、冠心病等与脂类代谢异常相关的慢性疾病。因此，老年人脂肪推荐供给量和种类与一般人群存在差异。推荐脂肪摄入占总能量的20%～30%，且应尽量减少饱和脂肪酸的比例，不饱和脂肪酸中的多不饱和脂肪酸也应适量限制，以免加重动脉粥样硬化。另外，老年人应适当限制胆固醇摄入，每日胆固醇摄入量不宜超过300mg，当伴有高胆固醇血症时，每日胆固醇摄入量不宜超过200mg。

4.碳水化合物。老年人对糖类代谢能力下降，易出现血糖异常。碳水化合物是膳食能量的主要来源，推荐碳水化合物摄入占总能量的50%～65%。老年人应限制纯能量食物如单糖、双糖的摄入，主食宜粗细搭配，同时多吃蔬菜、水果等富含膳食纤维的食物，以改善老年人普遍存在的便秘症状。

5.微量营养素。微量营养素包括维生素和矿物质。绝大多数维生素和矿物质不能在人体内合成，必须依赖于食物供给。目前尚无证据表明老年人对维生素和矿物质的需要量与年轻人存在差异，老年人易缺乏维生素和矿物质，建议在营养支持初期应适量给予所缺乏的微量营养素以改善营养状况。老年人应限制食盐的摄入量，因为盐能促进水分在体内的储存，使水分排出量减少，会加重心脏的负担。

6.水。水能促进物质代谢和排泄代谢废物。老年人对失水和脱水的反应较为迟钝，常在口渴时才少量饮水，推荐老年人主动足量饮水以减缓隐性缺水。为避免缺水症状，在无液体限制的情况下，老年男性每日液体推荐量至少2L，老年女性为1.6L。

（二）老年人营养支持

老年人不能正常进食或进食量不能满足推荐需要量时，需给予营养支持。目前临床上营养支持包括肠内营养、肠外营养和肠内肠外联合应用三种方式。合理的肠外肠内营养支持方式能够改善老年人群营养状况，并最终降低病死率，缩短住院日，减少经济耗费等。

肠内营养具有维持肠道结构和功能完整性，防止肠道菌群移位及肠黏膜萎缩的作用，因此适用于大多数老年人。肠内营养包括口服营养补充（ONS）和管饲两种形式，当膳食调整后日常饮食摄入量仍然无法满足机体目标需要量60%时，建议开始给予ONS。ONS常见形态为粉剂、半固体或液体，可以根据老年人个人饮食习惯及喜好选择单独口服或加入日常膳食中。ONS建议每天应至少提供400～600kcal和（或）30g蛋白质，营养干预至少持续1个月，1个月后再进行营养评估。

当老年人接受足量经口营养干预后其饮食摄入量仍达不到目标需要量的60%时，推荐开始管饲营养。管饲制剂分为匀浆膳和肠内营养制剂。匀浆膳由普通食物经过高速搅拌磨碎后制成，具有营养成分不明确、食物颗粒较大等特点，而且食物在加工过程中不可避免存在营养素损失，不推荐用于病重或胃肠道功能较弱的老年人。肠内营养制剂分为标准整蛋白配方制剂、氨基酸和短肽型制剂两种，前者适合大部分老年患者的需要，氨基酸和短肽型制剂以小分子形态进入胃肠道，更适用于胃肠道功能不全（如重症胰腺炎）的老年患者。另外，针对合并不同疾病的老年人开发了疾病专用配方制剂，如糖尿病专用制剂、肺病专用制剂、肿瘤专用制剂等，可根据老年人疾病特点进行选择。

老年人出现肠道不耐受或胃肠功能严重障碍无法使用肠内营养时，建议开始给予补充性肠外营养（SPN）或全肠外营养（TPN）。周围静脉是老年患者SPN短期应用的首选，此时要求输入的液体渗透压<900mOsm/L，高渗透压（>900mOsm/L）或需要长期接受PN（>14d）的患者建议通过中心静脉输注，待患者胃肠道功能恢复，可逐渐过渡至肠内营养。

老年患者应用肠内营养和（或）肠外营养时易发生各种并发症，应及时进行监测，了解老年患者营养支持效果并及时调整营养支持方案，避免或减少相关并发症的发生，进一步改善老年患者营养不良问题。

七、临床病例

现病史：女性，65岁，因"反复发热11月余，肛瘘术后7天"入院。患者反复发热，体温波动在36.5～38.0℃，右臀部脓肿疼痛，小便时伴肛门脓性分泌物流出，于外院行高位肛瘘挂线术及脓肿切开引流，术后一般情况好转出院，门诊以"肛瘘"收治入院。患者近期骶尾部疼痛明显，难以忍受，自觉四肢乏力，无法站立及行走，食欲差，进食肉蛋类后易恶心呕吐，目前每天仅能进食极少量白粥，近一年体重下降约8kg。

既往史：否认糖尿病、高血压病、冠心病，有手术史及静脉输注氨基酸过敏史。

体格检查：身高158cm，体重44kg，BMI17.6kg/m^2，体温37.4℃，血压、脉搏、呼吸正常范围，神志清醒，心、肺、腹、神经系统查体未见明显异常，双下肢轻度水肿。

实验室检查：红细胞3.24×10^{12}/L，白细胞13.51×10^{12}/L，血红蛋白87g/L，中性粒细胞百分数88.3%，白蛋白24g/L，前白蛋白34mg/L，球蛋白37.6g/L，钠134.4mmol/L，镁1.07mmol/L，磷0.83mmol/L。

入院诊断：肛瘘术后；乙状结肠造口状态；盆腔脓肿；骶3-尾4化脓性炎症；低蛋白血症；中度贫血；电解质紊乱。

【问题1】根据现有资料，患者的营养状况如何？

思路：患者BMI为17.6kg/m^2，属消瘦体型。实际体重占理性体重百分比为75.9%，属中度营养不良。实验室检查提示患者白蛋白及前白蛋白明显低于正常值范围，结合病史，患者存在中度–重度热能蛋白质缺乏性营养不良，同时存在低钠、低镁及低磷血症，需及时给予饮食指导及饮食调整。

【问题2】该患者营养不良的原因是什么？

思路：患者病史中有明显的体重下降，内脏蛋白浓度等营养评价指标也提示存在重度营养不良，患者营养不良的原因如下：①长期反复发热，一方面，机体基础代谢较正常体温状态下增高，热能消耗增多，导致机体对能量需要量增加；另一方面，患者食欲差，进食量不足，更加重了机体负能量状态。②长期住院对患者身心健康产生的负面影响，疾病迁延不愈，对患者精神状态造成不良影响，情绪低落、暴躁易怒等均会影响进食量。③患者骶尾部疼痛难忍，服用止痛药或抗生素等药物存在不良反应，可引起恶心、呕吐等胃肠道应激反应，导致胃肠道功能紊乱，从而进一步加重患者营养不良。

【问题3】该患者是否需要营养支持？采用何种方法改善患者营养状况？

思路：患者近一年体重明显下降，内脏蛋白浓度等营养评估指标提示存在营养不良，同时，患者近期几乎未摄入肉蛋类食物，每天仅能进食极少量白粥，饮食量明显不足。根据患者目前病情，估计患者短期内进食量无法达到目标需要量60%，因此，患者存在营养支持的指征。患者目前胃肠道功能基本正常，故首要考虑给予口服营养补充制剂（ONS）。故在进行膳食调查后制订了适合患者病情的饮食方案。在患者原饮食基础上每日另外口服补充"全安素200g＋乳清蛋白40～50g"，2周后评估饮食调整效果。患者反映主食类及肉蛋类摄入基本同前，目前蛋白质摄入基本达到目标需要量，热能摄入仍不足，与临床沟通后予加用适量静脉营养，"葡萄糖注射液（10%）1000ml＋脂肪乳注射液（20%）250mL"，能量及蛋白质基本达到全量，经营养干预4周后，患者营养状况明显改善并出院。

【问题4】哪些指标可以动态监测患者的营养状况？

思路：可以通过定期计算肌酐身高指数和氮平衡等指标来动态监测患者蛋白质情况。另外，维生素A结合蛋白（RBP）和前白蛋白（PA）等半衰期短的指标也可以动态了解机体营养状况变化情况。

【问题5】老年人营养不良护理要点是什么？

思路：1.营养不良评估与观察要点。

（1）了解老人日常用药及患病情况。

（2）评估老年人社会支持情况、心理状况。

（3）评估老年人意识状态、饮食习惯、进食情况、吞咽能力、排便情况及活动能力。

2.营养不良护理要点。

（1）为老年人提供良好的进餐环境，保持室内环境温馨、安全、安静。

（2）提供清淡、易消化吸收的细软食物，种类多样化。

（3）提供蛋、奶、瘦肉及豆制品等优质蛋白，多吃蔬菜和水果，减少高脂奶品、动物油脂及动物内脏等摄入，协助肥胖或超重者控制体重。

（4）摄入足够的水分，心肝肺肾功能正常者，基础补水量应为30mL/（kg·d）。发热时，温度每升高1℃，需额外补充水300～400mL。

（5）常量营养素比例。建议总能量的20%～30%来自脂肪，50%～60%来自碳水化合物。老年人蛋白质合成能力下降，建议每天摄入1.0～1.2g/kg蛋白质或占总能量的15%～20%，在应激或创伤情况下，可增加到1.5g/kg，如有慢性肾病应适当减少。膳食纤维摄入量为25～30g/d。

（6）吞咽障碍者给予相应护理措施。①协助取合适体位。坐位时，身体尽量靠近桌面，不留空隙，坐直、抬头。半卧位时，身体尽量靠近床上餐桌，头、背部给予支撑。右侧卧位时，背后给予支撑，在头、肩下垫枕。②在颌下铺餐巾。③给予合适温度的饭菜。④进食过程中观察有无呛咳、误吸。⑤进食后做好口腔清洁。

（7）告知老年人营养不良发生的原因、造成的危害及预防措施。

（8）管饲老年人。指导照护者及居家老年患者，正确制作和保存鼻饲饮食的方法与注意事项；误吸高风险者，床旁配备负压吸引设备，做好预防误吸的相关措施。

（9）肠内营养液的选择。不同配方在消化率、营养素利用率有所不同。首选能量密度在1.0Kcal/mL的等渗透压通用型配方。当总摄入量受限时首选高能量密度为1.5Kcal/mL的配方。含纤维素型的配方可以减少喂养型腹泻的发生。

（10）警惕再喂养综合征。重度营养不良时，纠正不可操之过急。在开始的几天，钾和磷需求高，随着营养素的有效利用，恶病质患者易发生再喂养综合征。应先补给所需营养素的50%，再逐渐增加到全量。

（11）居家老年人可预约社区医生或通过"互联网＋"平台预约护士上门进行胃管的更换及维护。

（12）嘱老年人定期门诊复查，必要时给予医疗干预。

（严芳娜　蓝震宇　曹大伟　梁海珍）

【参考文献】

［1］施小明.我国老年流行病学研究进展［J］.中华流行病学杂志，2021，42（10）：1713-1721.

［2］崔红元，朱明炜，陈伟，等.中国老年住院患者营养状态的多中心调查研究［J］.中华老年医学杂志，2021，40（3）：364-369.

［3］宋扬，王盛书，王建伟，等.中国社区老年人群营养不良患病率Meta分析［J］.中华流行病学杂志，2022，43（6）：915-921.

［4］DONINI L M，POGGIOGALLE E，MOLFINO A，et al.Mini-Nutritional Assessment，Malnutrition Universal Screening Tool，and Nutrition Risk Screening Tool for the Nutritional Evaluation of Older Nursing Home Residents［J］.Journal of the American Medical Directors Association，2016，17（10）：959.

［5］VELÁZQUEZ-ALVA M C，IRIGOYEN-CAMACHO M E，CABRER-ROSALES M E，et al.Prevalence of Malnutrition and Depression in Older Adults Living in Nursing Homes in Mexico City［J］.Nutrients，2020，12（8）：2429.

［6］蒲虹杉，董碧蓉.老年人营养不良的识别与对策［J］.现代临床医学，2012，38（3）：231-233.

［7］COHENDY R，RUBENSTEIN L Z，ELEDJAM J J.The Mini Nutritional Assessment-Short Form for preoperative nutritional evaluation of elderly patients［J］.Aging Clinical and Experimental Research，2001，13（4）：293-297.

［8］KAISER M J，BAUER J M，RAMSCH C，et al.Validation of the mini-nutritional assessment short-form（MNA-SF）：a practical tool for identification of nutritional status［J］.The Journal of Nutrition，Health & Aging，2009，13（9）：782-788.

［9］中国营养学会.中国居民膳食指南（2022）［M］.北京：人民卫生出版社，2022.

［10］毛拥军，吴剑卿，刘龚翔，等.老年人营养不良防控干预中国专家共识（2022）［J］.中华老年医学杂志，2022，41（7）：749-759.

［11］石汉平，李薇，齐玉梅，等.营养筛查与评估（第2版）［M］.北京：人民卫生出版社，2021.

［12］谈善军，严明月，王俊杰，等.营养不良诊断GLIM标准在国内外的应用现状与展望［J］.中华临床营养杂志，2022，30（1）：53-60.

［13］中华医学会肠外肠内营养学分会老年营养支持学组.中国老年患者肠外肠内营养应用指南（2020）［J］.中华老年医学杂志，2020，39（2）：119-132.

［14］刘娟，丁清清，周白瑜，等.中国老年人肌少症诊疗专家共识（2021）［J］.中华老年医学杂志，2021，40（8）：943-952.

［15］Volkert D，Beck AM，Cederholm T，et al.ESPEN guideline on clinical nutrition and hydration in geriatrics［J］.Clinical Nutrition，2019，38（1）：10-47.

［16］姜小鹰.家庭护理指导：老年人家庭护理［M］.北京：人民卫生出版社，2013.

［17］刘晓红，郭欣颖.居家老人照护者手册［M］.北京：人民卫生出版社，2015.

［18］杨莘，程云.老年专科护理［M］.北京：人民卫生出版社，2019.

第十二节　衰弱

一、定义

衰弱是一种常见的老年综合征，其定义为"一种与增龄相关的状态，其特征是力量下降和生理功能紊乱，增加了个体易损性，导致依赖性、脆弱性和死亡的增加"。衰弱，常常导致老年人经受外界较小刺激即可发生一连串临床负性事件，如跌倒、急诊住院、入住ICU甚至死亡，更像是一个或多个器官功能超出正常老化的叠加总和，常为多种慢性疾病、某次急性事件或严重疾病的后果，可以被认为是介于健康和失能中间的一种状态。

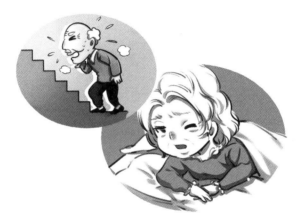

二、流行病学

衰弱的发生，在老年人中并不少见，在世界各国均普遍发生。衰弱发生的流行病学有其特点：

1.衰弱的发生，与年龄增长密切相关，随着年龄的增长而发病率上升。

2.衰弱也可能发生在65岁以前，如ICU获得性衰弱。

3.女性衰弱发病率明显高于男性，在国内的研究文献报道中，老年女性衰弱发病率为11%，而老年男性衰弱发病率为8%，但女性对衰弱的耐受程度要优于男性。

4.关于衰弱的发病率，入住医疗机构老年医学科患者＞养老机构老年人＞社区老年人。在欧洲的一些研究中，入住医院老年医学科患者发生衰弱的比例将近100%，养老院65岁及以上老年人衰弱患病率为68.8%，社区老年人衰弱患病率为4.9%～27.3%。

5.衰弱的发生，并不是衰老过程中必不可少的一部分，在一定程度上是可逆的，特别是在衰弱前期。

三、致病因素

关于衰弱的病因，目前国外老年医学专家一致的观点是多种因素共同作用的结果。增龄、遗传因素、经济状况不佳、教育程度低、不良的生活方式、躯体疾病（如合并心脑血管疾病、恶性肿瘤、肾功能不全、糖尿病、髋部骨折、手术等）、合并各种老年综合征（如跌倒、疼痛、营养不良和摄入营养素不足、肌少症、多病共存、多重用药、活动能力下降、睡眠障碍、焦虑和抑郁）、未婚及独居、健康自评差等均是衰弱的危险因素。

四、临床表现

衰弱，可以被理解为由于机体储备的降低导致的身体机能下降，可表现为一个或多个器官（系统）功能的超出正常的老化，最初的表现可能会被忽视，或被错误地认为是正常衰老过程的一部分。常见的表现有以下几种。

1.非特异性表现：疲劳、无法解释的体重下降和反复感染。

2.跌倒：平衡功能障碍、步态受损、步行耐力下降是衰弱的主要表现，可导致跌倒风险增加。衰弱老年人常主诉"迈不开步子""步行无力"等。

3.谵妄：衰弱老年人常伴有脑功能下降，应激时可出现谵妄，急性期表现为意识障碍、行为无序、日夜颠倒、觉醒度改变、注意力无法集中、感知觉异常等。

4.失能：衰弱老年人可出现波动性失能，表现为需要人照料和功能独立交替出现。

近年来还有学者提出了认知衰弱和社会衰弱的概念。

1.认知衰弱：认知衰弱是将衰弱和认知功能障碍结合起来，强调身体衰弱与认知障碍同时发生由生理因素（包括生理衰弱和生理衰弱前阶段）引起的认知障碍，身体衰弱且认知功能测试比同等年龄、性别、教育程度低–1.5的标准差，且在日常工具性生活活动（IADL）中无依赖性。

2.社会衰弱：个体持续处于失去一种或多种满足基本社会需求的重要资源之中。社会衰弱包括社会资源、社会行为和活动及自我管理能力三个维度。社会衰弱是老年人认知障碍的独立危险因素，可与身体衰弱和认知衰弱同时发生，并进一步促进认知和身体功能的下降，导致住院、跌倒和日常生活能力下降甚至死亡。

五、评估流程

近年来，随着关于衰弱的专家共识、指南文件不断更新，我们对衰弱的认识也在不断加深。2020年，国际衰弱和肌肉减少症研究协会（International Conference of Frailty and Sarcopenia Research，ICFSR）制定了《衰弱患者在初级保健中的筛查和管理指南》，为初级保健机构工作者提供了衰弱的"筛查评估—转诊—管理"的三级预防策略（图3-12-1）。

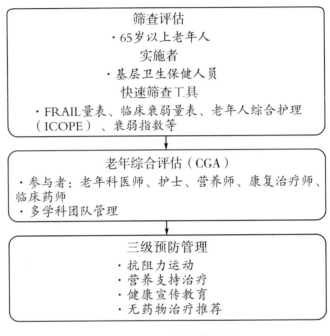

图3-12-1　衰弱评估流程

（一）筛查评估

2013年的一项研究表明，衰弱的评估方法有67种。本书仅介绍目前躯体衰弱评估中一些常用的评估方法。初级医疗保健机构及人员使用经过验证的、指南推荐的快速筛查工具，可以在较短时间内精确地发现衰弱老年人，常用的衰弱快速筛查工具有FRAIL量表、临床衰弱量表、老年人综合护理、衰弱指数等。

1.FRAIL量表（表3-12-1）。该量表名称由五个提问条目的英文首字母缩写而成，涵盖疲劳、耐力、自由活动能力、疾病数量和体重下降等情况。在多个人群、多项试验中得到很好的验证，有良好的灵敏度和特异性。

表3-12-1　FRAIL量表

序号	英文	中文	询问
1	Fratigue	疲劳	您感到疲劳吗？
2	Resistance	耐力下降	您上一层楼梯有困难吗（不使用辅助工具及他人帮助，中途不休息）？
3	Aerobic	自由活动下降	您能行走一个街区的距离吗（不使用辅助工具及他人帮助）？

续表

序号	英文	中文	询问
4	Illness	疾病	您患有五种以上的疾病吗〔高血压、糖尿病、急性心脏病、脑卒中、充血性心力衰竭、哮喘、关节炎、慢性肺病、肾脏疾病、心绞痛、恶性肿瘤（微小皮肤癌除外）〕？
5	Lost	体重下降	您最近一年内体重下降超过5%吗？

注：0条为无衰弱健壮老人，1~2条为衰弱前期，3条以上为衰弱。

2.临床衰弱量表（表3-12-2）。临床衰弱量表基于加拿大健康与老龄化研究的数据；最初是7分制，目前是9分制，包括9分的图形量表和描述衰弱分类的相应文本，浅显易懂、简便易行。可预测未来不良事件，包括死亡率。

表3-12-2 临床衰弱量表

图示	等级	描述
	非常健康（等级1）	身体强壮、积极活跃、精力充沛、充满活力，定期进行体育锻炼，处于所在年龄段最健康的状态
	健康（等级2）	无明显的疾病症状，但不如等级1健康，经常进行体育锻炼，偶尔非常活跃，存在季节性变化
	维持健康（等级3）	存在的健康缺陷能被控制，除常规行走外，无定期的体育锻炼
	脆弱易损伤（等级4）	日常生活不需要他人帮助，但身体的某症状会限制日常活动，常见的主诉为白天"行动缓慢"和感到疲乏
	轻度衰弱（等级5）	明显的动作缓慢，高级的工具性日常生活活动需要帮助，轻度衰弱会进一步削弱患者独自在外购物、行走、备餐及干家务活的能力
	中度衰弱（等级6）	所有的室外活动均需要帮助，在室内上下楼梯、洗澡需要帮助，可能穿衣服也会需要辅助
	严重衰弱（等级7）	个人生活完全不能自理，但身体状态较稳定，一段时间内不会有死亡的危险（6个月）
	非常严重的衰弱（等级8）	生活完全不能自理，接近生命的终点，已不能从任何疾病中恢复
	终末期（等级9）	接近生命终点，生存期<6个月的垂危患者，除此之外不明显衰弱

3.Fried衰弱表型（表3-12-3）。Fried于2001年首先提出通过临床表型（衰弱表型）定义衰弱，制定了五条标准。

表3-12-3　Fried衰弱表型

检测	男性	女性
1.体重下降	过去一年中，体重下降大于10磅（4.5kg）或≥5%体重	
2.步行时间（4.57m）	身高≤173cm，≥7s； 身高>173cm，≥6s	身高≤159cm，≥7s； 身高>159cm，≥6s
3.握力（kg）	BMI≤24kg/m^2，≤29； BMI24.1～26kg/m^2，≤30； BMI26.1～28kg/m^2，≤30； BMI>28kg/m^2，≤32	BMI≤23kg/m^2，≤17； BMI24.1～26kg/m^2，≤17.3； BMI26.1～29kg/m^2，≤18； BMI>29kg/m^2，≤21
4.体力活动	<383kcal/周（约散步2.5h）	<270kcal/周（约散步2h）
5.疲乏	CES-D中的任何得分2～3分 过去一周内发生下列现象几天？ （1）我感觉我做的每一件事都需要经过努力； （2）我不能向前行走 0分：<1天；1分：1~2天；2分：3~4天；3分：大于4天	

注：BMI为体质指数；MLTA为明达休闲时间活动问卷；CES-D为流行病学调查用抑郁自评量表；散步1h约消化150kcal能量。

3条或以上诊断衰弱，具有1条或2条的状态为衰弱前期（Pre-Frail），0条人群为无衰弱的健壮老人（Robust）。Fried衰弱表型已经被大量试验验证，能预测老人的不良事件，得到老年医学研究专家的广泛认可。但缺点在于，老年人处于疾病急性期常常无法完成相关评估，量表中的步行时间、握力测试不是体检常规项目，在基层医疗机构缺乏培训和器材。

4.老年人综合护理（ICOPE）。ICOPE更适用于衰弱前期或衰弱期的老年人，更强调老年人内在能力评估与支持。WHO把内在能力（intrinsic capacity，IC）定义为个体的全部体力和脑力（包括心理）的组合，能力发挥定义为内在能力与个体所处的环境的结合和相互影响。早期干预的目的是逆转衰弱前期或防止衰弱加重。ICOPE指南建议，运用ICOPE筛查工具对60岁及以上老年人的内在能力进行初步筛查，从而动态监测老年人内在能力的变化。ICOPE筛查工具涉及内在能力六个维度（认知能力、活动能力、营养、视觉、听力、抑郁症状），共九个简单问题进行筛查。ICOPE方法旨在将其应用于老年人初级保健的临床实践，由以下五个步骤组成：第一步，筛选参与者内在能力的五个维度中的1个或多个潜在下降。第二步，参与者在内在能力及他们的潜在条件、物理环境和社会环境方面存在缺陷，完成深入评估。第三步，考虑到内在能力的下降、相关疾病、社会环境需求，最重要的是考虑到老年人的目标和偏好，制订个性化护理计划。第四步，ICOPE建议每6个月监测一次内在能力，包括筛查期间没有显示出内在能力下降的参与者。对深度评估结束时提出的个性化护理计划实施情况的监测也应如此。第五步，横向步骤，涉及社区的参与和对照护者的支持，以促进前四步的实施。表3-12-4介绍第一步骤筛查工具的内容。

表3-12-4 老年人综合护理（ICOPE）筛查工具的内容

项目	检查
认知能力下降	1.记住三个词：例如花朵、门、大米 2.时间、空间定向：今天的完整日期是什么？您现在在哪里（家里、诊所等）？ 3.回忆刚刚的三个词
活动能力受限	5次起坐试验：不使用扶手，从椅子上站起来5次。受试者是否能在12秒内从椅子上站起来5次？
营养不良	1.体重下降：在过去的3个月里，您是否无意中体重下降了3kg以上？ 2.食欲不振：您有过食欲不振的经历吗？
视觉障碍	您的眼睛有什么问题：远视困难、阅读困难、眼病或目前正接受治疗（如糖尿病、高血压病）？
听力障碍	听到耳语（耳语测试）或筛选测听结果为35dB或更低，或通过基于应用程序的自动噪声中数字测试
抑郁症状	在过去的两周里，您是否有以下症状？ ·情绪低落、抑郁或绝望 ·做事情兴趣极少或无乐趣

（二）转诊行老年综合评估

老年综合评估适合60岁以上，已出现生活或活动功能不全（尤其是最近恶化者）、伴有老年综合征、老年共病、多重用药、合并有精神方面问题、合并有社会支持问题（独居、缺乏社会支持、疏于照顾）及多次住院的老年人。其内容不仅涉及衰弱，还涉及与衰弱相关的一般情况评估、躯体能力状态评估、营养状态评估、认知功能评估、肌少症评估、多重用药评估、口腔问题评估、社会支持评估等问题。经过评估后，建议采取多学科团队讨论，解决核心问题（图3-12-2）。

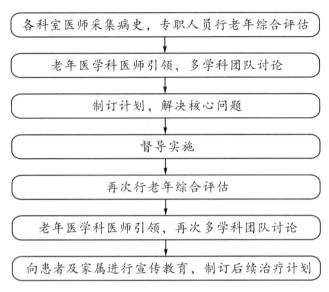

图3-12-2　老年综合评估

（三）衰弱管理

目前有较多研究证据支持，在初级保健中进行衰弱管理。运动治疗、营养支持治疗和衰弱筛查是初级保健中衰弱管理的有效干预措施。表3-12-5总结了三级预防视角下的衰弱管理。

表3-12-5　衰弱管理的项目及内容

项目	内容
一级预防	1.社区教育，包括定期进行营养支持治疗、有氧运动治疗和抗阻力运动治疗等； 2.每年进行1次衰弱的快速筛查（FRAIL量表或ICOPE）
二级预防	如衰弱筛查为阳性： 1.针对可逆的原因，进行检查和治疗； 2.进行有计划的锻炼； 3.建议摄取足够的蛋白质（富含亮氨酸）； 4.考虑进行握力、4m步行速度及简易机体功能评估法测试
三级预防	1.检查日常生活活动及IADL； 2.老年综合评估； 3.进行运动治疗及作业治疗； 4.优化居家环境； 5.提供长期的锻炼计划

1.一级预防。衰弱是多种慢性疾病、末次急性事件或严重疾病的后果，但目前未能确切地识别衰弱的确切病因。衰弱的危险因素，如遗传因素、增龄、超重或肥胖、缺乏运动、心血管风险、自评健康差、酗酒、未婚及独居、受教育程度低、经济状况差、

疲乏原因（抑郁、贫血、低血压病、甲状腺功能减退和维生素B$_{12}$缺乏）、老年综合征（跌倒、疼痛、营养不良、肌少症、多病共存、活动能力下降、多重用药、睡眠障碍、焦虑和抑郁）等，均可促进衰弱的进展。可针对上述危险因素进行干预，但最主要的预防是运动治疗和营养支持治疗。

（1）无衰弱的老年人，应根据自己的兴趣、爱好、身体耐受程度、疾病、服药情况等因素，选择合适的运动方式。相关运动方式的推荐，可参考本书"肌肉减少症"一节的一级预防。鼓励开展抗阻力运动、多种成分的运动组合、小组式运动。由于害怕跌倒、缺乏自信及应对的策略、社会环境影响等众多因素，老年人坚持进行运动治疗的意愿较低。减少久坐，是促进老年人进行更多运动治疗的第一步。

（2）营养支持治疗的核心是保证老年人蛋白质的摄入。目前老年人的蛋白质每日推荐摄入量各不相同，从0.8g/（kg·d）到1.0~1.2g/（kg·d），而欧洲临床营养与代谢学会（the European Society for Clinical Nutrition and Metabolism，ESPEN）建议至少1.2g/（kg·d）。其他饮食建议可参考本书"肌肉减少症"一节及《中国居民膳食指南（2022）》，并且使用富含亮氨酸的必需氨基酸补充剂可能获益。

地中海饮食可能可以降低老年人衰弱的发生风险。

2.二级预防。

（1）运动治疗是维持和提高衰弱老年人体力、身体功能和活动能力的关键途径。一些研究表明，对于即使严重衰弱的老年人，抗阻力训练也可获益。最近一项纳入31项研究、4794名参与者的研究成果显示：无论是否补充营养，抗阻力训练都可以改善初级保健环境中老年人的衰弱状况。抗阻力训练的好处包括增强肌力、减少身体残疾的概率、减轻疲劳，以及降低入住医疗机构和养老院的可能、减少医疗保健支出。但目前，尚不明确抗阻力训练的最佳剂量，如频率、组数、强度等。模拟日常生活的运动、多种成分相结合的运动（如平衡训练与抗阻力训练结合）、高强度抗阻力训练（相较于低强度抗阻力训练而言）可能使衰弱老年人获益更多。

（2）给予衰弱老年人补充蛋白质或能量，在《亚太地区老年衰弱管理临床实践指南》中列为"有条件的推荐"级别。但目前的问题在于，衰弱老年人蛋白质补充试验，存在基线水平不一致的问题，也缺乏蛋白质补充上限、不同族群补充剂量区别的研究。相关指南推荐，衰弱老年人应参照营养不良老年人的标准，按照1.2~1.5g/（kg·d）的标准摄入蛋白质，肾功能不全的老年人应该按照0.8g/（kg·d）的标准摄入蛋白质。其他饮食营养建议，可参考本书"肌肉减少症"一节及《中国居民膳食指南（2022）》。

缺乏维生素D的老年人补充维生素D，可降低老年人死亡、跌倒等不良事件的风险，建议每日补充剂量为800~1000IU，但对衰弱老年人是否需要补充维生素D存在争议。

（3）药物治疗。目前不推荐应用雄激素、生长激素等药物治疗衰弱。

许多研究已经将衰弱的发展与多重用药联系起来。多重用药是指对同一个患者同时使用了5种以上的药物。因此对衰弱老人处方药物定期审核，特别是使用5种用药的患者，减少或取消任何不适当/多余药物的处方，可能会使衰弱老年人获益。值得注意的是，在农村或社会经济水平较低的地区，可能存在相反的问题，衰弱老年人可能患有未知、未经治疗的疾病。

（4）衰弱筛查阳性者，可对照《针对虚弱问卷中有缺陷的老年人的诊断和管理计划》进行20余项潜在风险评估并进行相应管理，具体项目包括疲劳（排查抑郁）、排查呼吸睡眠暂停、检查生化指标（促甲状腺激素、维生素B$_{12}$、血红蛋白）、排查低血压或直立性低血压、补充富含亮氨酸的必需氨基酸治疗、检查维生素D（如果维生素D低水平则替代治疗）、疾病梳理（减少不适当的药物，包括那些引起不良反应的药物）、减少多重用药、排查体重下降原因、停止服用可能导致体重减轻的药物、检查是否存在虐待老年人现象、排查患者是否为偏执狂（晚年偏执狂）或是害怕超重、排查患者是否有吞咽困难、排查患者是否有口腔问题导致咀嚼困难、排查患者是否有感染情况存在（如幽门螺杆菌或肺结核）、排查患者是否有痴呆症状、排查患者是否患有甲状腺功能亢进、排查患者是否有艾迪森综合征或嗜铬细胞瘤、排查患者是否患有小肠吸收不良综合征或胰腺功能不全、排查患者是否有进食困难、排查患者饮食情况（低盐饮食、低胆固醇饮食或其他治疗性饮食）、排查患者是否患有胆囊炎。此外，关于疲劳，通常的原因是抑郁、睡眠呼吸暂停、低血压病、贫血、甲状腺功能减退、缺氧和维生素B$_{12}$缺乏，应着重排查以上原因。

认知疗法可改善衰弱、步行速度、膝关节力量和疲乏，但其效果远低于体育锻炼/营养干预的综合效果。

口腔健康与衰弱有关。一些研究表明，衰弱老年人更容易出现牙齿缺失（牙齿数目减少）和牙齿咬合力（咬合强度）下降。然而，改善口腔健康对衰弱老年人的影响，目前还缺乏研究证据。

应评估所有衰弱老年人的视觉障碍和听觉障碍，并在出现障碍时加以纠正。有跌倒风险者应检查直立性低血压和晕厥情况。

3.三级预防。

（1）为衰弱老年人和其照料者提供个性化的支持和培训计划。目前普通大众、部分医务人员对衰弱的认知度还比较低，为衰弱老年人及其照护者提供个性化的支持和培训计划，可能会改善衰弱老年人的护理，促进衰弱老年人的独立性，有效整合医疗服务，指导衰弱老年人进行医疗保健，以及执行工具性ADL能力（IADLs），如药物管理和杂货店购物。支持及培训的人员，可以来自社区、医疗机构护理人员、全科医生和老年医师等。支持及培训的内容应基于衰弱的临床实践指南。为衰弱老年人制订管理计划时，建议由医疗专业人员、老年人及其家人共同参与决策。

（2）衰弱患者可转诊进行基于家庭、社区的锻炼；晚期（严重）衰弱患者应转诊至老年科医师。基于家庭、社区的锻炼可能会改善衰弱老年人的抓握力量，改善日常生活能力，延长生命，减少心理抑郁，也易于监督，老年人也更易于接受。

老年科医师在处理更复杂的衰弱病例方面的具有更专业的知识，因此相关指南建议晚期（严重）衰弱患者应转诊至老年科医师。

六、衰弱患者的照护

（一）评估

1.了解患病情况、用药史及跌倒史。

2.评估意识状态、疲乏、肌力、活动能力、饮食状况及跌倒风险。

3.评估居住环境及生活方式。

4.评估心理、社会支持情况及照护者的能力与需求。

（二）照护要点

1.按以上衰弱评估方法判定衰弱程度。

2.补充热量30kcal/（kg·d）、蛋白质1.0～1.2g/（kg·d）、维生素及适量膳食纤维。

3.根据耐受情况，可以进行有针对性的，旨在增强柔韧性、平衡、力量和移动速度的锻炼，可以采取的方式包括抗阻力训练（例如双手持适当重量的物体上举）、耐力运动与有氧运动，协助其进行慢跑、增加行走速度、站立—行走及太极拳等运动，保持躯体活动能力和肌肉量，防止失用性萎缩，增加活动量。

4.提供安全环境，放置防跌倒警示标识，保持地面平整、干燥、无障碍，浴室放置防滑垫，保持充足的照明，将呼叫器、水杯及便器等常用物品放在易取处，协助上下轮椅或平车时，使用制动装置固定车轮。

5.根据衰弱状况给予相应生活照护。

6.与医疗团队及照护者共同制订医护照料计划，并协助执行。

7.告知补充足够的热量、蛋白质、维生素、膳食纤维及合理运动的重要性。

8.告知预防跌倒的重要性及措施。

9.指导居家老年患者纠正吸烟、饮酒及久坐等不良生活方式。

10.指导患者每年进行健康体检。

11.根据耐受程度安排运动量和运动形式，运动中做好安全防护。

12.老年肥胖者体重下降速度不宜过快。

13.长期卧床者，采取措施预防压力性损伤。

（林卫　张海英　吕渊　何彤薇）

【参考文献】

［1］MORLEY J E，VELLAS B，VAN KAN G A，et al. Frailty consensus：a call to action［J］. Journal of the American Medical Directors Association，2013，14（6）：392−397.

［2］DAVIES B，GARCí A F，ARA I，et al. Relationship Between Sarcopenia and Frailty in the Toledo Study of Healthy Aging：A Population Based Cross−Sectional Study［J］. Journal of the American Medical Directors Association，2018，19（4）：282−286.

［3］RUIZ J G，DENT E，MoRLEY J E，et al. Screening for and Managing the Person with Frailty in Primary Care：ICFSR Consensus Guidelines［J］. The Journal of Nutrition Health and Aging，2020，24（9）：920−927.

［4］LOURENÇO R A，MOREIRA V G，MELLO R G B D，et al. Consenso brasileiro de fragilidade em idosos：conceitos，epidemiologia e instrumentos de avaliação［J］. Geriatrics，Gerontology and Aging，2018，12（2）：121−135.

［5］AKPAN A，ROBERTS C，BANDEEN−ROCHE K，et al. Standard set of health outcome measures for older persons［J］. BMC Geriatrics，2018，18（1）：36.

［6］BELMIN J，KHELLAF L，PARIEl S，et al. Validation of the French version of the Vulnerable Elders Survey−13（VES−13）［J］. BMC Medical Research Methodology，2020，20（1）：21.

［7］AMBAGTSHEER R C，VISVANATHAN R，DENT E，et al. Commonly Used Screening Instruments to Identify Frailty Among Community−Dwelling Older People in a General Practice（Primary Care）Setting：A Study of Diagnostic Test Accuracy［J］. The Journals of Gerontology. Series A，Biological Sciences and Medical Sciences，2020，75（6）：1134−1142.

［8］TAKEDA C，GUYONNET S，SUMI Y，et al. Integrated Care for Older People and the Implementation in the INSPIRE Care Cohort［J］. The Journal of Prevention of Alzheimer's Disease，2020，7（2）：70−74.

［9］ENSRUD，KRISTINE E. Comparison of 2 Frailty Indexes for Prediction of Falls，Disability，Fractures，and Death in Older Women［J］. Archives of Internal Medicine，2008，168（4）：382−389.

［10］PILOTTO A，CUSTODERO C，MAGGI S，et al. A multidimensional approach to frailty in older people［J］. Ageing Research Reviews，2020，60：101047.

[11] PADDON-JONES D, SHORT K R, CAMPBELL W W, et al. Role of dietary protein in the sarcopenia of aging [J]. The American Journal of Clinical Nutrition, 2008, 87 (5): 1562S-1566S.

[12] BAUER J, BIOLO G, CEDERHOLM T, et al. Evidence-based recommendations for optimal dietary protein intake in older people: a position paper from the PROT-AGE Study Group [J]. J Am Med Dir Assoc, 2013, 14 (8): 542-559.

[13] BOUNOURE L, GOMES F, STANGA Z, et al. Detection and treatment of medical inpatients with or at-risk of malnutrition: Suggested procedures based on validated guidelines [J]. Nutrition, 2016, 32 (7-8): 790-798.

[14] WANG Y, HAO Q, SU L, et al. Adherence to the Mediterranean Diet and the Risk of Frailty in Old People: A Systematic Review and Meta-Analysis [J]. The Journal of Nutrition, Health and Aging, 2018, 22 (5): 613-618.

[15] LEE D H, CHON J, KIM Y, et al. Association between vitamin D deficiency and cognitive function in the elderly Korean population: A Korean frailty and aging cohort study [J]. Medicine, 2020, 99 (8): e19293.

[16] MOHAMMADI M R, AKHONDZADEH S, KESHAVARZ S A, et al. The Characteristics, Reliability and Validity of the Persian Version of Simplified Nutritional Appetite Questionnaire (SNAQ) [J]. The Journal of Nutrition, Health and Aging, 2019, 23 (9): 837-842.

[17] SANFORD A M, MORLEY J E, BERG-WEGER M, et al. High prevalence of geriatric syndromes in older adults [J]. PLoS One, 2020, 15 (6): e0233857.

[18] BAUER J, MORLEY J E, SCHOLS A, et al. Sarcopenia: A Time for Action. An SCWD Position Paper [J]. Journal of Cachexia, Sarcopenia and Muscle, 2019, 10 (5): 956-961.

[19] KHEZRIAN M, MCNEIL C J, MURRAY A D, et al. An overview of prevalence, determinants and health outcomes of polypharmacy [J]. Therapeutic Aduances in Drug Safety, 2020, 11: 2042098620933741.

[20] MORLEY J E. The New Geriatric Giants [J]. Clinics in Geriatric Medicine, 2017, 33 (3): xi-xii.

[21] TAVASSOLI N, PIAU A, BERBON C, et al. Framework Implementation of the INSPIRE ICOPE-CARE Program in Collaboration with the World Health Organization (WHO) in the Occitania Region [J]. The Journal of Frailty and Aging, 2021, 10 (2): 103-109.

[22] SHI L, LEE D C, CHUNG M, et al. Patient-Centered Medical Home Recognition and Clinical Performance in U.S. Community Health Centers [J]. Health Services Research, 2017, 52 (3): 984-1004.

[23] WINDHABER T, KOULA M L, NTZANI E, et al. Educational strategies to train health care professionals across the education continuum on the process of frailty prevention and frailty management: a systematic review [J]. Aging Clincal and Experimental Research,

2018, 30（12）：1409-1415.

［24］中华医学会老年医学分会，《中华老年医学杂志》编辑委员会.老年人衰弱预防中国专家共识（2022）［J］.中华老年医学杂志，2022，41（5）：503-511.

［25］杨莘，程云.老年专科护理［M］.北京：人民卫生出版社，2019.

［26］刘晓红，郭欣颖.居家老人照护者手册［M］.北京：人民卫生出版社，2015.

第十三节　吞咽障碍及误吸

一、定义

吞咽障碍（dysphagia）是一种临床常见的老年综合征，它是指由于下颌、双唇、舌、软腭、咽喉、食管的结构和（或）功能受损，不能将食物或液体从口腔安全送至胃内的过程，常伴有咽部、胸骨后或食管部位的梗阻感和停滞感，是一种症状诊断，而不是疾病诊断。

误吸是指将口咽部内容物或胃内容物吸入声门以下呼吸道的现象，是吞咽障碍患者最常见的并发症，可分为显性误吸和隐性误吸。显性误吸指误吸发生后患者立即出现刺激性呛咳、气急甚至哮喘等症状；隐性误吸指误吸发生当时（＞1min）不出现咳嗽、气急等症状和体征，常常被漏诊。

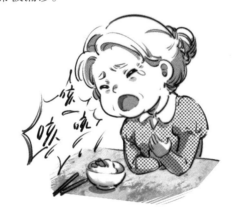

二、流行病学

吞咽障碍已经被列为老年综合征之一，衰老是导致吞咽障碍的重要因素，有数据表明，60岁以上独立生活的老年人吞咽障碍发病率为11.4%～33.7%，健康老年人的吞咽障碍发病率为6.7%，中国老年人吞咽障碍的总体患病率为38.7%，一般社区老年人群的吞咽障碍患病率为10.63%～13.9%，养护机构为26.4%～32.5%。

三、致病因素

吞咽障碍按照解剖功能结构的变化情况可以分为功能性吞咽障碍和器质性吞咽障碍。功能性吞咽障碍者没有解剖结构异常，可能由口咽、食管运动异常引起，也可能由老年人吞咽器官组织结构萎缩、神经反射和运动反射功能降低、功能失调等生理性因素引起，但多由中枢神经系统及末梢神经系统障碍、肌肉病变等病理因素引起，老年患者中多见于脑卒中、老年痴呆、帕金森病等神经系统疾病。器质性吞咽障碍是口、咽、喉和食管等解剖结构异常引起的吞咽障碍，如口、咽、食管肿瘤。

（一）衰老

研究发现，随着年龄的增加，吞咽障碍的发生率也随之增加。老年人患牙病或牙齿残缺，可导致咀嚼能力下降、咀嚼效率降低，舌肌力量减弱及运动范围减少，嗅觉、味觉减退及唾液分泌减少等，这些都会影响老年人对食物的选择及对营养的吸收。由于衰老，老年人咽喉部感觉减退、咳嗽反射减弱、食管蠕动减弱、体位调节能力丧失、抵御咽喉部分泌物及胃内容物反流入呼吸道的能力下降，易出现吞咽功能失调并导致呛咳、误吸甚至窒息。

（二）疾病

老年患者吞咽相关肌肉及神经病变容易引起吞咽障碍，老年患者并发吞咽障碍相关的常见疾病主要包括以下四类。

1.神经系统疾病。脑卒中、帕金森病和老年痴呆等神经系统疾病，其中以脑卒中和老年痴呆引起的吞咽障碍最常见。

2.梗阻性病变。咽、喉、食管腔内的炎性肿胀、瘢痕性狭窄，口腔、咽、喉、食管肿瘤及食管腔周围肿块等的压迫，都可能影响吞咽功能。

3.类风湿性疾病。类风湿性疾病如硬皮病、干燥病等也可因内脏器官硬化及萎缩、唾液分泌减少等影响吞咽功能。

4.其他慢性疾病。慢性疾病如糖尿病、慢性阻塞性肺疾病（Chronic obstructive pulmonary disease，COPD）、慢性呼吸衰竭、心衰等，有可能通过与上述疾病联合或本身影响机体的储备，促进衰老、体位不易保持、呼吸急促、吞咽期会厌闭合时间缩短等，使患者容易发生口腔吞咽障碍。

（三）其他疾病相关治疗措施

1.药物不良反应。镇静安眠药物等精神药物抑制中枢神经系统，可引起锥体外系反应等不良反应，出现肌张力障碍，影响口腔吞咽协调；抗组胺药、抗胆碱能药等有可能通过影响口腔唾液分泌而影响吞咽功能。

2.侵入措施。气管切开、气管插管、头颈部手术及头颈部放疗也可能使患者吞咽障碍的发生率增加，如喉全部切除术、甲状腺手术等可导致喉返神经麻痹，吞咽和咳嗽反射减弱，或喉内肌瘫痪影响吞咽功能。

（四）精神心理因素

神经性厌食、抑郁症、癔症等。

（五）其他原因

进食姿势不正确，如平卧位进食、进食后平卧的可能影响吞咽，食物种类不适当、虚弱、病情加重、活动减少和日常生活能力下降等都可能影响老年人吞咽功能。

四、临床表现

吞咽障碍的临床表现：一是流涎，低头明显；二是食物长时间停留在口腔内不吞咽，有食物或水从鼻腔流出（鼻腔返流），进食后呕吐；三是饮水呛咳，吞咽时或吞咽后咳嗽；四是进食时发生哽噎，有食物黏着咽喉内的感觉；五是吞咽后口腔食物残留，在吞咽时可能会有疼痛症状；六是频发的清嗓动作，进食费力需要额外的液体将食物湿化或帮助吞咽、进食量减少、进食时间延长；七是说话声音沙哑；八是反复发热、肺部感染；九是隐性误吸。

五、评估流程

根据《中国吞咽障碍评估与治疗专家共识（2017年版）》及《中国社区吞咽功能障碍康复护理与照护专家共识》，评估流程如图3-13-1所示。

（一）关注人群

年龄＞60岁，且有相关影响因素的人群，尤其是有吞咽困难表现的，均可纳入关注人群。

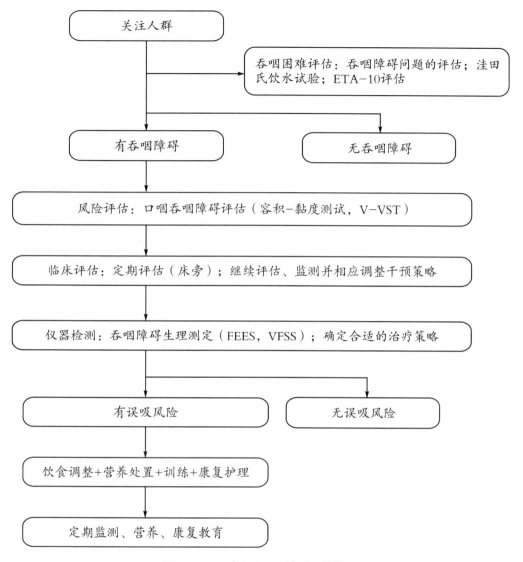

图3-13-1　老年人吞咽障碍评估流程

（二）筛查

吞咽障碍问题的评估（表3-13-1）、EAT-10检查（表3-13-2）及饮水测试。饮水测试即洼田饮水试验方法，即让患者端坐并喝下30mL温开水，观察所需时间及呛咳情况，试验分为五级。Ⅰ级：一次饮完，不呛咳，且时间<5秒；Ⅱ级：分两次饮完，不呛咳；Ⅲ级：一次饮完，有呛咳；Ⅳ级：分两次以上饮完，有呛咳；Ⅴ级：屡屡呛咳，难以全部咽下。Ⅲ级以上即为阳性。单纯饮水试验对隐性误吸检出率低。EAT-10吞咽筛查量表为患者自评量表，共有10个问题，总分为40分，≥3分则提示有吞咽障碍，应作进一步评价。

表3-13-1 吞咽障碍简易筛查表

病房：　　　　床号：　　　　姓名：　　　　住院号：
性别：　　　　年龄：　　　　体重：　　　　身　高：　　　　时间：　　年　　日

问题	选项		
1.有发热吗？	A.经常	B.偶尔	C.无
2.有曾经诊断为肺炎吗？	A.经常	B.偶尔	C.无
3.体重有减轻吗？	A.明显	B.轻微	C.无
4.觉得胸闷吗？	A.经常	B.偶尔	C.无
5.与以前相比，有难以下咽吗？	A.经常	B.偶尔	C.无
6.吃硬食物自觉有困难吗？	A.经常	B.偶尔	C.无
7.有反复吐口水吗？	A.经常	B.偶尔	C.无
8.进食时有哽噎感吗？	A.经常	B.偶尔	C.无
9.进食时有呛咳吗？	A.经常	B.偶尔	C.无
10.喝水时有呛咳吗？	A.经常	B.偶尔	C.无
11.不进食时有呛咳吗？	A.经常	B.偶尔	C.无
12.有食物从口中溢出吗？	A.经常	B.偶尔	C.无
13.进食时有呼吸困难吗？	A.明显	B.偶尔	C.无
14.餐后口腔内有残留物吗？	A.经常	B.偶尔	C.无
15.餐后说话声音有改变吗？	A.经常	B.偶尔	C.无
16.进食后有呕吐、反流吗？	A.经常	B.偶尔	C.无
有如下诊断吗？	脑卒中（尤其脑干部位）、脑外伤、老年痴呆、运动神经元病、重症肌无力、脑瘫、吉兰巴雷综合征、重症肌无力、颈5以上脊髓损伤、帕金森病；口腔、咽喉、食管等肿瘤；喉部创伤；口腔、咽喉、食管、颈椎等手术后气管切开及使用呼吸机		

建议：以上若任何一项为A及多个B选项，即为高风险摄食吞咽障碍患者，需要进一步进行诊断检查。

表3-13-2 EAT-10吞咽筛查量表

姓名：　　　　年龄：　　　　性别：　　　记录日期：　　　　科室：　　　　病床：　　　　住院号：
目的：EAT-10主要在判断有无吞咽困难时提供帮助，在您与医生沟通时非常重要。

1.我的吞咽问题已让我体重减轻	0,	1,	2,	3,	4
2.我的吞咽问题影响到我在外就餐	0,	1,	2,	3,	4
3.喝液体时费力	0,	1,	2,	3,	4
4.吃固体食物费力	0,	1,	2,	3,	4
5.吞药片（丸）费力	0,	1,	2,	3,	4
6.吞东西时有疼痛	0,	1,	2,	3,	4

续表

7.我的吞咽问题影响到我享用食物时的乐趣	0,	1,	2,	3,	4
8.我吞东西时有食物卡在喉咙里的感觉	0,	1,	2,	3,	4
9.我吃东西时会咳嗽	0,	1,	2,	3,	4
10.我吞咽时紧张	0,	1,	2,	3,	4

注：A.说明：将每一题的数字选项写在后面的方框，回答您下列问题处于什么程度？

0没有，1轻度，2中度，3重度，4严重

B.得分：将各题的分数相加，将结果写在下面的空格。

总分（最高40分）_____

C.结果与建议：如果EAT-10的总评分≥3分，您可能在吞咽的效率和安全方面存在问题。我们建议您带着EAT-10的评分结果就诊，作进一步的吞咽检查和（或）治疗。

（三）评价

1.容积-黏度测试（volume-viscosity swallow test，V-VST）。是20世纪90年代西班牙的Pere Clave教授设计主要用于吞咽障碍安全性和有效性的风险评估，帮助患者选择摄取液体量最合适的容积和黏度，测试时选择的容积分为少量（5mL）、中量（10mL）、多量（20mL），黏度分为低黏度（水样）、中黏度（浓糊状）、高黏度（布丁状），按照不同组合完成完整测试共需观察9个患者进食的吞咽情况，根据安全性和有效性的指标判断进食有无风险。

2.标准吞咽功能评估（standardized swallowing assessment，SSA）。是一种简便的床旁吞咽功能检查方法。量表包括三个部分，首先为临床检查，其次嘱患者分3次吞咽5mL水，观察吞咽情况；最后如无异常，让患者吞咽60mL水，观察患者吞咽时间及有无呛咳等。2019年经修改后的SSA分为两部分：一是由7项修改为5项运动检查，即自觉咳嗽、控制唾液、舔上下嘴唇、自由呼吸、不能有潮湿或嘶哑的声音。二是吞水测试。首先给予患者1mL水，如果出现没有尝试吞咽或水直接从嘴里漏出来，咳嗽、窒息或呼吸困难，发出潮湿或咯咯的声音等情况，就被认为存在吞咽问题。在没有任何问题的情况下，根据患者的耐受性，逐渐予1～10mL水进行吞咽。如无异常，给半杯水（75mL）继续进行评定。研究显示SSA可以灵敏地筛查出存在误吸（包括无症状性误吸），对脑卒中后肺炎的发生也有良好的预测价值。

3.临床（床旁）吞咽障碍评估。包含全面病史评估+口颜面功能和喉功能评估+床旁进食评估（图3-13-2）。

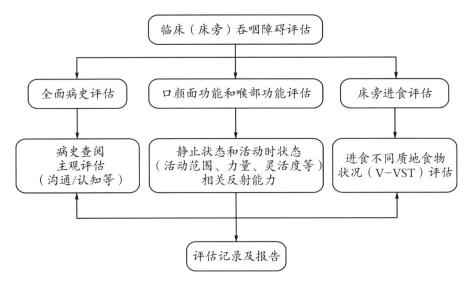

图3-13-2　临床（床旁）吞咽障碍评估流程

4.电视透视吞咽功能检查（video fluoroscopic swallowing study，VFSS）。此方法被认为是吞咽功能检查的"理想方法"和诊断的"金标准"。VFSS通过调配不同黏稠度的钡剂模拟各种食物的吞咽情况，并可选择不同剂量和多种体位评价吞咽功能位或姿势进食，帮助临床确定采用何种性状的食物、何种体位或姿势进食，以减少误吸发生。VFSS能够了解被检查者的吞咽功能情况，准确区分误吸与渗透（异物进入喉前庭但未进入声门以下气管）发现隐性误吸。VFSS不足之处在于存在钡剂误吸的风险，此外VFSS检查要求患者能够维持直立坐位，需要X线机配合，不适宜短时间内反复检查，因此急性卒中患者接受VFSS检查时在操作上常常较为困难。

5.纤维内镜吞咽功能检查（fiberoptic endoscopic evaluation of swallowing，FEES）。指利用内镜评估患者的吞咽功能，为早期诊断脑卒中患者的吞咽障碍提供新的方法。该检查适用于ICU的重症脑卒中患者，可以直接观察患者在咳嗽、屏气、发音时咽部结构的运动情况，早期诊断吞咽功能障碍，以VFSS为金标准，结合FEES对误吸诊断的灵敏度，特异度均为90.9％。FEES可以床边操作，不受病情限制，也没有体位要求，对患者的配合度要求不高，但很多医疗机构无此设备。

六、诊断及预防

（一）诊断

根据病史、吞咽功能量表评估、器械检查等综合方式，诊断是否存在吞咽障碍及误吸。

（二）三级预防

1.一级预防。注意加大宣传力度，让公众认识到吞咽障碍及误吸存在的普遍性，提高警惕，出现症状应及时就诊，避免造成肺炎、窒息等并发症。

（1）进食策略。老年人进食时应尽量细嚼慢咽，避免吞咽未充分嚼碎的食物；进食时不看电视，减少交谈，避免分散注意力及进食时说话，造成误吸。

（2）调整食物结构及尽量吞咽单一质地食物，选用黏度相对较大、易于成型的食物，避免吞咽性状混杂的食物或液体也能降低吞咽风险和发生误吸的可能性，避免过饥时进食，防止一口进食量过大。

（3）姿势调整。尽量坐直进食，坐直的姿势比半卧位发生误吸的概率明显下降，老年人练习下颌朝下的吞咽姿势可减少误吸发生。

（4）保持口腔卫生。可有效降低口腔内的定植菌落，减少细菌繁殖，降低吞咽困难老年人群发生肺炎的风险。

2.二级预防。在老年人出现吞咽障碍或误吸以后，应及时到综合医院就诊或由社区转介到上级医院就诊：①积极寻找病因并进行病因治疗。②进行营养评估。③促进吞咽功能恢复，包括口腔感觉训练、口腔运动训练、电刺激、生物反馈训练、球囊扩张、针刺治疗。④代偿方法，如食物调整、姿势调整、进食工具调整、一口量调整、环境改造。⑤外科手术，如甲状软骨成形、声带内移手术、环咽肌切断术、注射肉毒素。⑥康复护理，如口腔卫生、进食管理、体位管理、分泌物处理、健康指导。可进行康复训练，改善吞咽生理功能，减少误吸、肺炎的发生。

3.三级预防。建议由多学科、联合治疗方案共同管理吞咽障碍及误吸，防止出现吸入性肺炎、营养低下、心理与社会交往障碍。所涉及的学科包括吞咽功能评估、相关疾病诊治、康复治疗、心理辅助、营养管理及日常生活指导等。

七、护理要点

（一）进食体位

1.能坐位则不要平卧，能在餐桌上进餐则不在床边。

2.不能坐位的患者至少取躯干屈曲30°仰卧位，头部前屈。

3.餐后保持姿势，进食后不能立即躺下，让患者以舒适的坐位或半坐卧位休息30～40分钟。

（二）食物选择

1.食物的性状与调配。容易吞咽的食物应符合以下要求：（1）密度均匀。（2）黏性适当。（3）不易松散。（4）稠食物比稀的食物更安全。（5）兼顾食物的色、香、味及温度等。

2.易吞咽的食物在通过咽及食道时容易变形，不在黏膜上残留的食物，如泥状食物、稠芝麻糊、烂米糊、面糊或布丁等。

（三）餐具选择

1.患者手抓握能力较差时，应选用匙面小、不易粘上食物、柄长或柄粗、边缘钝的匙羹，便于患者稳定握持餐具。

2.如患者用一只手舀碗里的食物有困难，碗底可加用防滑垫，预防舀食物时碰翻碗具。

（四）进食量及进食速度

1.一口量，即最适于吞咽的每次摄食入口量。

2.一般先以少量试之（流质1～4mL），然后酌情增加。

3.为减少误吸的危险，应调整合适的进食速度，进食速度宜缓慢，前一口吞咽完成后再进食下一口，避免两次食物重叠入口的现象。

4.神志不清、疲倦或不合作者勿喂食，有义齿者应戴上后再进食。

（五）留置胃管的护理

1.如果患者留置胃管，应妥善固定管道，防止折曲，避免脱出。

2.鼻饲前应先确定胃管在胃内，抽吸胃液，观察胃液的颜色、性质、量，确定患者没有胃出血、腹胀、胃潴留症状后，再行鼻饲。

3.喂食时床头摇高45°～60°，先用25mL温开水冲管后再喂食，每次喂食量不超过200mL，注入的速度应缓慢。

4.喂食完毕再次注入25mL温开水冲净胃管，并安置好，喂食完半小时后方可将床头摇回30°。

5.鼻饲液以流质为宜，不宜过稠，温度应保持在38～40℃，避免过冷或过热，药物应研碎溶解后鼻饲（避免大颗粒），防止堵管。

（六）口腔护理

1.每天进行口腔清洁1～2次，口腔护理的目的是保持舒适、洁净、湿润、无感染的状态。

2.口腔护理用具：常用用具包括牙刷、泡沫棉签、牙膏、牙线、漱口水、唾液替代品。

3.含漱口液：每次漱口液在口腔内停留3～5分钟，建议晨起、饭后及睡前各含漱1次。

4.刷牙法：晨起、饭后、睡前各1次，除严重吞咽功能障碍的患者外建议使用电动牙刷。

5.咀嚼法：湿润口唇后，咀嚼木糖醇口香糖，早、中、晚各1次，每次15分钟左右。

（七）并发症的观察

1.吞咽障碍会造成误吸、窒息、心理疾患、吸入性肺炎甚至死亡，应观察患者进食时有无呛咳、咳嗽。

2.有条件者监测患者的生命体征和血氧饱和度，记录每日进食的量，定期进行营养监测。

（八）窒息的应急处理

首选海姆利希急救。操作要点：冲击吸入患者的腹部及膈肌下软组织，以此产生向上的压力，进而挤压肺部残留气体形成向上的气流，使堵在气管中的异物向外冲击。

（九）心理指导

1.耐心倾听患者诉说，特别是有伴言语不清的患者，鼓励其充分表达，予以理解和支持。

2.站在患者的角度，采用劝导、启发、鼓励、支持、说服等方法，在语言、行为上给予支持，帮助其发挥潜在能力，提高克服困难的能力。

（十）吞咽操训练

1.腮部练习：闭嘴，鼓腮，维持5秒，放松，再作将空气快速地在左右面颊内转移，重复5～10次。

2.唇部练习：吸气后发"wu""yi""a"等音，指导缩唇吹气球、吹气泡等，通过发音训练口唇肌肉，增强声门闭锁功能、呼吸控制。

3.舌练习：伸、缩、上下、左右摆动等练习，口腔内环行运动等，各持续5秒，重复5～10次，条件不允许时可改用被动舌部牵伸活动。

4.咀嚼练习：做咀嚼动作，重复训练。

5.下颌、面部及颊部运动：嘴巴张至最大，维持5秒，然后放松；将下颌移至左/右边，维持5秒，然后放松，重复10次或做夸张咀嚼动作，重复10次；开口说"呀"，动作要夸张，然后迅速合上，重复10次；闭嘴，鼓腮，维持5秒，放松；张开口，舌尖抬到门牙背面，贴硬腭向后卷，即做卷舌运动，重复5～10次。

八、临床病例

现病史：女性，75岁，因"吞咽困难1年，加重1个月"入院。患者1年前无明显诱因下逐渐出现咀嚼缓慢，吞咽迟缓，偶伴有饮水呛咳，未到医院就诊，近1个月来症状加重，平时吃一顿饭大概需要30分钟，常有饮水呛咳，近半年来食欲下降，体重下降约2kg，大小便正常。

既往史：患者既往有高血压病史，否认心血管疾病、糖尿病、类风湿性关节炎等。目前使用苯磺酸氨氯地平片（5mg，每日1次），无药物过敏史。个人史、婚育史、家族史无特殊。

体格检查：体温、血压、脉搏、呼吸正常范围，神志清晰，身高160cm，体重65kg，左下、右下第二磨牙缺失，心、肺、腹部未见明显异常。

神经系统检查：高级脑功能正常，两侧咽反射减弱，余颅神经正常，四肢肌力、肌张力正常。

诊断：吞咽障碍（原因待查）；左下、右下第二磨牙缺失；高血压病。

【问题1】该患者临床特点是什么，下一步评估方案是什么？

思路：老年女性患者，临床特点主要表现为逐渐出现的咀嚼缓慢，吞咽迟缓，偶伴有饮水呛咳，近1个月来症状逐渐加重，伴有食欲及体重下降；虽有高血压病，但血压控制尚可；体格检查发现左下、右下第二磨牙缺失，两侧咽反射减弱。根据患者有吞咽困难的表现，应进行吞咽障碍问题的评估问卷、饮水测验及ETA-10评估。

【问题2】该患者吞咽障碍问题的评估问卷提示为高危人群，饮水测验为Ⅲ级，ETA-10评分为5分，提示为吞咽障碍人群。下一步需要评估什么？

思路：按照吞咽障碍的诊断流程，需要进一步检查（容积-黏度测试）。

【问题3】该患者的容积-黏度测试评价为安全性方面：进食液体10mL时出现咳

嗽，提示口咽吞咽障碍，伴随吞咽安全性受损。可诊断"吞咽障碍"。下一步诊疗措施是什么？

思路：应将患者转诊至上级医疗机构或临床研究机构，进一步进行全面病史评估、口咽功能及喉部功能评估、床旁进食评估，必要时进行电视透视吞咽功能检查（VFSS）或纤维内镜吞咽功能检查（FEES），并对该患者开展进一步干预诊疗。

（徐薇　阳初玉　韦志慧）

【参考文献】

［1］李莎，鄂建设，秦彩红.吞咽障碍患者生活质量调查及其影响因素分析［J］.重庆医学，2017；46（27）：3816-3818.

［2］李秀云，孟玲.吞咽障碍康复护理专家共识［J］.护理学杂志，2021，36（15）：1-4.

［3］中国吞咽障碍康复评估与治疗专家共识组.中国吞咽障碍评估与治疗专家共识（2017年版）第一部分 评估篇［J］.中华物理医学与康复杂志，2017，39（12）：881-892.

［4］CABRE M，SERRA-PRAT M，PALOMERA E，et al. Prevalence and prognostic implications of dysphagia in elderly patients with pneumonia［J］. Age and Ageing, 2010, 39（1）：39-45.

［5］SURA L，MADHAVAN A，CARNABY G，et al. Dysphagia in the elderly：management and nutritional considerations［J］. Clinical Interventions in Aging, 2012, 7：287-298.

［6］BAIJENS LW，CLAVÉ P，CRAS P，et al. European Society for Swallowing Disorders-European Union Geriatric Medicine Society white paper：oropharyngeal dysphagia as a geriatric syndrome［J］. Clinical Interventions in Aging, 2016, 11：1403-1428.

［7］张杰，李进让.老年人吞咽功能调查研究［J］.临床耳鼻咽喉头颈外科杂志，2013，27（2）：91-94.

［8］李超，张梦清，窦祖林，等.中国特定人群吞咽功能障碍的流行病学调查报告［J］.中华物理医学与康复杂志，2017，39（12）：937-943.

［9］窦祖林.吞咽障碍评估与治疗［M］.北京：人民卫生出版社，2009：407.

［10］阮顺莉，郭菊红，陈茜，等.1025名居家60岁以上老年人吞咽障碍现状及其影响因素分析［J］.护理学报，2017，24（20）：41-44.

［11］廖英茵.长期照护个案之吞咽困难营养照护［J］.长期照护杂志，2008，12（4）：361-375.

［12］LEDER S B，SUITER D M. An epidemiologic study on aging and dysphagia in the acute care hospitalized population：2000-2007［J］. Gerontology, 2009, 55（6）：714-718.

［13］GRETARSDOTTIR H M，JONASSON J G，BJÖRNSSON E S. Etiology and management of esophageal food impaction：a population based study［J］. Scandinavian Journal of Gastroenterology, 2015, 50（5）：513-518.

［14］YURKSTAS A A，EMERSON W H. Dietary selections of persons with natural and artificial teeth［J］. The Journal of Prosthetic Dentistry, 1964, 14（4）：695-697.

［15］ROBBINS J，HUMPAL N S，BANASZYNSKI K，et al. Age−Related Differences in Pressures Generated During Isometric Presses and Swallows by Healthy Adults［J］. Dysphagia，2016，31（1）：90−96.

［16］FUKUNAGA A，UEMATSU H，SUGIMOTO K. Influences of aging on taste perception and oral somatic sensation［J］. The Journals of Gerontology. Series A，Biological Sciences and Medical Sciences，2005，60（1）：109−113.

［17］XU F，LAGUNA L，SARKAR A. Aging−related changes in quantity and quality of saliva：Where do we stand in our understanding？［J］. Journal of Texture Studies，2019，50（1）：27−35.

［18］EBIHARA S，EBIHARA T，KOHZUKI M. Effect of aging on cough and swallowing reflexes：implications for preventing aspiration pneumonia［J］. Lung，2012，190（1）：29−33.

［19］GREGERSEN H，PEDERSEN J，DREWES A M. Deterioration of muscle function in the human esophagus with age［J］. Digestive Diseases and Sciences，2008，53（12）：3065−3070.

［20］AVIV J E. Effects of aging on sensitivity of the pharyngeal and supraglottic areas［J］. The American Journal of Medicine，1997，103（5S1）：74s−76s.

［21］BARER D H. The natural history and functional consequences of dysphagia after hemispheric stroke［J］. Journal of Neurology，Neurosurgery，and Psychiatry，1989，52（2）：236−241.

［22］SUE EISENSTADT E. Dysphagia and aspiration pneumonia in older adults［J］. Journal of the American Academy of Nurse Practitioners，2010，22（1）：17−22.

［23］朱晓莉. 老年患者误吸及其危险因素的研究［J］. 吉林医学，2014（32）：7254−7255.

［24］PALMER J B，DRENNAN J C，BABA M. Evaluation and treatment of swallowing impairments［J］. American Family Physician，2000，61（8）：2453−2462.

［25］杜杰，郑松柏. 误吸的诊断进展［J］. 中华老年多器官疾病杂志，2011，10（6）：563−565.

［26］林丹，于卫华. 误吸风险评估工具的研究进展［J］. 护理研究，2013，27（32）：3601−3603.

［27］孙伟平，胡晓煜，阿依古丽·艾山，等. 纤维鼻咽喉镜吞咽功能检查对脑卒中后吞咽障碍的诊断价值［J］. 中华神经科杂志，2008，41（10）：683−686.

［28］乔莉，张劲松. 沉默性误吸的研究进展［C］. //《中华急诊医学杂志》第十一届组稿会暨第四届急诊医学青年论坛论文汇编，2012.

［29］CHRISTMAS C，ROGUS−PULIA N. Swallowing Disorders in the Older Population［J］. Journal of the American Geriatrics Society，2019，67（12）：2643−2649.

第十四节　慢性疼痛

一、定义

慢性疼痛被认为是持续超过正常愈合时间的疼痛，因此缺乏生理痛觉的急性预警功能，当疼痛持续或复发超过3～6个月时，通常被认为是慢性疼痛。

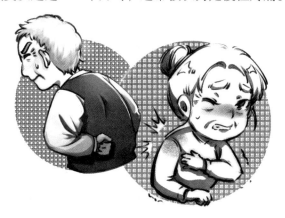

二、流行病学

疼痛是老年人最常见的疾病之一，但目前关于我国老年人慢性疼痛发病率的权威调查还比较欠缺。世界卫生组织在14个国家的15个初级医疗机构进行的调查数据显示，慢性疼痛的发病率为5.9％～40.2％，平均发病率为22.7％，其中49.1％的患者在研究的12个月内疼痛未治愈。国外研究表明独立居住在社区的老年人慢性疼痛发病率为25％～76％，需要护理人员照顾的老年人慢性疼痛发病率高达93％；慢性疼痛的老年人中，只有5％的老年人为单纯一种疼痛，33％的老年人同时具有两种疼痛，高达62％的老年人同时具有三种慢性疼痛，其中以骨骼肌肉疼痛最常见，发病率高达83％。国内类似的研究得出接近的数据。另有研究显示，慢性疼痛时间超过5年的老年患者占80.9％。临床上，老年慢性疼痛常与抑郁共病，导致严重的功能损害。严重慢性疼痛除了影响日常活动，还会增加死亡风险。

三、致病因素

有研究显示，骨关节炎占慢性疼痛原因的30.2％；其次可能导致老年人疼痛的慢性疾病，如癌症相关疼痛、神经病理性疼痛、手术后慢性疼痛、糖尿病周围神经病变、纤维肌痛、肌筋膜疼痛、外周血管疾病相关性疼痛、创伤相关疼痛等。国内一项对社区老年人的研究显示，慢性疼痛的常见原因按发生频率依次为骨关节炎（32.5%）、腰椎间盘突出（17.5%）、颈椎病（10.8%）、老年退行性改变（9.2%）、类风湿关节炎（5.0%），19.2%的患者有带状疱疹后遗神经痛、腰肌劳损、肩周炎、骨质疏松等，只有5.8%为诊断不明。患慢性疾病种类越多，患慢性疼痛的可能性越大。慢性疼痛的发病与季节和职业有关，常发于春、冬季，高强度体力劳动职业者患慢性疼痛概率较低强度体力劳动职业者明显增高。

四、临床表现

根据国际疼痛学会（IASP）对疼痛部位的分类，将身体分为头面部、颈部、肩及上肢、胸部、腹部、腰骶部、下肢、骨盆、肛门会阴区等9个部位。这些疼痛常合并焦虑、抑郁等症状。《全球疾病负担2013研究》报告评估了188个国家各种疾病和伤害的"残疾生活年数"（患病率乘以残疾加权系数，YLD），在全世界范围内，导致YLD的最大单一原因是慢性腰痛，其次是重度抑郁症。YLD的其他常见原因包括慢性颈部疼痛、偏头痛、骨关节炎、其他肌肉骨骼疾病和药物过度使用引起的头痛。

慢性疼痛最常见的临床相关症状包括慢性原发性疼痛、慢性癌症相关疼痛、术后或创伤后慢性疼痛、慢性神经性疼痛、慢性继发性头痛或口面疼痛、慢性继发性内脏疼痛、慢性继发性肌肉骨骼疼痛。

慢性疼痛常分为伤害感受性疼痛、非伤害感受性疼痛以及两者兼有的混合性疼痛。伤害感受性疼痛为皮肤血管和关节等部位伤害感受器发生损伤，释放出五羟色胺，产生疼痛，疼痛部位多有红、肿、热等表现，活动时疼痛出现或加重。非伤害感受性疼痛多为神经病理性疼痛，由神经系统的原发损害或功能障碍所引发或导致的疼痛，常表现为烧灼样、麻、针刺样、闪电样等疼痛，与关节活动无关。

五、评估流程

1.筛查病例：存在疼痛主诉的老年人。

2.评估：所有慢性疼痛老年人均应建立健康档案，详细全面收集疼痛的病史，包括疼痛的部位、强度、发作特点、发作方式、频率、每次发作持续时间、是否有伴随症状及体征、诱发原因及缓解方法。疼痛强度可采用目测类比疼痛评分（VAS）、修订版面部表情疼痛量表（face pain scale revised，FPS-R）先进行筛查。采用45区体表面积评分图记录患者疼痛面积。同时还应对患者的心理社会层面进行评估，评估流程如图3-14-1所示。

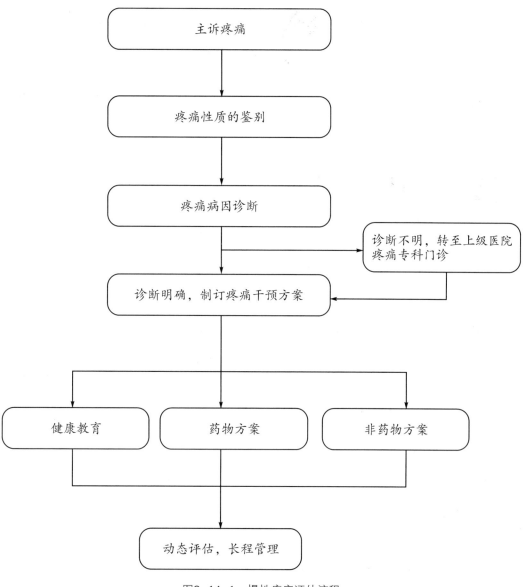

图3-14-1　慢性疼痛评估流程

3.评估工具：视觉模拟评分法（visual analogue scales，VAS），一根长100mm的标尺，一端标示"无痛"，另一端标示"最剧烈的疼痛"，患者根据疼痛的强度标定相应的位置。

（1）数字等级评定量表（numerical rating scale，NRS）：如图3-14-2所示，用0~10数字的刻度标示出不同程度的疼痛强度等级，0为无痛，10为最剧烈疼痛，4以下为轻度疼痛（疼痛不影响睡眠），4~7为中度疼痛，7以上为重度疼痛（疼痛导致不能入睡或从睡眠中痛醒）。

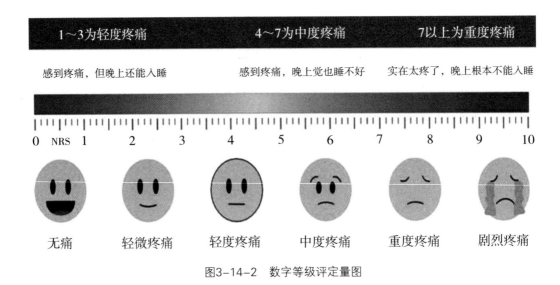

图3-14-2　数字等级评定量图

（2）ID Pain量表（表3-14-1）：能够准确筛选出神经病理性疼痛，可靠性和有效性已得到验证。同时，患者自评可以增强疼痛防范意识，促进医患主动交流。

表3-14-1　ID Pain量表

自测题	评分	
	是	否
您是否出现针刺般疼痛？	1	0
您是否出现烧灼样疼痛？	1	0
您是否出现麻木感？	1	0
您是否出现触电般疼痛？	1	0
您的疼痛是否会因为衣服或床单的触碰而加剧？	1	0
您的疼痛是否只出现在关节部位？	−1	0
总分：最高分=5　最低分=−1		

结果分析						
总分	−1	0	1	2	3	4	5
分析	基本排除神经病理性疼痛		不完全排除神经病理性疼痛	考虑患神经病理性疼痛		高度考虑患神经病理性疼痛	

（3）45区体表面积评分如图3-14-3所示。

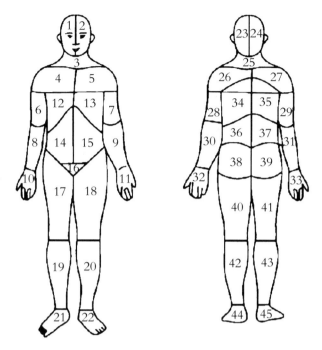

疼痛区号	各占体表面积百分比（%）
25，26，27	0.50
4，5，16	1.00
3，8，9，10，11，30，31，32，33	1.50
1，2，21，22，23，24，44，45	1.75
6，7，12，13，28，29，36，37	2.00
38，39	2.50
14，15	3.00
19，20，42，43	3.50
34，35	4.00
17，18，40，41	4.75

图3-14-3　45区体表面积评分图

六、三级预防

（一）一级预防

当患者发生疼痛时，其家属的情绪也会受到影响，表现出焦虑不安，这种情绪又反过来影响患者，两者互为因果，相互影响，致使患者疼痛加重。医务社工在介入慢性疼痛患者的社会心理问题的初步阶段就是从教育改善出发，通过传播疼痛相关知识，增加患者对病症的了解认知及家属对患者的理解，以提高他们对慢性疼痛疾病产生的应对能力，做到防患于未然。

综上所述，应该充分发挥科普宣传的作用，增加公众对疼痛的认识与了解，重视社区居民的广泛参与，促使社区居民树立科学的疼痛观非常有必要。因此，初级预防需从患者所生活的环境入手，包括家庭环境和社区环境，通过宣传相关预防知识，让慢性疾病患者及其家属了解慢性疼痛不仅是生理上的一种疾病，还可能给患者带来相关情绪问题及社会心理影响。

1.疼痛的相关治疗教育。对社区卫生管理人员、患者及其家属开展线上讲课、线下义诊、发放传单等多种形式的宣传教育，具体内容包括慢性疼痛型疾病健康教育（包括生理、心理和保健知识）、治疗目标、物理治疗、药物处方审核等。

2.根据疼痛健康档案，由社区医师每个月进行一次随访，如患者疼痛强度、性质等发生变化，或治疗效果不佳时，建议患者及时到社区门诊就诊。

3.目标：慢性疼痛的治疗目标是提高患者的生命质量，要重点保护老年人的脏器功能，维持其正常的生理功能。

（二）二级预防

在慢性疼痛患者出现心理症状但还不是特别严重的情况下，由于问题的普遍性和一般性，医务社工可以通过小组活动搭建平台，让同质性的患者集中一起，对他们进行辅导和训练，建立病友的支持网络，缓解他们的消极心理情绪，达到改善现状、解决问题，进而助人、自助的目的。

二级预防主要针对住院患者这一群体，他们身体上已经有着或轻或重的疼痛。由于入院患者都怀着治愈疾病的希望，他们会处于一个相对乐观的状态，但同时也处于不良情绪被隐藏的阶段，如一旦治疗效果没有达到心理预期，他们便会表现出明显的焦虑不安、情绪低落，对医院及医护人员产生不信任甚至排斥心理，因此开展二级预防工作，防止这种影响心理健康的因素继续作用在患者身上，是医务社工最重要的职责，也需要医务社工在日常生活中投入大量精力。

二级预防的范围较广，可以是患者本人也可以是患者家属，因为慢性疼痛患者长年累月的疼痛可能会得不到家属的理解，心理防线会被内外因素慢慢击溃，很可能造成严重后果。

医护人员通过教育小组来开展慢性疼痛相关知识的培训与讲座，并让慢性疼痛患者分享彼此的感受，强化他们对疼痛的积极态度，矫正不科学的疼痛认知，形成对疼痛的正确态度和观念。搭建医患沟通交流平台，增加医患间信任度；通过小组活动为患者提供一个沟通与交流（包括康复患者的分享和鼓励）的契机；也可以通过其他方式，如"故事骰子"表达自我、情景剧演绎沟通技巧训练或通过曼陀罗绘画有意识地创造治疗氛围，引导慢性疼痛患者意识到自己因疼痛而存在的不合理认知及由此引发的偏差行为，在认知行为治疗模式的指导下，通过认知偏差矫正，帮助他们重塑对疼痛的合理认知。研究表明，在初级医疗机构实行正念疗法、认知行为疗法等治疗可改善慢性疼痛患者的治疗效果。

（三）三级预防

三级预防干预的对象是已经有很明显的社会心理问题的患者，需要有针对性的目标且明确的干预措施，是一般性的解决模式无法解决的。医务社工在接触此类患者时，要进行详细的评估，进而采取个别化的介入手段。

医务社工要用心做好平时的病房探访，及时进行危机干预，将问题在最短的时间内解决或缓解。此外，在慢性疼痛患者面前，要保持一种接纳、尊重、理解、信任、支持和主动的态度去帮助他们，倾听他们内心的苦闷与忧虑，为他们提供发泄渠道，这样的精神支持有利于慢性疼痛患者克服内心的无助感与恐惧感，增强自身的心理承受能力，逐渐以积极的心态去努力战胜疼痛，降低疼痛对自身的负面影响。

药物治疗是慢性疼痛的基础治疗。①严格掌握适应证，正确掌握药物选择。②注意老年人对药物起效慢、清除慢的特点。③药物剂量宜从偏小量开始，逐步调整到有效剂量，预防药物的副作用。④对治疗效果与反应进行评价，随时调整治疗方案。

非药物治疗方法包括锻炼、按摩、经皮电神经刺激、针灸、中药外敷、磁疗、牵引等。

必要时也可选择适当的神经阻滞疗法和/或介入治疗。对诊断不明或治疗效果不好的慢性疼痛患者及时转至高级医院的疼痛专科，由疼痛专科负责患者的诊断和治疗方案的制订。

七、临床病例

现病史：男性，60岁，主诉反复躯干及四肢疼痛伴麻木3个多月。患者自诉于1个多月前因骑车不慎跌倒，当即出现颈部以下四肢、躯干完全活动不能。约2小时后被送至南宁市第二人民医院就诊，予行颈部MRI检查提示颈3～5椎体水平颈髓内异常信号，考虑颈髓损伤，予行手术治疗（具体不详），术后患者躯干及四肢逐渐恢复活动能力，但同时出现双侧上下肢及躯干的疼痛，伴持续性麻木感，疼痛呈火烧样、针刺样、电击样。皮肤接触衣物时疼痛加剧，疼痛与关节活动无关，上述症状逐渐加重，影响患者夜间睡眠，曾口服多种止痛药物治疗，具体不详，治疗效果欠佳，现为进一步治疗到广西江滨医院门诊就诊，门诊拟"神经病理性疼痛"收入住院部治疗。自起病以来，患者精神、食欲、睡眠稍差，大小便正常，体重下降约2kg。

既往史：无特殊病史。

体格检查：生命体征平稳，心肺腹未见异常。①专科查体，左侧T9及其以下平面轻触觉、针刺觉减退；右侧C2及其以下平面轻触觉、针刺觉减退。②右上肢肌肉轻度萎缩，肌力检查，屈肘肌L/R为4/1级，伸肘肌L/R为4/1级，伸腕肌L/R为4/1级，中指屈肌L/R为4/1级，小指外展肌L/R为4/1级，屈髋肌L/R为4+/2级，伸膝肌L/R为4+/2级，胫前肌L/R为4/+2级，蹲长伸肌L/R为4+/2级，腓肠肌L/R为4+/2级。四肢腱反射（++），双侧巴宾斯基征阴性，ADL部分依赖。③ID Pain评分：5分。④疼痛剧烈时VAS评分：8分。

辅助检查：颈部MRI，颈3～5椎体水平颈髓内异常信号，考虑颈髓损伤。

诊断：神经病理性疼痛；颈髓损伤；颈髓损伤术后。

【问题1】在描述疼痛的时候应该包括哪些方面？

思路：疼痛的性质、程度、持续时间、缓解或加重的情况。疼痛的部位，伴随的症状，如是否有肌肉的震颤、抽动；是否有关节活动受限或伴随运动障碍，这些有鉴别意义的阴性症状也应包括。

【问题2】鉴别诊断是什么？这些疾病都有哪些特点？

思路：癌痛、痛风、风湿性疼痛及带状疱疹后遗神经痛。癌痛包括肿瘤患者原发病灶产生的疼痛，还有治疗癌症过程中产生的疼痛，是癌症患者感受到的所有疼痛，前提是患者必须有肿瘤病史。痛风、风湿性疼痛可以统称伤害感受性疼痛，常在关节部位出现，有红肿热痛等表现，人体皮肤血管和关节遍布很多伤害感受器，一旦发生损伤，就会释放出五羟色胺，产生疼痛，可使用非甾体类药物治疗。带状疱疹后遗神经痛属于周围性的神经病理性疼痛。根据解剖范围，神经病理性疼痛分为两大类，即周围性疼痛和中枢性疼痛。

【问题3】该患者的护理要点是什么？

思路：了解该患者的患病情况、用药史、睡眠情况及活动能力，评估疼痛的部位、性质、程度、频次、持续时间、诱发因素及缓解情况，询问服用镇痛药物的种类、剂量及不良反应，评估疼痛耐受度、控制疼痛的意愿及对身体功能的影响，评估心理、社会支持情况及照护者的能力与需求。

　　在对该患者进行评估后，根据疼痛的性质和程度采用药物和/或非药物措施缓解疼痛，根据疼痛部位及程度给予生活照护。密切观察焦虑者、抑郁者的自杀倾向，做好安全防范。告知疼痛的原因及诱发因素等相关知识及治疗方法。告知老年患者居家止痛效果不佳或疼痛加重时，及时就诊。指导老年患者居家缓解疼痛的方法。教会老年患者居家自我评估、管理和记录疼痛的方法。首选非药物措施缓解疼痛。注意药物的戒断作用。强调亲属应减少对患者不必要的生活关照，鼓励患者合理安排家庭生活，适当参加社会娱乐与室外活动，进一步增加患者信心，改善心理社会适应能力。

（张海英　陈秀琼　韦淑宝　叶真凤）

【参考文献】

［1］TREEDE R D，RIEF W，BARKE A，et al. Chronic pain as a symptom or a disease：the IASP Classification of Chronic Pain for the International Classification of Diseases（ICD-11）［J］. Pain，2019，160（1）：19-27.

［2］曹伯旭，林夏清，吴莹，等.慢性疼痛分类目录和定义［J］.中国疼痛医学杂志，2021，27（01）：2-8.

［3］吕岩，程建国，樊碧发，等.ICD-11慢性疼痛分类中文编译版［J］.中国疼痛医学杂志，2018，24（11）：801-805.

［4］GUREJE O，SIMON G E，VON KORFF M. A cross-national study of the course of persistent pain in primary care［J］. Pain，2001，92（1）：195-200.

［5］华震，张宏业，邱蕾.中国老年人慢性疼痛评估技术应用共识（草案）［J］.中国老年保健医学，2019，17（4）：20-23.

［6］YONGJUN Z，TINGJIE Z，XIAOQIU Y，et al. A survey of chronic pain in China［J］. The Libyan journal of medicine，2020，15（1）：1730550.

［7］ISHAK W W，WEN R Y，NAGHDECHI L，et al. Pain and Depression：A Systematic Review［J］. Harvard review of psychiatry，2018，26（6）：352-363.

［8］VARTIAINEN P，ROINE R P，KALSO E，et al. Worse health-related quality of life，impaired functioning and psychiatric comorbidities are associated with excess mortality in patients with severe chronic pain［J］. European journal of pain（London，England），2022，26（5）：1135-1146.

［9］刘倩，李小霞，黄旭，等.社区老年人慢性疼痛现状及心理健康状况分析［J］.中国社会医学杂志，2019，36（1）：80-83.

［10］徐薇，吕渊，庞国防，等.老年综合征和慢性疼痛综述［J］.中国老年保健医学，2021，19（3）：5-7，11.

［11］SCHWAN J，SCLAFANI J，TAWFIK V L. Chronic Pain Management in the Elderly［J］. Anesthesiology clinics，2019，37（3）：547-560.

［12］DAGNINO A P A，CAMPOS M M. Chronic Pain in the Elderly：Mechanisms and

Perspectives [J]. Frontiers in Human Neuroscience, 2022, 16: 736688.

[13] AIGNER M, BACH M. Clinical utility of DSM-IV pain disorder [J]. Comprehensive Psychiatry, 1999, 40 (5): 353-357.

[14] RICE A S C, SMITH B H, BLYTH F M. Pain and the global burden of disease [J]. Pain, 2016, 157 (4): 791-796.

[15] WIJMA A J, VAN WILGEN C P, MEEUS M, et al. Clinical biopsychosocial physiotherapy assessment of patients with chronic pain: The first step in pain neuroscience education [J]. Physiotherapy Theory and Practice, 2016, 32 (5): 368-384.

[16] LOUW A, ZIMNEY K, O'HOTTO C, et al. The clinical application of teaching people about pain [J]. Physiotherapy Theory and Practice, 2016, 32 (5): 385-395.

[17] BARRETT K, CHANG Y P. Behavioral Interventions Targeting Chronic Pain, Depression, and Substance Use Disorder in Primary Care [J]. Journal of nursing scholarship: an official publication of Sigma Theta Tau International Honor Society of Nursing, 2016, 48 (4): 345-353.

[18] VICENTE-MAMPEL J, GARGALLO P, BAUTISTA I J, et al. Impact of Pain Neuroscience Education Program in Community Physiotherapy Context on Pain Perception and Psychosocial Variables Associated with It in Elderly Persons: A Ranzomized Controlled Trial [J]. International journal of environmental research and public health, 2022, 19 (19): 11855.

[19] GENEEN L J, MOORE R A, CLARKE C, et al. Physical activity and exercise for chronic pain in adults: an overview of Cochrane Reviews [J]. The Cochrane database of systematic reviews, 2017, 1: CD011279.

[20] JOHNSON M I, PALEY C A, JONES G, et al. Efficacy and safety of transcutaneous electrical nerve stimulation (TENS) for acute and chronic pain in adults: a systematic review and meta-analysis of 381 studies (the meta-TENS study) [J]. BMJ open, 2022, 12 (2): e051073.

[21] 杨淑云, 李丽. 老年慢性疼痛患者的护理 [J]. 继续医学教育, 2018, 32 (11): 122-123.

[22] 李向哲, 王子昱, 吴勤峰. 2016年《加拿大脊髓损伤神经病理性疼痛康复治疗临床实践指南》解读 [J]. 反射疗法与康复医学, 2022, 3 (1): 1-4, 11.

第十五节　龋病

一、定义

龋病（dental caries）是在以细菌为主的多种因素影响下，牙体硬组织发生慢性进行性破坏的一种疾病。龋病是一种口腔细菌性疾病，其本质上可以认为是口腔生态失调性疾病。患龋病时牙体硬组织的病理改变涉及釉质、牙本质和牙骨质，基本变化是无机物脱矿和有机物分解。其主要临床特点是牙体硬组织在色、形、质各方面均发生变化。

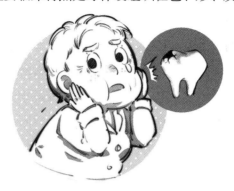

二、流行病学

龋病是老年人口腔常见的牙体硬组织疾病，在老年人群中发病率很高。据我国2005年第三次全国口腔健康流行病学调查报告显示，60岁以上的老年人患龋病率高达98.4％，并且我国已步入老龄化社会，开展针对龋病，特别是老年龋病的研究和防治工作显得格外重要。

三、致病因素

其发病的主要因素与其他年龄段龋病相同。但随着年龄的增长，人们机体的生理功能逐步衰退，牙龈退缩，牙根暴露，使老年龋病的发生有其自身特点。

1.细菌和牙菌斑。龋病是发生在牙体硬组织上的一类慢性感染性疾病。细菌是龋病发生的先决条件，没有细菌就没有龋病的发生。菌斑致龋有两种不同的理论：特异性菌斑学说和非特异性菌斑学说，牙根面与牙釉质平滑面一样，微生物种类较多。从病损根面菌斑中可分离到大量革兰阳性菌。

老年人由于唾液腺体的增龄性变化，细胞成分减少、纤维成分增加，唾液分泌量减少，导致唾液的机械冲洗作用减弱。同时唾液中的抗菌成分也相应减少，细菌在口腔内更易定植。此外，随着年龄的增长，牙龈退缩，邻间隙、牙颈部和牙根暴露，增加了牙齿表面的细菌滞留区，有利于牙菌斑的形成和成熟。

2.宿主。影响龋病发病的宿主因素主要有牙齿和唾液，老年人易患龋病正是牙齿、唾液腺增龄性变化的结果。

3.食物。食物中的成分可以直接对牙面产生作用，也可被致病菌利用，作为细菌的代谢底物，其代谢产物——酸与牙面发生反应导致龋病的发生。精细的碳水化合物如蔗糖，是发生龋病的必需条件。研究证实，高糖饮食比低糖饮食更具致龋性，纤维性食物如肉类、蔬菜等在某种程度上有阻止和抑制龋病发生的作用，此类食物不易黏附于牙面，对牙齿有摩擦、清洁作用。随着年龄增长，釉质表层的氟含量增加，因此老年人釉质覆盖的牙冠抗龋能力增强。

4.时间。1976年，Newburns在Keyes的三联因素学说中增加了时间因素，认为龋病的发生需要一定的时间。因此即使致病细菌、食物和易感宿主同时存在，龋病也不会立即发生，只有上述三个因素同时存在一定的时间，才可能发生龋病。

5.其他因素。除上述因素外，龋病的发生和发展还与性别、种族、家族与遗传、居住环境等因素有关。

四、危险因素

（一）全身因素

1.年龄。随着年龄的增长，身体各项机能逐渐衰退，口腔各组织器官可发生明显的增龄性改变。老年人牙龈逐渐萎缩，根面暴露，发生牙周炎后形成牙周袋使牙龈与牙面分离，使菌斑附着大量增加，菌斑中的产酸微生物导致牙骨质脱矿，无机物溶解，细菌渗入牙本质小管内破坏牙本质，产生根面龋。因此老年人根面龋发病较为普遍，且年龄越大，根面龋的发病率越高。

2.系统疾病。老年人多患有糖尿病、心脏病、高血压病、骨质疏松等全身系统性疾病，大多通过服用药物来维持全身健康。这些系统性疾病使得老年人对疾病的抵抗力下降，对龋病的易感性增加而修复能力减弱。而治疗全身疾病药物的使用，以及其他疾病如干燥综合征，或因头颈部肿瘤在接受放射治疗时破坏了唾液腺，可引起唾液分泌减少，增加患龋的风险。

（二）局部因素

1.牙龈退缩。牙龈退缩导致牙周附着丧失、牙骨质暴露，这一特殊的不规则牙齿表面结构极易滞留菌斑，致使老年人极易罹患根面龋。

2.口腔干燥。老年人唾液腺萎缩，唾液分泌功能下降，自洁作用降低。唾液腺机能减退导致龋活性增加，脱矿进展速度加快。唾液分泌较少的结果是常在牙菌斑滞留的部位观察到龋坏，尤其是龈缘的牙根表面及临近牙体充填材料的部位。

3.义齿修复。义齿的设计和制作好坏对牙龈有很大影响，基托边缘压迫龈缘可引起龈缘退缩，根面暴露，增加菌斑堆积，最终导致根面患龋率上升。戴用可摘义齿后，基托与基牙及黏膜之间，卡环与基牙之间均会形成新的特殊环境和滞留区，使其间唾液流速减慢、流量减少，pH值和供氧条件发生改变，致使致龋菌数量增加，根面患龋率上升。

4.不良的口腔卫生。老年人由于疾病原因，如中风、关节炎、帕金森综合征等导致手脚不便，或是由于某些精神疾病如抑郁症、阿尔茨海默病等导致老年性认知障碍，难以维护口腔卫生，还有饮食习惯的改变使口腔难以保持清洁。

五、临床表现

老年患者根面龋坏，由于牙骨质较薄且呈片状结构，根部牙本质浅龋呈浅碟状，且患者对外界刺激常常缺乏主观感觉，浅龋患者一般无自觉症状，受外界的物理和化学刺激如冷、热、酸、甜刺激时亦无明显反应，病损进一步发展，形成龋洞，常常出现食物嵌塞。牙根部牙体硬组织严重缺损，使牙齿抗力下降，可导致牙齿折断。

六、治疗及预防

（一）治疗

老年龋病治疗的目的是终止病变发展、清除感染物质、保持牙髓的正常活力、恢复牙体的外形和功能，从而维护牙列完整、增进身体健康、提高老年人的生活质量。其治疗方法包括非手术治疗和充填修复治疗。

1.非手术治疗。

（1）药物治疗。采用化学药物治疗龋损，终止或消除病变。

（2）再矿化疗法。通过人工方法使脱矿的釉质或牙骨质再次矿化，恢复其硬度，终止或消除早期龋损。①适应证。光滑面早期釉质龋、牙骨质龋、龋病易感者的预防使用，如口腔护理差的老年患者。②矿化液。用含有不同量的钙、磷、氟按一定比例配制成的漱口液，含漱，每日3次；0.05%氟化钠水溶液，含漱，每日1次；0.2%氟化钠水溶液，含漱，每周1次。

另外，使用含氟牙膏及定期洁牙，可控制菌斑，防止龋病的发生。

2.充填修复治疗。对于早期龋可采取保守治疗，一旦龈洞形成则应采用充填修复治疗的方法。

（1）在制备老年人的牙齿窝洞时要遵循微创原则，特别是在切割牙体硬组织时患者会有酸痛感，而老年人对酸痛感的忍受度较低，因此在制备洞型时一方面尽量减少对牙髓组织的刺激，避免损伤牙髓；另一方面动作要轻，做好治疗前的医患沟通工作，必要时在局部麻醉状况下治疗，以减轻老年人患者的心理负担和痛苦。

（2）由于牙齿的增龄性改变，继发性牙本质和修复性牙本质形成，老年人牙面至髓腔的距离较年轻人远。在去除龋坏组织时，如果是年轻人的牙齿已穿髓，而老年人的牙齿就可能距牙髓组织还有一定距离。

（3）由于老年人患龋部位的特殊性，一般为根面龋，所在的部位不直接承受咬合压力，在去除龋坏组织时，对窝洞的抗力形与固位形要求较低，为尽量多地保留健康牙体组织，不必加深和扩展窝洞。

（二）预防

1. 口腔保健用品选择。主要根据受损的程度和患者的耐受能力，选择清洁口腔的适宜用品，如牙刷、牙线、牙线夹持器、牙签、开口器等，电动牙刷或水冲洗装置也可应用。

2. 特殊口腔护理。对于缺乏生活自理能力的残疾人，至少应帮助其每日彻底刷牙或用牙线洁牙1次，有效地去除牙菌斑。注意在帮助残疾人时应根据具体情况选择一种比较容易操作的舒适的体位与姿势。

3. 氟化物的适当应用。在可能的条件下，最好选用一种全身用氟法，如饮用氟化自来水、食用氟化食盐、口服氟片、每日喝一定量氟化牛奶等，并配合一种局部用氟方法，如每日使用含氟牙膏、含氟漱口液，或由专业人员使用含氟凝胶等。

4. 减少蔗糖与淀粉类食物的摄入。严格限制蔗糖和淀粉类食物的摄入，除三餐时间补充的膳食，尽量不食用含有糖和精制碳水化合物的食物，以减少酸的形成而导致对牙釉质侵蚀的可能性，从而达到防龋的效果。对残疾人可适当使用甜味剂，如木糖醇、巴拉金糖等。

5. 定期口腔健康检查。生活不能自理的患者的口腔保健由口腔专业人员定期为其提供检查、洁治、局部用氟、健康教育及适当治疗等服务。至少每半年到1年检查1次，发现问题一定要及时处理，做到早发现、早诊断、早治疗。

（龙艺　吕翠玢　吴红　周雅英）

【参考文献】

［1］YUZUGULLU B，et al. Dental Anxiety and Fear：Relationship with Oral Health Behavior in a Turkish Population［J］. International Journal of Prosthodontics，2014，27（1）：50–53.

［2］Clinical practice statements and the American academy of oral medicine［J］. Oral Surgery，Oral Medicine，Oral Pathology and Oral Radiology，2014，117（2）：129–131.

［3］MIKHAIL S S，et al. Optical characteristics of contemporary dental composite resin materials［J］. Journal of Dentistry，2013，41（9）：771 – 778.

［4］KATHURIA V, et al. Carisolv-an innovative method of caries removal ［J］. Journal of
    clinical and diagnostic research：JCDR，2013，7（12）：3111-3115.
［5］KAZEM S H, et al. An In Vivo Comparison of Two Diagnostic Methods in Secondary
    CariesDetection ［J］. Journal of dentistry（Tehran，Iran），2014，11（1）：17-21.

第十六节　牙周疾病

一、定义

　　牙周病是指发生在牙齿支持组织（牙周组织）的疾病，广义上包括牙龈病和牙周炎。牙龈病是指局限于牙龈组织的一组疾病，不侵犯深部牙周组织，其中以牙龈炎最为多见。牙周炎的病变波及从牙龈到深部牙周组织的牙骨质、牙周膜及牙槽骨，可以导致牙齿松动、脱落，丧失咀嚼功能。牙周病发病的始动因子是牙菌斑生物膜，同时还受到局部因素和全身因素的影响。老年牙周病患者一般口腔卫生状况较差，牙龈普遍退缩，牙周附着丧失较多，牙槽骨吸收严重，牙齿松动移位明显，常伴有根面暴露、食物嵌塞、根分叉病变等，且常合并有各种系统性疾病。因此，对老年牙周病患者进行临床诊疗的过程中，应充分了解患者的全身病情，制订合理的牙周治疗计划。

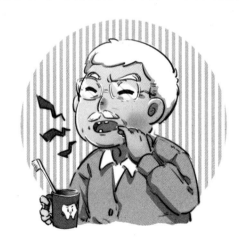

二、流行病学

（一）我国老年人牙周健康状况

　　流调结果显示，全国65～74岁老年人的牙周健康率很低，牙龈出血率为68.0%，牙周袋检出率（24mm）为52.2%，附着丧失≥4mm的检出率为71.3%；牙石检出率为88.7%，人均有牙石的牙数为15.39颗；全国51.2%的老年人至少有一颗牙有浅牙周袋（4～6mm），人均有浅牙周袋的牙数为2.56颗，10.1%的老年人至少有一颗牙有深牙周袋（26mm），人均有深牙周袋的牙数为0.18颗；牙周附着丧失4～5mm、6～8mm、9mm以上的检出率分别为65.5%、34.8%、10.5%，相应的半口牙周附着丧失的人均检出牙数分别为2.52颗、0.72颗、0.15颗。

牙周炎的发病率与受教育程度及经济水平息息相关，受教育程度与经济水平的高低直接影响老年人自我口腔卫生保健及就医行为。在不同的种族人群中，受教育程度及贫困程度对牙周炎的患病率影响可能存在显著的差异。吸烟及糖尿病等慢性疾病也是引起牙周炎的一个重要的危险因素。通过多因素分析显示，我国老年人的牙周健康状况与刷牙频率和吸烟行为相关，每天至少刷牙2次的患4mm以上牙周袋和附着丧失的风险低，吸烟是老年人患4mm以上牙周袋的危险因素。

（二）我国老年人口腔卫生行为

据统计，全国65～74岁的老年人中每天刷牙的为75%，每天至少刷牙2次的为26%，每天使用牙签的为26%，使用牙线的几乎为0。全国老年人有30%从未进行过口腔检查或治疗，近1年的口腔就诊率为19%；大部分老年人对自己的牙龈和口腔卫生状况不满意，评价自己的牙龈健康状况和口腔卫生状况为"好"或"很好"的人数百分比分别为30%和33%，这提示我国老年人的牙周健康意识还不够强。

三、致病因素

（一）局部促进因素

1.牙石。牙石是沉积在牙面或修复体表面的已钙化或正在钙化的菌斑及沉淀物，由唾液或龈沟液中的矿物盐逐渐沉积而成。牙石根据其沉积的部位，以龈缘为界，可分为龈上牙石和龈下牙石。

2.牙合创伤。牙合创伤是指不正常的牙合接触关系或过大的牙合力，造成咀嚼系统各部位的病理性损害或适应性的变化，是咬合力和牙周支持力之间的不平衡所造成的。长期的牙合创伤伴随严重的牙周炎或明显的局部刺激因素时，会加重牙周袋和牙槽骨的吸收。

3.食物嵌塞。食物嵌塞是指在咀嚼过程中食物被咬合压力嵌入相邻两牙的牙间隙内的情况。食物嵌塞是困扰老年人的常见口腔病症，也是老年人就诊的重要原因之一。此外，食物嵌塞是导致局部牙周组织炎症和破坏的常见原因之一，食物嵌塞的机械作用和细菌的定植除可以引起牙龈组织的炎症和出血外，还容易引起牙龈退缩、龈乳头炎、邻面龋、牙槽骨吸收和口臭等。分为垂直型食物嵌塞、水平型食物嵌塞及混合型食物嵌塞。在老年人群中，混合型食物嵌塞最为常见。

4.不良修复体。充填体悬突会刺激龈乳头引起炎症，甚至导致牙槽骨的吸收；修复体的设计可摘式局部义齿的设计与制作中，若卡环位置过低、基托边缘压迫牙龈等，均可造成牙龈的炎症和退缩，在固定修复中，修复体的龈缘位置、密合程度与牙周病变密切相关；修复体的材料的光洁度和性能对牙龈有着不同的影响。

（二）遗传因素

越来越多的研究表明，与遗传有关的宿主易感因素或危险因素可能是侵袭性牙周炎和/或重度牙周炎发病的主要决定因素之一，遗传因素可能影响和改变宿主对微生物的反应，并决定疾病的发展速度和严重程度。

（三）吸烟

自20世纪中期以来，不同国家和地区的流行病学调查、临床及体外实验研究结果均显示，吸烟是牙周病的危险因素之一。

（四）糖尿病

目前，牙周炎被公认为糖尿病的第六大并发症，糖尿病本身并不会导致牙周炎，但是糖尿病患者自身免疫力下降常常容易激发和加重牙周炎症。

（五）心血管疾病

近年来研究表明，作为常见的口腔感染，牙周炎可能是冠心病的又一重要危险因素。其中，冠状动脉粥样硬化与牙周炎有共同的流行病学关系，这两种疾病都有类似的风险因素。慢性牙周炎在冠心病的发生、发展中均有不可忽视的作用。

（六）骨质疏松症

牙周炎是最常见的一种口腔慢性感染性感染，是骨质疏松症发生的危险因素。

（七）精神因素

随着社会生活节奏的加快，越来越多的人面临着日益加重的精神压力。目前，多数学者认为承受着精神压力或患有抑郁症的个体更容易发生牙周疾病，精神压力与探诊深度、临床附着丧失水平呈现正相关。

此外，年龄、种族、性别、牙周病既往史、社会经济地位等均是牙周病的危险因素。

四、临床表现

1.牙龈炎的临床表现。牙龈炎患者就诊主要原因是牙龈出血，一般无疼痛，有些患者可感到口腔有异味（口臭），牙龈局部不适、痒、胀等症状。临床检查可见牙齿周围有软垢、牙石堆积，相应部位牙龈颜色鲜红或暗红，牙龈肿胀、点彩消失、边缘变厚，不再紧贴牙面，龈乳头变得圆钝肥大，牙龈质地变得松软脆弱。用钝头探针轻探龈沟可引起出血，即探诊出血。

2.牙周炎的临床表现。由于病程较长，一般累及全口多数牙，但也有少数患者为个别牙或一组牙受累。牙龈出血症状多在刷牙或咬硬物时发生，偶尔也可有自发性出血。牙齿出现松动、移位是主要症状。临床牙冠变长，冠根比例发生变化。牙间隙暴露，易发生食物嵌塞、根面龋等。

五、治疗特点

老年牙周病的疗效及维护受很多因素影响，如老年人认知力和自理能力减退，机体免疫力低下，且多伴有全身性疾病（糖尿病、心脑血管疾病、肾病等）、用药多而复杂、唾液量减少、心理情绪等。因此，治疗时应注意以下要点：

首先，要详细询问患者系统病史、用药史等，并进行必要的辅助检查，对牙周炎危险因素进行评估，制订恰当的个体治疗计划。对于伴有重度全身性疾病的老年患者，需与内科医师协调先积极控制全身系统性疾病，加强口腔卫生宣传教育，让患者知晓牙周病的预防措施和牙周病对全身健康的危害。

其次，若患者的全身性疾病未得到控制，则以缓解症状、消除局部急性炎症为主；待全身情况稳定后，可以进行常规的牙周基础治疗，并考虑是否预防性使用镇静剂、麻醉剂、抗生素等，必要时与内科医师协商合理用药。

最后，要重视对患者的心理疏导，老年牙周病患者往往性格比较固执、容易产生焦虑情绪，在诊疗过程中要了解患者的心理状态，加强沟通交流，消除其恐惧和顾虑。

治疗原则是先清除菌斑、牙石等病原刺激物，并创造有利于患者清洁和自理的牙周组织状况。一般不宜进行过于复杂的治疗。

牙周病的基础治疗是老年牙周病患者必须进行的最基本治疗，目的是消除局部致病因素，使炎症减轻到最低程度，同时也是可能的下一阶段治疗的基础。治疗内容包括个性化口腔卫生宣传教育及自我口腔保健技术指导，彻底清除菌斑、牙石，去除牙周病的各种促进因素。

（一）菌斑控制

1.刷牙。刷牙是最行之有效的自我清除菌斑方法。对于牙周病患者，清除菌斑的重点为龈沟附近和邻间隙，适宜用水平颤动法（Bass法）；对于牙龈退缩者，适宜用竖转动法（Rolling法）；并结合使用牙间隙刷、牙线等，可取得良好的菌斑清除效果。对于行动不便的患者，可选择电动牙刷、冲牙器等。

2.邻面清洁措施。单纯的刷牙只能清除50%左右的菌斑，牙齿的邻面常会残留有菌斑，尤其是牙列不齐、牙间隙增宽或带有各种固定装置时，除刷牙外，还须辅以一些特殊的工具和方法，如牙线、牙间隙刷、冲牙器、牙签等。因此，要向患者推荐并教会其各种邻面清洁措施，以便彻底清除菌斑。

3.化学药物控制菌斑。在机械清除菌斑、牙石的基础上，必要时可给予抗菌斑含漱剂抑制菌斑形成或杀灭牙菌斑中的细菌。目前已知效果较确切的抗菌斑含漱剂是氯己定溶液，用于刷牙后含漱。

（二）安装心脏起搏器患者的牙周治疗

首先应询问起搏器安装的时间、类型、使用情况等，以判定超声治疗是否会干扰起搏器。老式的起搏器是单电极的，会受到能产生电磁场的牙科器械（如超声洁牙机、电刀等设备）的干扰。新式的起搏器为双电极，一般不受牙科器械干扰。通过与内科医师会诊了解患者目前的心脏状况、起搏器或自动式心脏复律-除颤器的类型，判断是否需采取预防性措施。当出现心律失常时，自动式心脏复律-除颤器会无预兆地自发启动，使患者身体突然移动，此时如果患者正在进行牙科治疗就可能受到伤害。因此，在牙周治疗时可使用咬合垫或其他设备稳定术区，避免受到意外伤害。

（三）高血压患者的牙周治疗

牙周治疗前一定要控制血压，要询问患者是否按时服药、本次就诊前是否服药。若患者有高血压症而未进行治疗，则不应进行常规的牙周治疗。牙周治疗中要注意减小患者的精神压力。对于高血压前期的患者（收缩压120～139mmHg或舒张压80～89mmHg），牙周治疗与健康人相同。对于一期高血压患者（收缩压140～159mmHg或舒张压90～99mmHg），牙周治疗与健康人相同，每次就诊时需测量血压，告知患者血压情况，并常规进行内科咨询。对于二期高血压患者（收缩压＞160mmHg或舒张压＞100mmHg），应进行常规内科咨询，每次就诊时测量血压并告知其血压情况，如果收缩压＜180mmHg或舒张压＜110mmHg，可选择性地进行牙周治疗，如常规检查、预防性洁治、牙周非手术治疗。

（四）其他治疗方法

龈上洁治术、龈下刮治术及根面平整术、超声龈下刮治术等。

六、临床病例

现病史：男性，74岁，因口腔内多颗牙齿酸痛不适前来就诊。患者自诉牙齿敏感5年，进食冷热食物有短暂的疼痛，刷牙敏感。

既往史：患有高血压病10余年、2型糖尿病病史，否认脑血管疾病、类风湿性关节炎、冠心病等。无药物过敏史，睡眠欠佳，偶有焦虑状态。

体格检查：体温、血压、脉搏、呼吸正常范围，神志清晰，心、肺、腹、神经系统未见明显异常。

专科检查：开口度正常，全口口腔卫生差，牙石（＋＋），烟斑（＋＋＋），14～16、25～26、34～35、44～46颊侧牙颈部楔形缺损，龋坏，探及均达牙本质中层，冷测试一过性敏感，叩（－），松动（－），牙龈稍红肿。16～17、26、46松动Ⅰ°～Ⅱ°，牙龈退缩，冷测试敏感，腭侧牙根暴露至根面1/2～2/3，腭侧探诊深度4～5mm，BOP（＋），附着丧失5～7mm，叩（＋－）。24颊尖向近中扭转45°，牙颈部横折缺损，探及达牙本质深层，探及穿髓点，叩（＋－），松动Ⅰ°，颊侧牙龈可见瘘管，探有脓性分泌物渗出。28过小牙，牙体伸长，38残冠，探（－），叩（－），松Ⅰ°，牙龈稍红肿。

辅助检查：曲面断层片示16、46近中根及17远中根角形吸收至根长的1/2～2/3，26腭侧根尖区及46根分叉区可见明显的低密度暗影。24根尖周可见低密度暗影。

诊断：14～16、24～26、34～35、44～46楔状缺损；慢性牙周炎；24慢性根尖周炎；38龋齿（残冠）；28过小牙。

分析：根据初步的临床检查、影像学检查、牙周检查，给予患者制订全面治疗计划。

【问题1】该患者需要进行牙周治疗，下一步治疗方案是什么？

思路：因患者患有系统性疾病病史（高血压病、糖尿病病史），且正在使用药物，控制不佳的高血压、糖尿病是罹患牙周病的高危因素，若患者血压、血糖控制不佳，应在内科进一步治疗，待血压、血糖控制在正常范围内再行牙周治疗。牙周治疗包括口腔卫生宣传教育（正确的刷牙方法、使用牙线）、基础治疗（牙周洁治和抛光）及牙周手术治疗（引导性组织再生术等），以及配合使用抗生素，如盐酸米诺环素软膏牙周袋内用药，能保证牙周状态得到改善。

【问题2】 该患者有高血压病、糖尿病，若有患牙需要拔除，下一步治疗需要考虑什么？

思路：除患有高血压病、糖尿病的患者，需要血压、血糖应控制在正常范围内，还需要进一步评估牙周情况，如牙齿松动度、临床附着丧失和牙龈退缩程度、根分叉病变等。对于有深牙周袋、过于松动的患牙，或残根残冠、过小牙，如确已无保留价值，可考虑尽早拔除。

【问题3】 患者口内多颗牙齿缺损、龋齿，下一步治疗措施有哪些？

思路：一般应对患牙进行评估，临床检查缺损、龋坏的程度，临床上根据余留牙本质的厚度和充填材料的不同种类进行牙体充填的治疗。有些患牙需要评估龋损是否累及牙髓，若腐质未净漏髓，则应进行牙体的根管治疗术。因缺损已导致牙横折漏髓，可根据病情和条件，完善根管治疗术后，予以全冠修复。

【问题4】 为了预防老年口腔龋病和牙周病的发生，患者平时需要了解哪些护理要点？

思路：龋病、牙周病是老年口腔最常见的疾病，而保持口腔清洁、健康是预防其发生发展的主要途径，重点是控制牙菌斑，消除局部刺激因素，提高宿主抵抗力，以达到增强口腔健康的目的。

1.控制牙菌斑：建议使用正确的刷牙方法，并选用较软的牙刷和磨料较细的牙膏，避免拉锯式横刷，控制菌斑，控制炎症，建议每天早晚各刷牙1次，睡前刷牙更重要。对一些因病或其他原因难以坚持彻底控制菌斑者，可以推荐患者使用机械去除菌斑的方法，如电动牙刷、间隙刷、牙线、牙间清洁器等辅助工具进行牙齿的清洁和自理，并定期进行口腔维护治疗。

2.限制含蔗糖的食物：因含糖食品具有致龋作用，如老年人摄入含糖食品应进行口腔清洁，减少糖在口腔内的滞留时间。建立合理饮食习惯，睡前应禁吃糖食。

3.氟化物防龋：可以使用含氟漱口剂、含氟牙膏等获得氟化物，每天或每周使用漱口液漱口，患龋率可明显降低，对于牙龈萎缩、易患根面龋的老年人可推荐使用。使用含氟牙膏是应用最广泛的局部氟防龋的方法，使用含氟牙膏刷牙每天不超过3次，成人每次用量不超过0.5g（豌豆大小），刷牙时不要吞咽，刷牙后清水漱口要尽量吐干净。

4.提高宿主抵抗力：老年人主要免疫反应性不如年轻人，且多患有全身性疾病如高血压病、糖尿病等，故用药多而复杂，唾液量减少，认知力和自理能力减退，也伴有精神压力等心理情绪因素，这些对牙周病的疗效和维护有着不同程度的影响，我们需要对老年人进行专业口腔卫生护理，改善其生活质量，定期口腔检查，进一步维护口腔牙周健康。合理的饮食如经常补充富含蛋白质，维生素A、维生素D、维生素C及钙和磷等营养物质，以增强牙周组织对致病因子的抵抗力和免疫力。研究表明，糖尿病的双向相关性，血糖控制好，牙周病的情况会有所好转。彻底有效的牙周治疗也可使糖尿病患者用药量减少，治疗和控制与牙周病相关的全身性因素，能进一步提高宿主的抗病能力。

5.去除不良习惯：吸烟是加重牙周病的另一个独立的危险因素，吸烟者口腔卫生差，牙面菌斑沉积多，牙石形成增加，容易引起牙龈萎缩及牙槽骨的吸收，戒烟（控烟）能改善口腔卫生状况，能减少和消除对牙周组织的危害，老年人应科学合理的戒烟（控烟）。

（龙艺　吕翠玢　吴红　蒋雪春）

【参考文献】

［1］孟焕新.牙周病学［M］.4版.北京：人民卫生出版社，2012.

［2］陈慧美，周学东.老年口腔医学［M］.成都：四川大学出版社，2001.

［3］刘洪臣.老年口腔医学［M］.北京：人民军医出版社，2002.

［4］NEWMAN M G，TAKEI H，KLOKKEVOLD P R，et al. Carranza's clinical periodontology［M］. 12thed. Philadelphia：WB Saunders，2014.

［5］DENTINO A，LEE S，MAILHOT J，et al. Principles of periodontology［J］. Periodontol，2000，2013，61（1）：16-53.

［6］HEITZ-MAYFIELD L J，LANG N P. Surgical and nonsurgical periodontal therapy. Learned andunlearned concepts［J］. Periodontol，2000. 2013，62（1）：218-231.

［7］SAMBUNJAK D，NICKERSON J W，POKLEPOVIC T，et al. Flossing for the management of periodontaldiseases and dental caries in adults［J］. The Cochrane database of systematic reviews，2011，（12）：CD008829.

［8］BAELUM V，LOPEZ R. Periodontal disease epidemiology-learned and unlearned［J］. Periodontology 2000，2013，62（1）：37-58.

［9］KAYE E K，VALENCIA A，BABA N，et al. And periodontal tooth loss disease predict poor cognitfunction in older men［J］. Journal of the American Geriatrics Society，2010，58（4）：713-718.

第十七节　视力障碍

一、定义

各种原因引起双眼视力低下且不能矫正或双眼视野缩小，以致影响日常生活和社会参与，称之为视力障碍（visual impairment）。老年综合评估（comprehensive geriatric assessment，CGA）中包含视力筛查，世界卫生组织发布的针对社区老年人整合照护模式（integrated care for older people，ICOPE）中，筛查亦包括视力，社区或老年科医生应掌握视力障碍的早期识别、筛查和及时转诊。

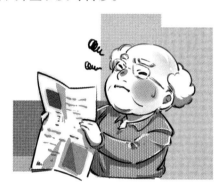

二、流行病学及其危害

视力障碍是全球性的健康问题，约有1.91亿人存在中重度视力障碍，特别是在发展中国家，我国视力障碍者约占全球的1/4。65岁及以上老年人视力障碍的患病率明显升高，我国约为8.8%。一项美国的全国性电话调查结果显示，在65～74岁的老年人中，自我报告视力障碍者的比例为17%；75岁及以上老年人的比例为26%。即使部分老年人佩戴眼镜或接受过白内障手术，仍有15%～20%存在视力问题，80岁及以上老年人白内障的患病率约为50%，60岁及以上人群黄斑变性的患病率约为13%。屈光不正和白内障是引起老年人视力障碍的最常见原因，此外，老年性黄斑变性、青光眼、糖尿病视网膜病变也是视力损伤的常见原因，需要引起关注。

视力障碍是常见的重要老年综合征之一，使老年人行动能力、社交参与和交往程度受限，并可能增加跌倒风险，是老年人失能的高危因素。老年人由于细胞衰老、增龄性神经变性、环境因素及部分遗传因素的联合作用，常有多种感觉损伤。老年人同时具有视力障碍和听力障碍（称为双重感觉障碍）非常普遍，Lighthouse International的一项研究发现，70岁及以上老年人中，35%报告有一定程度的视力障碍，42%报告有一些听力障碍，21%的人同时有视力障碍和听力障碍。施奈德等人（2011）的文献综述中阐明，双重感觉障碍减少了沟通和幸福感，并且可能导致独立性降低、社会孤立、认知障碍，更易出现抑郁情绪。

三、致病因素

1.增龄性视觉改变。增龄相关的视觉功能降低主要与眼结构及功能改变有关。表现为瞳孔直径较非老年小（瞳孔开大肌纤维增厚），晶状体老化使进入视网膜的光减少，对紫外线的感知减弱及对参照物的区分能力、辨色、暗适应功能下降及有效视野的缩小。随着增龄，晶状体硬化、睫状肌功能减弱，调节力下降导致老视，常有眼疲劳。

2.全身性疾病。很多全身性疾病如糖尿病、高血压病、肾脏疾病、风湿免疫病、脑部疾病、贫血、维生素缺乏等对视觉都会造成影响。

四、评估流程

（一）筛查

1.视力检查。国际标准视力表是常用的视力筛查工具，适用于社区及基层医疗机构，用于检测远视力、近视力、裸眼视力及矫正视力。

（1）远视力：主要采用"标准对数远视力表"进行视力检查（图3-17-1）。

注意事项：标准照明，距离视力表5m，被检者的视线与1.0行平行。单眼自上而下辨认"E"字缺口方向。如果被检者不能辨认表上最大视标，嘱被检者向视力表靠近，直至看清0.1，记录为0.1×距离（m）/5。如果在1m处仍然看不清0.1，则辨认手指数、手动、光感，按照检测情况记录视力。

（2）近视力：主要用标准近视力表进行检测。检查距离一般为30cm，对于屈光不正者，要改变检查距离才能测得最好近视力。以能看清的最小一行字母作为测量结果。

2.阿姆斯勒方格检查。主要是筛查有无老年性黄斑变性，将阿姆斯勒方格（图3-17-2）放在视平线

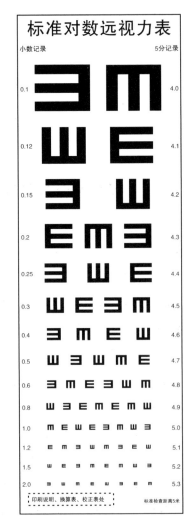

图3-17-1 标准对数远视力表

30cm的距离，检测眼凝视方格表中心点，询问被检者是否看到方格中心点或其他区域的白线是否出现弯曲、断裂、空缺或变形。

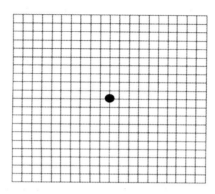

图3-17-2　阿姆斯勒方格

有研究表明早期治疗屈光不正、白内障和老年性黄斑变性可以改善或防止视力下降，因此筛查是有必要的，建议老年人每1~2年进行1次视力筛查。

3.如有条件可进行裂隙灯、眼压、眼底检查及其他眼科辅助检查。

（1）裂隙灯检查是眼科的基本检查。在裂隙灯下，可以检查结膜有无充血、分泌物多少；检查角膜是否透明，有无角膜上皮、基质病变及角膜后沉着物；检查前房深度，是否存在浅前房，有无前房细胞及丁达尔现象；检查瞳孔大小、对光反射是否灵敏；检查虹膜有无萎缩及有无新生血管；检查晶状体是否透明及在位；检查前段玻璃体是否有混浊。

（2）眼压检查可以帮助判断有无青光眼的危险因素，对于急性眼痛伴眼压升高的患者可以提示存在急性闭角型青光眼的可能。

（3）眼底检查可以显示患者视盘的颜色及形态；黄斑区有无出血，渗出、瘢痕和水肿；视网膜动静脉比例，有无视网膜新生血管，有无视网膜脱离等重要信息。

（4）常见的眼科辅助检查。①眼B超检查：对于由于屈光间质混浊而难以进行眼底检查的患者，眼B超检查可以显示玻璃体是否混浊，视网膜是否在位及是否存在眼球内占位性病变等信息。②视野检查：对于怀疑青光眼及脑血管病变和垂体病变的患者，视野检查可以提供具有诊断意义的信息。③光学相干断层扫描（OCT）：OCT是一种无创的黄斑区断层扫描，它通过对黄斑区视网膜结构的细致扫描，看出病变的性质、范围及层次，结合眼底照相，可为黄斑变性的诊断提供详尽信息。④眼底荧光血管造影（FFA）：是重要的眼底检查方法。它是通过向人体血管内注射造影剂并循环至眼球，观察眼底血管的走行和血管的充盈时间，然后判断视网膜是否缺血，是否有视网膜新生血管，是否有黄斑水肿和眼内肿瘤等。

（二）评估

视力障碍根据损伤程度分为轻度、中度、严重三个等级，视力障碍严重到一定程度可导致视力残疾。视力残疾包括低视力和盲。低视力是指双眼中视力相对好的眼的最佳矫正视力<0.3（国际通用视力表），盲是指双眼中相对视力好的眼的最佳矫正视力<0.05（国际通用视力表）或残存的中心视野半径<10°。经过视力筛查及眼科相关检查，可对眼病患者作出评估和大致诊断。

（三）转诊

与眼科专科检查相比，没有任何一项筛查工具能够准确诊断眼科疾病，因此，如筛查发现视力问题、白内障、视网膜黄斑等问题应及时转诊，尤其是突发视力下降者应立即转诊到眼科，做进一步的专科检查及治疗。

五、老年视力障碍常见的眼病

（一）白内障

白内障（caturact）是晶状体光学质量下降的退行性改变。广义的白内障是指晶状体混浊，从功能角度定义的白内障为影响视力的晶状体混浊；世界卫生组织则定义白内障为矫正视力<0.5的晶状体混浊。白内障的生化基础是晶状体内不可逆的蛋白质凝结。白内障是全球导致视力损伤的最常见原因，是一种可逆性致盲性眼病。任何影响眼内环境的因素如衰老、物理化学损伤（紫外线）、吸烟饮酒、糖尿病、眼外伤、营养代谢、遗传、药物（如糖皮质激素）及全身性疾病均可破坏晶状体结构导致视力下降。

1.临床表现。白内障最常见的临床表现是无痛性、渐进性视力下降，其他症状还可有眼前固定暗影、屈光改变、眩光、单眼复视、色觉改变及视野缺损等。眼部检查主要表现为视力下降、不同程度的晶状体改变（如混浊、肿胀）。

2.防治。

（1）针对危险因素进行预防：戒烟限酒、避免过度暴露于紫外线、治疗糖尿病及全身性疾病。

（2）药物治疗：辅助营养类药物如口服维生素C、维生素E用于改善晶状体的营养障碍，抗氧化损伤药物如谷胱甘肽滴眼液，与醌类学说有关的如吡诺克辛钠滴眼液，醛糖还原酶（AR）抑制剂如苄达赖氨酸滴眼液等用于初早期老年性白内障。

（2）手术治疗：是目前根治白内障的唯一方法。手术方式主要有以下3种：①白内障囊外摘除术（ECCE）为传统的手术方式。在角巩膜做隧道切口，开罐式截囊，娩除晶状体，植入人工晶状体。目前在基层医院或在某些特殊的白内障（如硬核、角膜内皮数量少等）手术中可能还会用得到。②白内障超声乳化术（Phaco）是目前治疗白内障的主流手术方式。使用超声波将晶状体核粉碎使其呈乳糜状，然后连同皮质一起吸出，植入人工晶状体。其优点是切口小，组织损伤少，手术时间短，术后视力恢复快。③飞秒激光辅助的白内障手术。白内障超声乳化术后仍有些散光，连续环形撕囊技术不佳致前囊不圆等问题，利用飞秒激光可以精确控制角膜切口、晶状体囊膜上开圆口的大小直径方向，对晶状体预劈核，后超声乳化吸除晶状体。精准度更高，能更好地提升患者术后的视觉质量。但飞秒仪器价格昂贵，代价较高，适合特定人群。

（二）青光眼

青光眼（glaucoma）是威胁和损害视神经和视觉通路，最终导致视觉功能损害的疾病，是仅次于白内障导致视力丧失的第二常见原因。主要分为原发性青光眼（特发性）和继发性青光眼（外伤、炎症等）。原发性青光眼又分为开角型和闭角型，这两类青光眼的易感因素、发病机制、临床表现在早期筛查及治疗原则均有所不同。早期诊断和干预，可以延缓视神经损害，降低致盲率。正常眼压范围为10～21mmHg，有的个体眼压高于正常范围，但不发生青光眼者称为高眼压症；有的个体眼压虽在正常范围内，但已超过其视神经的承受能力，出现典型青光眼视神经和视野损害，称为正常眼压性青光眼。

1.原发性闭角型青光眼（primary angle-closure glaucoma，PACG）是由于眼内前房角被周边虹膜机械性阻塞，前房角狭窄或关闭，引起房水流出受阻，导致眼压升高的一类青光眼。老年人常见。危险因素包括增龄、家族史、亚裔、女性、远视、眼轴短、前房浅、晶状体厚度增大（白内障）等。

（1）临床表现：不发作时无明显症状。急性发作时可出现头痛、眼眶痛、恶心、呕吐、视力下降明显、雾视等症状。眼压缓慢升高时可有眼胀、眼痛不适等表现，有时休息后可减轻或缓解。症状需与高血压病、偏头痛、鼻窦炎、脑血管疾病及消化道疾病相鉴别。

（2）眼部检查：结膜充血、角膜水肿、瞳孔扩大，对光反应差。眼压升高，程度不等，急性眼压升高可＞50mmHg，急性眼压升高是一种眼科急症。也可长期缓慢眼压升高。前房角检查显示高眼压状态下前房角关闭。

2.原发性开角型青光眼（primary open-angleglaucoma，POAG）是慢性、进行性、视神经病变，眼压和其他尚不完全明确的因素促成损伤，出现特征性获得性视神经萎缩和视网膜神经节细胞轴索丢失。眼内前房角为开放状态。危险因素包括增龄、家族史、非洲或拉丁美洲裔、近视、眼轴长、中央角膜薄、眼部低灌注压及2型糖尿病等。

（1）临床表现：可有眼胀、眼痛不适等症状，可有视野缩小及视力下降，一般无眼部充血。

（2）眼部表现：大部分患者眼压升高（>21mmHg，正常眼压10~21mmHg），必要时可多次测量。前房角镜及超声生物显微镜检查显示前房角开放。

3.防治。青光眼防治的目的是控制眼压和阻止视功能的进行性损害。

（1）药物治疗：原发性开角型青光眼优先选择药物治疗。

①眼药水：缩瞳剂类（毛果芸香碱），可刺激睫状肌收缩，加宽小梁网间隙，缩小瞳孔、改善房水外流，为闭角型青光眼首选药物，副作用可引起眉弓疼痛、视物发暗、近视加深等；β肾上腺素受体阻滞剂（噻吗洛尔、倍他洛尔、美开朗等），可减少房水生成，对瞳孔无影响，适用于各种类型的青光眼，β肾上腺素受体阻滞剂在清醒时有降压作用，睡眠时无降压作用，长期应用后期效果会减弱，支气管哮喘、严重的慢性阻塞性肺部疾患、窦性心动过缓、心功能衰竭等患者禁用；肾上腺素能受体激动剂类（地匹福林、阿法根等），通过抑制房水生成，增加葡萄膜巩膜途径房水外流，适用于各种类型的青光眼，严重高血压病、冠心病患者禁用；碳酸酐酶抑制剂类（布林佐胺），通过抑制睫状体上皮细胞碳酸酐酶减少房水生成降眼压，适用于各种类型的青光眼，该药系磺胺类制剂，过敏者禁用；前列腺素衍生物类（曲伏前列素、拉坦前列素等），通过增加葡萄膜巩膜途径外引流来降低眼压，副作用主要为滴药后局部短暂烧灼、刺痛感和结膜充血，长期用药可使虹膜色素增加，睫毛增粗。

②口服药：主要有乙酰唑胺、醋甲唑胺，碳酸酐酶抑制剂类抑制房水生成，多为局部用药的补充，如长期服用可诱发尿路结石、肾绞痛、代谢性酸中毒、低钾血症等，常与苏打片、氯化钾同时使用以减少不良反应。

③高渗剂剂型：静滴甘油、甘露醇，为眼压显著升高时用于快速降低眼压的急救处理，或手术前用药，降眼压效果起效快，但维持时间短（6小时）。用药剂量和时间不宜过大过长，以免引起更多不良反应如全身脱水、电解质紊乱、肾功能损伤、血栓形成等。

（2）手术治疗：青光眼手术方式多种，需要根据病情选择适宜手术，强调个性化治疗方案。具体手术方式分类如下：

①内引流手术，包括周边虹膜切除术、虹膜激光成形术、虹膜激光打孔术、房角切开术、激光小梁成形术、小梁网引流植入物手术等。

②外引流手术，包括全层巩膜手术、复合式小梁切除术、青光眼阀钉植入术等。

③减少房水生成手术，包括睫状体冷凝术、睫状体光凝术、高强度聚焦超声波睫状体破坏手术等。

④联合手术，如白内障超声乳化联合房角分离术、白内障超声乳化联合小梁切除术、前段玻璃体切割联合房角分离手术等。青光眼的治疗主要通过促进房水排出，或减少房水生成两种途径来解决。不论是药物、激光还是手术治疗，目的都是要将眼压降低到患者安全水平以保护视力。

（3）随访：青光眼是严重的不可逆性致盲性眼病。青光眼是终身疾病，即使进行了激光或手术治疗，仍然需要定期进行随访。随访包括测眼压，检查眼底、视野及视网膜神经纤维层厚度，评估疾病进展、疗效及确定下一步治疗方案，随访间隔视患者病情而定。

（三）糖尿病视网膜病变

糖尿病视网膜病变（diabetic retinopathy，DR）是与持续高血糖相关的一种慢性、持续性、潜在危害视力的视网膜微血管疾病，是引起老年视力损伤的常见疾病之一。分为非增殖性糖尿病视网膜病变（NPDR）和增殖性糖尿病视网膜病变（PDR）。早期的视网膜病变包括微血管瘤和出血，血管改变逐渐发展，可引起视网膜毛细血管无灌注，严重者可导致视网膜新生血管形成，引起玻璃体积血，甚至造成牵拉性视网膜脱离，可使患者视力明显下降甚至致盲。

1.流行病学及危险因素。一项纳入全球35项糖尿病患者研究的Meta分析显示DR患病率为34.6%。中国大陆糖尿病患者DR患病率为23%。发生DR的主要危险因素为持续高血糖、明显血糖波动、糖尿病病程长（≥10年）、糖尿病肾病以及伴高血压、高血脂、妊娠、肥胖、易感基因等。

2.临床表现及检查。视力减退是最常见的临床症状，早期病变可无症状。NPDR为早期病变，主要表现为微血管瘤、视网膜内出血、棉絮斑等。PDR主要特征是视网膜缺血引起视网膜表面新生血管形成。

眼底检查或眼底照相技术相对简单，应用广泛。眼底荧光血管造影检查（FFA）是糖尿病视网膜病变分期的准确方法。相关光断层扫描检查（OCT）可以判断是否存在玻璃体牵拉，显示黄斑区等病变，还可测量视网膜厚度，有利于疗效判断及随访。

糖尿病视网膜病变严重程度参考《中国2型糖尿病防治指南（2017年版）》推荐的国际临床分级标准见表3-17-1。

表3-17-1　糖尿病视网膜病变的国际临床分级标准

分级	视网膜病变
无明显视网膜病变	无异常
轻度NPDR	仅见微动脉瘤

续表

分级	视网膜病变
中度NPDR	介于轻度、重度之间
重度NPDR	有以下任一改变，但无PDR表现： （1）4象限每个都有20处以上的视网膜内出血； （2）2个以上象限有确定的静脉串珠； （3）1个以上象限有明显的视网膜内微血管异常。
PDR	有以下一种或多种改变：新生血管、玻璃体积血、视网膜前出血

糖尿病视网膜病变为糖尿病特异的慢性并发症之一，但糖尿病患者也是其他眼病的高危人群，如白内障、青光眼、视网膜血管阻塞及缺血性视神经病变等，因此指南推荐2型糖尿病患者一旦确诊应尽快到眼科进行全面检查，包括视力、眼压、房角、虹膜、晶状体、视野和眼底。

糖尿病视网膜病变防治中国专家共识推荐内泌科医师采用免散瞳眼底照相筛查DR，内分泌科医师和有经验的眼科医师共同读片，当出现严重的视网膜黄斑水肿或中度以上NPDR征象应行OCT和FFA检查并转诊至眼底专科治疗。

3.防治。糖尿病患者生活方式改变是DR防治的基础。

（1）药物治疗：①良好地控制血糖、血压和血脂可预防或延缓DR的进展；②糖尿病性黄斑水肿患者应避免应用噻唑烷二酮类（罗格列酮、吡格列酮）；③建议糖尿病合并高血压者推荐肾素-血管紧张素系统（RAS）阻断剂为首选药物；④抗血小板治疗，阿司匹林治疗对DR的发病及进展无明显影响，DR不是阿司匹林治疗的禁忌证，该治疗不会增加糖尿病视网膜出血风险；⑤其他药物治疗，改善微循环、增加视网膜血流量，如羟苯横酸钙对改善早期NPDR有一定疗效。

（2）玻璃体腔注射治疗。适用于DME和新生血管患者。玻璃体注射糖皮质激素和抗血管内皮生长因子（VEGF）制剂，可以控制水肿，帮助新生血管的退缩，尤其新生血管在视神经乳头上无法进行激光治疗时；有些糖尿病视网膜病变晚期而必须手术的患者，也可以先注射药物，然后再手术，这样可减少术中出血。

（3）激光治疗。视网膜激光光凝术是治疗DR的标准技术。有两种情况要做激光治疗，一是黄斑水肿。黄斑区弱的分散的激光光凝，可以减少血管的渗漏，减轻水肿。二是视网膜有新生血管，或有大片视网膜缺血，行全视网膜激光光凝可使新生血管萎缩或阻止新生血管的生长。及时、正确的激光光凝治疗，可以避免病情发展到玻璃体积血、视网膜新生血管形成、机化增殖膜形成、视网膜脱离，落到失明的地步。

（4）手术治疗。视网膜病变发展到增殖期，玻璃体积血1个月以上不吸收，或视网膜有增殖膜，有视网膜脱离，影响中心视力，必须手术治疗。手术的目的是将出血清除、剥除增殖膜，将视网膜复位，同时术中加强的激光光凝治疗。

（5）随诊及预后。糖尿病视网膜病变一旦到增殖膜期，治疗效果一般不理想。因此，患者须密切复查、遵医嘱随诊、早期治疗。

（四）年龄相关性黄斑变性

年龄相关性黄斑变性（age-related macular degeneration，AMD），又称老年性黄斑变性，是一种常见的、影响中心视力的黄斑部视网膜变性疾病。其特点是黄斑部视网膜及其下的营养结构视网膜色素上皮和脉络膜发生病变，并导致患者视功能障碍和中心视力进行性下降。

AMD是发达国家50岁以上人群常见的致盲性眼病，占致盲性眼病的8.7%。AMD患病率随年龄增加而升高，在60～69岁、70～79岁、80岁及以上各年龄段患者中，检出率分别为13.5%、20.2%、23.5%。

1.分类及危险因素。根据脉络膜新生血管存在与否，将AMD分为干性和湿性两大类，其中干性AMD约占80%，湿性AMD约占20%。干性AMD是由于视网膜色素上皮萎缩导致光感受器损伤，疾病进展期间无新生血管侵入。相反，湿性AMD则是因为脉络膜新生血管侵入视网膜，引起视网膜内渗血、出血、瘢痕形成等一系列病理改变，尤其病变区累及眼底黄斑时，将严重影响视力，进而导致失明。

AMD常见危险因素包括年龄、白种人、基因、抗氧化物质、高血压、高体质量指数、血脂异常等，吸烟可增加AMD的发病率。积极改善患者的不良生活方式，控制其基础内科疾病，对早期发现患者及改善预后有积极意义。

2.临床表现。症状包括视物变形、无痛性视力下降、暗点、闪光感、暗适应困难。阿姆斯勒方格是简便易行的自我检测筛查方法。若存在上述表现，筛查异常，需至眼科专科就诊。眼底照相结合OCT断层扫描是我国目前检查和诊断AMD的首要方法。同时FFA联合吲哚菁绿血管造影（ICGA）仍是诊断湿性AMD的"金标准"。

3.防治。目前干性AMD尚无特殊的治疗方法，需定期随访，不吸烟，控制体重和血压、血脂、血黏度，服用抗氧化剂，补充叶黄素、微量元素、维生素C、维生素E等，这些都不可能让视力完全恢复，只能减缓其进一步发展。湿性AMD的治疗方法有玻璃体腔注射抗血管内皮生长因子（VEGF）药物治疗（药物主要有贝伐单抗、雷珠单抗、阿柏西普等）、激光光凝（仅适合病变不在黄斑中央处，而在黄斑中心凹外且边界清晰的病灶，若激光打到黄斑中心凹，就会出现不可逆的视力损伤）、经瞳孔温热疗法（TTT）、光动力疗法（PDT）、手术治疗（如视网膜下新生血管膜的切除、黄斑转位术、视网膜移植等）。

4.预后AMD为不可逆性致盲性眼病，视力预后差。新生血管性AMD患者即使进行了相应治疗，视力预后也很差。

六、三级预防

1.一级预防（病因预防）：积极在社区开展眼部健康教育，普及眼卫生知识，特别对于45岁以上的中老年人，引导他们培养良好的用眼习惯，防止眼疲劳，注意合理膳食，适当参加运动，增强体质和抗病能力。高血压病、血管硬化和糖尿病患者要积极治疗控制病情。针对公众健康采取相应措施，如改善生活环境，消除废水、废气、垃圾等污染。

2.二级预防（临床前期预防）：在疾病的临床前期做好早发现、早诊断、早治疗，以预防眼病的发展和恶化，防止复发和转化为慢性疾病。进行眼部疾病的普查、高危人群的筛检、特定人群的定期健康检查等，普及宣传眼病知识，提高眼科工作者的眼病诊断水平，开发实用、敏感的诊断技术等。

3.三级预防（临床预防）：眼病患者应到专业眼科采取及时有效的治疗措施，防止病情恶化及其并发症的发生。对低视力患者，可通过光学或非光学等方法尽可能保护患者的残余视力，使他们能正常生活、学习，提高生活质量，获得最大限度的健康。

七、临床病例

现病史：女性，75岁。右眼渐进性视力下降2年余。患者2年前出现右眼渐进性视力下降，为眼前雾状模糊感，戴镜矫正视力不提高。既往无眼科疾病病史，无眼外伤史，无屈光不正。高血压病病史10余年，2型糖尿病病史8年，血压、血糖控制平稳，规律口服降压药、降糖药治疗。

视力检查：右眼裸眼视力0.15，矫正视力0.15；左眼裸眼视力0.5，矫正视力0.8。

【问题1】根据上述病史，该患者可能的诊断有哪些？应该重点询问哪些病史？

思路：引起老年人视力下降的常见原因有老年性白内障、年龄相关性黄斑变性、急性原发性闭角型青光眼、原发性开角型青光眼、糖尿病性视网膜病变等。需要结合患者的眼科病史及全身疾病病史，眼科检查体征加以鉴别及诊断。

问诊时，应该重点询问患者视力下降的具体表现，是突发还是缓慢病程，是否有眼痛，是否有眼前固定黑影遮挡、视野缺损，是否有视物变形等表现。

【问题2】患者应该进一步做哪些检查？

思路：患者应进一步行裂隙灯眼前节检查、眼压检查、眼底检查及眼科辅助检查。

补充询问患者病史，并完善裂隙灯、眼压及眼底检查。患者描述右眼视力下降为眼前雾状混浊感，无突发视力下降的过程，无眼痛，无眼前固定黑影，无视物变形等表现。

裂隙灯检查：双眼结膜未见充血及分泌物，双眼角膜清，角膜kp（-），前房深，房水清，瞳孔对光反射灵敏，虹膜纹理清。右眼晶状体皮质中度混浊，核3级，后囊混浊明显；左眼晶状体皮质轻度混浊，核2级，未见后囊混浊。眼压：右眼16mmHg，左眼15mmHg。眼底检查：双眼视盘边清色正，C/D=0.3，双眼黄斑区未见出血、渗出、玻璃膜疣，双眼视网膜动静脉比1：2，视网膜在位，未见视网膜出血点、硬渗及视网膜新生血管。

【问题3】根据以上信息，考虑该患者的诊断是什么？诊断依据是什么？

思路：根据该患者的病史及眼科检查结果，考虑该患者的诊断是右眼老年性白内障。

诊断依据：①症状。患者为渐进性无痛性视力下降，且无其他相关的眼科临床表现。②体征。从裂隙灯检查可见右眼晶状体皮质中度混浊，尤其是晶状体后囊混浊明显，后囊下型白内障可较早引起视力明显下降。

【问题4】该患者的治疗原则是什么？手术时机该如何选择？

思路：对于老年性白内障，手术治疗是有效的治疗方法。多数情况建议矫正视力0.3以下，再考虑手术治疗，因为0.3以上的视力水平，一般不太影响老年人的日常生活，过早手术可能会影响老年患者对术后视力的期望值，及过早承担术后的并发症，如眼干眼症、调节力丧失等。若白内障合并有浅前房青光眼因素的，可能随着白内障发展混浊膨胀，挤压前房导致前房角闭塞，引起急性闭角型青光眼，造成严重的视力损害，这类患者建议及早手术治疗。或白内障的程度和位置显著影响或干扰视觉功能，患者对视觉质量有较高要求的，即可考虑手术治疗，不一定要到成熟。具体手术时间，须从患者的实际要求出发，医患双方商量，以确定手术最佳时机。

【问题5】该患者决定手术治疗，照护要点是什么？

思路：1.围术期注意事项。术前控制好血压、血糖，如有咳嗽的请内科医生协助用药控制好咳嗽。白内障手术属出血极低危，围手术期一般不用停抗血小板药物和抗凝药。因前列腺增生/下尿路症状应用α受体拮抗剂（坦索罗辛、多沙唑嗪、特拉唑嗪等）的患者，接受白内障手术时可能出现虹膜松弛综合征，因此建议术前停用。

2.术前护理。要避免紧张情绪，和医护人员沟通，做好心理准备。术前建议洗头洗澡，要合理膳食，保证睡眠。进行双眼固视及去枕平卧至少30分钟的训练。

3.术后护理。观察有无眼红、眼痛、头痛、恶心、呕吐等眼压升高症状，及时对症处理。正确使用滴眼液，按时滴眼，防治术眼感染。术后3个月应避免剧烈运动，不可大力揉眼，避免过度用眼劳累。定期到医院眼科复查，术后3～6个月验光，必要时配镜。

（贾建芳　唐小三　薛兰芳）

【参考文献】

［1］GUO C，WANG Z，HE P，et al. Prevalence，causes and social factors of visual impairment among Chinese Adults：based on a national survey［J］. International Journal of Environmental Research and Public Health，2017，14（9）：1034.

［2］CORREIA C，LOPEZ K J，WROBLEWSKI K E，et al. Global sensory impairment in older adults in the United Stuates［J］. Journal of the American Geriatrics Society，2016，64（2）：306-313.

［3］FISCHER M E，CRUICKSHANKS K J，SCHUBERT C R，et al. Age - related sensory impainments and risk of cognitive impairment［J］. Journal of the American Geriatrics Society，2016，64（10）：1981-1987.

［4］SIU L A，BIBBINS-DOMINGO K，GROSSMAN C D，et al. Screening for impaired visual acuity in older adults：US Preventive Services Task Force recommendation statement［J］. JAMA，2016，315（9）：908-914.

［5］中华医学会糖尿病学分会视网膜病变学组.糖尿病相关眼病防治多学科中国专家共识（2021年版）［J］.中华糖尿病杂志，2021，13（11）：1026-1042.

［6］伍春荣，许樟荣，胡莲娜，等.2型糖尿病发生增生性糖尿病视网膜病变的危险因素［J］.中华眼底病杂志，2003（6）：9-11.

［7］高丽涛，柳力敏，张媛媛，等.糖尿病视网膜病变的危险因素分析［J］.眼科新进展，2011，31（8）：742-744.

［8］赵明威，齐慧君，黎晓新，等.经瞳孔温热疗法和光动力疗法治疗渗出型老年性黄斑变性短期疗效比较［J］.中华眼底病杂志，2004（5）：15-18.

［9］杨培增，范先群.眼科学［M］.9版.北京：人民卫生出版社，2018：224.

［10］张承芬.眼底病学［M］.北京：人民卫生出版社，1998.

［11］张舒心.青光眼治疗学［M］.2版.北京：人民卫生出版社，2011.

［12］刘晓红，陈彪.老年医学［M］.3版.北京：人民卫生出版社，2020.

［13］王建业，黄剑锋.老年医学［M］.北京：人民卫生出版社，2021.

［14］BRAD B. Kanski's clinical ophhalmology；a systemic appronch［M］. 8th ed，Bosion：Butterworth Heineminn，2016.

［15］KAPLAN D，BERKMAN B. The Oxford Handbook of Social Work in Health and Aging[M]. New York：Oxford University Press，2006.

第十八节　老年性耳聋

一、定义

老年听力损失是指60岁以上老年人因年龄增长、耳科疾病、遗传因素、噪声损伤、耳毒性药物以及代谢性疾病和不良生活习惯等因素导致的听觉功能下降的总称。其特征是双耳进行性加重、以高频听力下降为主的感音神经性听力损失，常出现听力言语沟通障碍，甚至导致精神心理疾病和认知功能下降，影响老年人群的生活质量和心理健康。

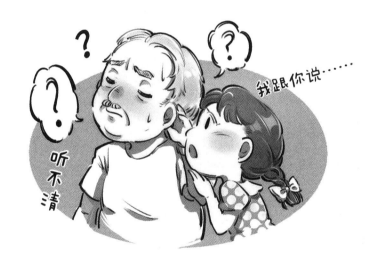

二、流行病学

据世界卫生组织报道，老年性耳聋是全球老年人口中第二大常见疾病，也是全球第三大流行疾病。流行病学资料显示，我国老年人群听力残疾比例为36.79％，全国共有1770万老年听力语言残疾人，占各类残疾总人数的34.3％，老年性听力损失导致的听力语言残疾规模位居所调查的各类残疾之首。

三、致病因素

老年性耳聋是伴随年龄老化过程的自然规律，在病情发生与发展的过程中是不可逆的。它的病因与衰老、遗传、环境有关，也与个体的内在因素相关，其发病机制复杂，目前尚未完全明确。

1.遗传因素。老年性耳聋的发病年龄与遗传因素相关，如家族耳聋病史等。尽管随着年龄的增加听觉敏感度会逐渐下降，但是听阈的变化在人群中具有很大的差异，这种差异可以部分用遗传易感性解释。

2.噪声暴露。听力下降与噪声暴露有关，噪声暴露停止之后的影响可能还会持续，长期的环境噪声对人的听力造成潜在性损伤，待其步入老年后老年性耳聋的发病率明显升高。

3.疾病因素。高血压病、糖尿病、动脉硬化、血液黏稠度增高、血脂增高等老年基础性疾病也会影响老年人听力。

4.药物因素。耳毒性药物（如氨基糖苷类药物、水杨酸类解热镇痛药、奎尼丁等）和一些化学制品（如苯、铅、一氧化碳等）的使用，均可导致听觉损失。

5.创伤因素。头颅外伤、耳外伤、气压伤等伤及内耳，可导致听力严重下降或听力丧失。

6.感染因素。细菌、病毒感染均可能影响老年人内耳及听觉神经等结构发生退行性改变，导致老年性耳聋的发生。

四、临床表现

1.双侧耳聋程度基本一致，呈缓慢进行性加重。

2.听力下降多以高频听力下降为主，日常生活中表现为首先对门铃声、电话铃声、鸟叫声等高频声响不敏感，逐渐对所有声音敏感性降低。

3.有些老年人表现为言语分辨率降低，主要症状为虽听得见声音，但分辨语言内容很困难，理解能力下降。

4.部分老年人可出现重振现象，即小声讲话时听不清，大声讲话时又嫌吵。

5.多数老年人伴有一定程度的耳鸣，多为高调性，开始时仅在夜深人静时出现，之后逐渐加重，持续存在。

6.有些老年人对声源的判断能力下降，会用视觉进行补偿，如在对话时会特别注视对方的面部表情及嘴唇。

五、评估流程

目前，全世界对于老年人听力筛查的指导方针还未形成通用方案。我国推荐的评估策略以2019年北京国际听力学大会发布的《老年听力损失诊断与干预专家共识》为参考，老年性耳聋评估流程如图3-18-1所示。

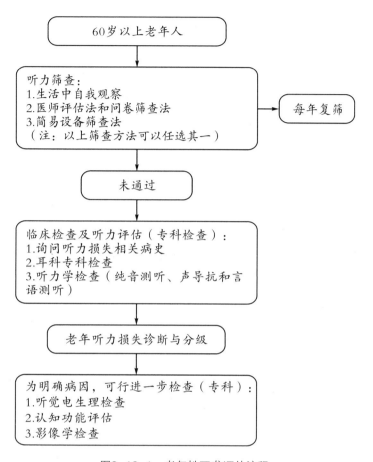

图3-18-1 老年性耳聋评估流程

（一）关注群体

50岁以上人群均应进行听力筛查，60～64岁人群每5年筛查1次，65岁以上人群每1～3年筛查1次。听力筛查时间表应与其他体检一致。

（二）筛查

1.筛查地点：老年人听力筛查可以在各种场所进行，包括临床（医院）、社区（公共设施）、家庭（住宅）等环境。无论在何种场所下，筛查都可以采取线下或线上方式进行，须确保筛查过程中背景噪声的控制。

2.老年人听力筛查的方法。

（1）生活中自我观察。以下7个事项可以帮助老年人自测是否有老年性耳聋：①在正常音量下看电视会听漏一些词语；②鸟叫声听不见了；③面对面交流时经常打岔或要求对方重复；④在人多嘈杂的餐厅时很难加入对话；⑤不分场所，说话的音量会不自觉加大；⑥打电话不顺畅，经常要求对方提高音量；⑦出现耳鸣、失眠、眩晕症状。

如果老年人出现以上情况，就可能存在听力损失，应及时到医院进行专业检测和治疗。

（2）医师评估法及问卷调查法。受检者根据日常生活中的体验回答医师提出的听力相关问题，由医师进行评估；也可以选用老年听力障碍筛查量表简化版，请受检者在5分钟内回答听力相关问题，根据得分加以判断。较为常用的是中文版老年听力障碍筛查表（CHHIE-S），如表3-18-1所示。

（3）简易设备筛查法。①简易设备筛查法是指运用通信工具和数字测听程序的远程听力筛查。目前已经实现了基于固定电话、网络软件或手机App的远程听力筛查，上述筛查结果可能与真实听力之间存在差异。②听力计筛查法。由经过听力学培训的医学人员在隔声室或安静环境下，使用纯音听力计进行500Hz、1000Hz、2000Hz、4000Hz和8000Hz的纯音气导测听，若各频率均达到筛查标准，即通过听力筛查。这种筛查方法专业性强、灵敏度高。

表3-18-1 中文版老年听力障碍筛查量表

本量表的目的是了解您是否存在听力问题，以便安排您做进一步的准确判断，请务必根据提问，仔细回答每一个问题，勾出选择答案，如果您佩戴助听器，请回答您在不使用助听器时的情况，请在5分钟之内完成整个量表内容。
姓名： 性别：男 女 年龄： 家庭地址： 联系电话： 文化程度：小学 初中 高中 大专以上 吸烟：是 否 年收入（元）： 项目：是（4分），有时（2分），否（0分）
1.当你遇见陌生人时，听力问题会使你觉得难堪吗？ 2.和家人谈话时，听力问题使你觉得难受吗？ 3.如果有人悄声和你说话，你听起来困难吗？ 4.听力问题给你带来一定残疾吗？ 5.当你访问亲朋好友、邻居时，听力问题会给你带来不便吗？ 6.因听力问题，你经常不愿意参加公众聚会活动吗？ 7.听力问题使你和家人有争吵吗？ 8.当你看电视和听收音机时，听力问题让你感到困惑吗？ 9.听力问题是否影响、限制和阻挠你的社会活动和生活吗？ 10.在餐馆和亲朋好友吃饭时，听力问题让你感到困惑吗？ 总分：

注：这10个问题答"是"得4分，答"有时"得2分，答"否"得0分，根据最后的得分来评价患者的听力障碍情况。0~8分、10~24分、26~40分显示听力受损的概率分别为13%、50%、84%。一般认为总分大于8分的受试者已存在一定程度的听力障碍，PTA＞40dBHL时更具有实用性。

（三）评估

老年人听力减退对其功能状态、生活质量、认知功能及情绪、行为都有可能产生不利影响。因此老年人的听力损害程度，不仅需要测评纯音和言语测听的检查数值为依据，还要把听力减退对生活质量、社会活动的影响作为评估依据（表3-18-2）。

表3-18-2 2021年世界卫生组织听力损失分级标准

分级	好耳的听力阈值（dB）	多数成年人在安静环境下的听力体验	多数成年人在噪声环境下的听力体验
正常听力	＜20	听声音没有问题	听声音没有或几乎没有问题
轻度听力损失	20～34	谈话没有问题	可能听不清谈话声
中度听力损失	35～49	可能听不清谈话声	在谈话中有困难
中重度听力损失	50～64	在谈话中有困难，提高音量后可以正常交流	大部分谈话都很困难
重度听力损失	65～79	谈话大部分内容都听不到，即便提高音量也不能改善	参与谈话非常困难
极重度听力损失	80～94	听到声音极度困难	听不到谈话声
完全听力损失／全聋	≥95	听不到言语声和大部分环境声	听不到言语声和大部分环境声
单侧聋	好耳＜20 差耳≥35	除非声音靠近较差的耳朵，否则不会有问题。可能存在声源定位困难	可能在言语声、对话中和声源定位存在困难

注：本表适用于成人，听力阈值指听力较好耳在500Hz、1000Hz、2000Hz、4000Hz的平均听阈。

（四）诊断

通过以上筛查方法评估有可能存在听力损害的老年人，需要进一步行诊断检查。

1.纯音电测听：纯音电测听可以准确评估患者的听敏度（能听到多大的声音）和各频率听力损失的程度，是最基本、最重要的听力检查方法，其测试结果的准确率可达75%～80%。

2.言语辨别检查：多呈言语辨别下降。言语分辨率与纯音听力不成比例，即称"音素衰退"。多数情况下纯音听力减退不及言语辨别能力下降严重，年龄越大此现象越明显，即许多老年人尽管纯音听力基本正常，但仍不能理解讲话的内容。

3.其他听力测试。耳声发射检查发现早期的听觉退化、阈上功能测试判断有无重振现象和区分蜗前蜗后病变、畸变产物耳声发射（DPOAE）与听觉脑干反应（ABR）联合运用了解内耳毛细胞和听神经功能、言语识别率检查等来进行具体临床听力评估。

（五）三级预防

通过积极干预改善老年人听力，对预防疾病的发生发展和提高老年人生活质量有重要的指导作用。

1.一级预防。在发病前期，针对老年性耳聋的致病因素或减少危险因素采取预防措施，提倡日常健康生活方式，加强对全身慢性疾病的管理。主要措施：①避免接触噪声。高强度、持续性噪声会对鼓膜和内耳造成伤害，主动避免噪声损伤，加强噪声防护，在噪声环境下应佩戴符合防护标准的降噪耳塞。②避免使用耳毒性药物。如氨基糖苷类抗生素、顺铂和袢利尿剂等耳毒性药物，因病情必须使用，应严密监测听力变化。③合理均衡膳食，饮食有节。中老年人宜清淡饮食，不宜摄入过多的高脂肪食物和甜食，养成科学的饮食习惯，合理补充锌、铁、钙等微量元素，对预防老年性听力损失有一定帮助。④戒烟限酒，适量运动，劳逸结合。中老年人要坚持适量的体育锻炼，如散步、八段锦、太极拳等，以增强体质，减缓衰老进程。⑤保持乐观向上的态度，避免熬夜。⑥积极防治高血压病、糖尿病及动脉粥样硬化等老年慢性疾病，伴有慢性疾病的中老年人应定期检测听力，若发现听力出现异常，应及时到医院诊治。⑦中医在预防和治疗耳聋疾病上独具特色，鸣天鼓法、营治城郭法和鼓膜按摩法常用于防治耳聋。

2.二级预防。在老年性耳聋的临床前期做好早发现、早诊断、早治疗的预防措施，防止和减缓疾病发展。

（1）老年性耳聋的早期发现极为重要，需要患者本人及照料者的日常观察，同时要具备相关的听力常识以便早发现早干预。

（2）老年性耳聋的早期筛查、诊断可以及时帮助临床进行早期干预，提高老年人生活质量。早期筛查可通过医师简单评估法和问卷筛查法得到主观初步评估。此外，应评估患者是否伴有抑郁症和认知功能障碍，排除隐匿性听力损失。将老年性耳聋的发现和筛查落实到社区医院，发现问题后及时转诊至上级医院。

（3）干预治疗主要包括一般药物治疗和佩戴助听器。首先，积极治疗与听力损失密切相关的原发病如高血压病、高脂血症、糖尿病等，并开展听觉保护性随访。其次，采用扩张内耳微循环、降低血液黏稠度、营养神经等药物，对进一步延缓听觉神经的退行性变有帮助。对伴有轻度认知功能障碍的患者，建议尽早使用改善认知功能的药物。最后，配戴助听器可以最大限度利用残余听力，改善老年人的听觉和言语交流能力，对于轻、中度老年性耳聋患者，建议首选佩戴助听器作为听力补偿手段。助听器分为气导助听器和骨导助听器，气导助听器根据佩戴方式分为耳背式、耳道式和耳内式。

3.三级预防。针对已明确诊断的老年性耳聋患者，采取有效的对症治疗、康复治疗和日常护理等措施，促进功能恢复和提高患者生活质量。

（1）对症治疗。目前老年性耳聋的治疗手段主要包括助听器验配、中耳植入和人工耳蜗植入。由于医学或个人原因不能佩戴传统助听器而不适合行人工耳蜗植入者，可以选择中耳植入手术治疗，中耳植入包括骨锚助听器、振动声桥等。人工耳蜗是治疗重度和极重度感音神经性聋的有效手段，由于经济水平和健康观念的差异，我国的老年患者人工耳蜗植入治疗尚未普遍开展。

（2）听觉康复训练。为了提高老年性耳聋患者对人工听觉装置的接受度和加快适应进程，提高言语识别和交流能力，可给予听觉康复训练。设立个体化方案，对于未使用助听装置者，可缩短谈话距离，放慢语速，提高音量，利用唇读和肢体语言面对面交流，分别对听觉察知、辨别、理解进行训练。已接受助听装置干预的患者，康复训练应建立在适应佩戴助听装置的基础上，对装置的调试、验证和效果评估应贯穿整个康复过程。大多数情况下，特别是在嘈杂的噪声环境中，老年患者仅依靠助听装置无法进行有效的交流时，需要改进交流策略，或配合使用其他电子辅助技术（如FM系统等）。

（3）加强日常护理。注意避开噪声，保护残留的听力；改善生活习惯与饮食结构；调整心态；老年患者的子女也应该加强与患者的沟通、理解和倾听。

（4）及时复诊。如果听力进一步减退、耳鸣加重，需及时复诊进行药物干预，严重者需转医院进行治疗。

六、居家日常护理

1.生活护理：养成良好的生活习惯，减少长时间噪声接触，必要时可使用防噪声耳塞，避免噪声损害、经常挖耳、戴耳机听音乐、过度紧张和劳累等不良行为。家人尽量创造有助于与老年人语言交流的环境，家里摆设尽量简洁明亮，多主动与老年人交流，沟通时语速放慢，也可选择患者常用的沟通方式，如书写、手机、图片等，对记忆力较差的患者要耐心多说几遍。

2.适量运动：坚持适量的体育锻炼，动静结合，运动不宜过于激烈。避免熬夜，形成早睡早起的规律健康生活习惯，有助于防治耳聋。老年人可选择户外慢走、打太极等活动，促进全身血液循环，增强免疫力。

3.饮食调摄：清淡饮食，营养均衡，养成科学的进食习惯，避免暴饮暴食。制订营养食谱，多进食黑木耳、胡萝卜以及锌含量较高的海鱼、贝类等食物，戒烟限酒。

4.心理健康宣传教育：通过定期随访对老年人及其家属进行听力知识健康教育和宣传，通过电话、网络软件或手机App等形式随访，提高老年人及其家属的听力健康意识和重视听力知识的普及教育。老年人的听敏度降低，不仅影响他们参与社会活动，在心理上也会失去与人交流的信心，产生心理压力，日常生活中鼓励老年人多与人交流，树立生活信心，建立对他人的信任，消除焦虑等不良情绪，及时进行心理疏导，减轻心理压力，鼓励老年人多出门，多参加社会活动，降低老年人因交流-社会-心理方面的障碍。

5.中医按摩防治：①鸣天鼓法：摒除杂念，调整好呼吸，搓热双手掌，将两手心紧贴于双侧外耳道口，使外耳道口暂时处于封闭状态，两手食指、中指、无名指、小指对称的按压在后枕部，再将两食指翘起放在中指上，然后将食指从中指上用力滑下，重重的叩击脑后枕部，此时可闻及洪亮清晰之声，响如击鼓，先左手叩击24次，再右手叩击24次，最后两手同时叩击48次。②营治城郭法：以双手按耳轮，一上一下摩擦之，每次做3～5分钟。③鼓膜按摩法：用中指或食指指尖插入外耳道口，轻轻按压1～2秒，再放开，一按一放，有节奏地重复数10次。经常按摩翳风穴和听会穴可以促进内耳的血液循环，也具有保护听力的作用。

6.使用助听设备人群的护理：日常生活中强调助听设备的正确使用、维护和保养，同时加强随访工作的频次，鼓励老年听力损失患者早期科学配戴助听器，助听器佩戴后的适应过程一般分为四个阶段：第一阶段（佩戴第一周），先在家里安静的环境中使用，每天戴1～2小时以重新熟悉声音；第二阶段（佩戴第二周），每天戴3～4小时，可到户外比较安静的地方；第三阶段（佩戴第三周），每天戴6～8小时，可以到公共场所，如菜场、商场等；第四阶段（佩戴第四周），这时已经完全适应，基本可以全天佩戴。选配助听器后为老年人提供相应的听觉康复训练，通过增加佩戴的次数和延长佩戴的时间，老年人更容易理解助听器的相关使用知识和技巧，进而获得更加理想的助听效果。

七、临床病例

现病史：男性，83岁，主诉双耳听力下降伴耳鸣20余年，加重1个月后来诊。患者20年前出现听力下降，与人交流尚可，伴耳鸣，嗡鸣音，阵发性，常于安静、睡眠时明显，无头疼、头晕、耳痛、耳漏等不适，当时即到当地医院就诊，考虑"双侧感音神经性聋"予药物治疗，上症无明显好转，听力逐渐下降，近1个月来听力下降明显，常唤之不应，言语辨识能力下降，需交流者提高声音分贝方能听清。

既往史：患高血压病15年，否认脑血管疾病、类风湿性关节炎、冠心病等。无药物过敏史。个人史、婚育史、家族史无特殊。血压控制尚可。

体格检查：体温、血压、脉搏、呼吸正常范围，神志清晰。

专科检查：双侧耳郭、外耳道无畸形，双侧外耳道清洁，无破损、红肿，双侧鼓膜完整，鼓膜标志清楚，双侧鼓室未见积液、新生物。

【问题1】该患者临床特点是什么，下一步评估方案是什么？

思路：老年男性患者，临床特点主要表现为双侧渐进性的听力下降，逐渐出现语言交流困难，常伴有耳鸣症状。同时伴有高血压病。患者的体格检查未发现外耳道、中耳炎症，应进一步进行中耳分析、纯音电测听检查评估患者听力情况。

【问题2】该患者纯音电测听提示双侧重度感音神经性聋。诊断"老年性耳聋"。下一步诊疗措施是什么？

思路：老年性耳聋的干预治疗措施主要包括一般药物治疗和佩戴助听器。首先，积极治疗与听力损失密切相关的原发病如高血压病，并开展听觉保护性随访，对进一步延缓听觉神经的退行性变有帮助。其次，采用扩张内耳微循环、降低血液黏稠度、营养神经等药物，也可能对延缓听力衰退有一定的效果。最后，配戴助听器可以最大限度利用残余听力，改善老年人的听觉和言语交流能力。如患者听力下降严重，助听器辅助效果不理想，人工耳蜗植入是目前治疗重度和极重度感音神经性聋的有效手段。

【问题3】该患者验配助听器后，是否就可以正常语言交流了，还需要注意什么事项？

思路：老年性耳聋患者在佩戴助听器以后，对辅助装置有一个接受和适应的过程，这时往往需要进行听觉康复训练，提高言语识别和交流能力。此外，患者听力仍有下降的可能，需要进行定期的听力随访复查，一般建议每3个月复查1次听力。当患者听力发生变化后，助听器需要及时调整补偿强度，以便保证患者言语交流的需要。

（莫凌凌　甘金梅　谭丝丝　黄利宾）

【参考文献】

［1］TU N C, FRIEDMAN R A. Age-related hearing loss: unraveling the pieces［J］. Laryngoscope Investig Otolaryngol, 2018, 3（2）: 68-72.

［2］WALLING A D, DICKSON G M. Hearing loss in older adults［J］. American Family Physician, 2012, 85（12）: 1150-1156.

［3］JAYAKODY D M P, ALMEIDA O P, SPEELMAN C P, et a1. Association between speech and high-frequency hearing loss and depression, anxiety and stress in older adults［J］. Maturitas, 2018, 110: 86-91.

［4］VAISBUCH Y, SANTA MARIA P L. Age-related hearing loss: innovations in hearing augmentation［J］. Otolaryngologic Clinics of North America, 2018, 51（4）: 705-723.

［5］刘宸菁，侯晓丰，翟所强，等.老年性耳聋的防治进展［J］.中华耳科学杂志，2015，

13（1）：166-170.

［6］JAN B，BARBARA E W，JOSHUA C. Tackling hearing loss to improve the care of older adults［J］. BMJ（Clinical research ed），2018，360（feb14 22）：k728.

［7］沈励，刘民. 听力残疾的流行病学研究进展［J］. 中国康复医学杂志，2009，24（3）：281-283.

［8］刘民，栾承. 北京市残疾人现状流行病学调查与干预研究报告［C］//赵春鸾. 北京市第二次全国残疾人抽样调查课题研究论文集. 北京：华夏出版社，2008：171-223.

［9］翟秀云，刘博，张玉和，等. 老年听力障碍筛查量表在老年性聋调查中的应用与相关性分析［J］，中国耳鼻咽喉头颈外科，2016，23（1）：27-30.

［10］GATES G A，SCHMID P，KUJAWA S G，et al. Longitudinal threshold changes in older men with audiometric notches［J］. Hearing Research，2000，141（1）：220-228.

［11］ALVARADO J C，FUENTES-SANTAMARFA V，GABALDON-ULL M C，et al. Age-Related Hearing Loss Is Accelerated by Repeated Short-Duration Loud Sound Stimulationf［J］. Frontiers in neuroscience，2019，13：77.

［12］贺祖宏，李明，邹圣宇，等. 老年性聋的发病机制及干预研究进展［J］. 中华耳鼻咽喉头颈外科杂志，2020，55（11）：1105-1110.

［13］刘花，陈贤明. 老年性聋与认知功能障碍相关性的研究进展［J］. 听力学及言语疾病杂志，2015，23（5）：559-561.

［14］黄治物，杨璐. 老年性聋的早期发现、诊断和预防［J］. 中华耳科学杂志，2018，16（3）：382-388.

［15］NICOLA Q，FRANCESCO C，MARA C，et al. Epidemiology of agerelated hearing loss：A review［J］. Hearing，Balance and Communication，2015，13（2）：77-81.

［16］刘博，赵啸天，陈雪清，等. 老年前期人工耳蜗植入患者听力言语康复策略探讨［J］. 中国听力语言康复科学杂志，2004（2）：13-16.

［17］陆园英，黄丽雯，农英存，等. 护理干预对老年性耳聋患者心理状态及交流能力的影响［J］. 蛇志，2016，28（2）：188-190.

［18］WATTAMWAR K，QIAN Z J，OTTER J，et al. Increases in the Rate of Age-Related Hearing Loss in the Older Old［J］. JAMA Otolaryngology‐Head & Neck Surgery，2016，143（1）：41-45.

［19］XIN Y L，YING H，SHI M Y.A hearing self-reported survey in people over 80 years of age in China by hearing handicap inventory for the elderly‐complete version vs screening version［J］. Acta Oto-Laryngologica，2016，136（12）：1242-1247.

［20］CMICKSHANKS K J，NONDAHL D M，DALTON D S，et a1. Smoking，central adiposity，and poor glycemic control increase risk of hearing impairment［J］. Journal of the American Geriatrics Society，2015，63（5）：918-924.

［21］王士贞，刘蓬. 中华医学百科全书：中医药学中医耳鼻咽喉口腔科学［M］. 北京：中国协和医科大学出版社，2016.

［22］全国防聋治聋技术指导组，中华医学会耳鼻咽喉头颈外科学分会，中华耳鼻咽喉头颈外科杂志编辑委员会，等. 老年听力损失诊断与干预专家共识（2019）［J］. 中华耳

鼻咽喉头颈外科杂志，2019，54（3）：166-173.

［23］WU X，REN Y，WANG Q，et a1. Factors associated with the efficiency of hearing aids for patients with age-related hearing loss［J］. Clinical Interventions in Aging，2019，14（15）：485-492.

［24］银力，屠文河，高姗仙，等. 耳聋与助听设备的选择［J］. 中国医疗器械信息，2016，22（5）：23-29，63.

［25］COLING D E，YU K C，SOMAND D，et al. Effect of SOD1 overexpression on age- and noise-related hearing loss［J］. Free Radical Biology and Medicine，2003，34（7）：873-880.

［26］肖玉华，翁卫群，卢红建，等. 多学科协作干预对老年性耳聋佩戴助听器者生活质量的影响［J］. 实用临床医药杂志，2016，20（22）：132-134，149.

［27］孔玉玲. 听力残疾人佩戴助听器前后照顾质量、残疾态度和生存质量的调查研究［D］. 浙江：杭州师范大学，2017.

［28］王丽娟. 浅谈护理老年耳聋患者的临床经验［J］. 求医问药（下半月），2012，10（5）：117.

第四章

老年精神心理问题

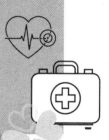

老龄化过程中，老年人不仅面临身体机能衰老、生理机能下降和疾病困扰等生理问题，而且还会产生各种精神心理问题。

随着年龄的增长和生理机能减退，认知能力下降，老年人认知障碍（如认知、注意力、语言障碍）发病率急剧上升，一方面可能会出现老年痴呆、思维不清晰等认知方面的障碍，另一方面精神心理疾病在老年人中非常普遍，患有身体疾病的老年人尤其易患精神疾病，但往往不被察觉且治疗不足，如果得到恰当的治疗预后都较好。

第一节　抑郁

一、定义

老年人常见精神心理问题主要是抑郁和焦虑。抑郁症是一种常见的精神疾病，主要表现为情绪低落、兴趣减退、缺乏愉悦感、思维迟缓、缺乏主动性，严重者可出现自杀念头和行为，具有高复发率、高致残率、高自杀率等特点。从广义上说，老年抑郁障碍是指 60 岁以上老年人包括原发性（首次发生抑郁症状）和继发性的抑郁障碍。

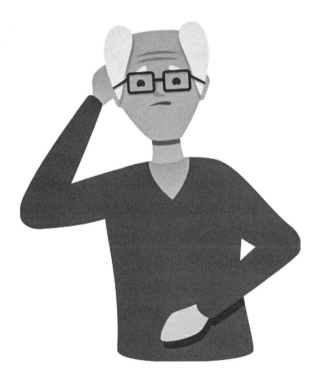

二、流行病学

在全球范围内，15% ～ 20% 的 65 岁以上老年人患有抑郁症状，其中 5% ～ 10% 是重度抑郁症患者。全球疾病负担数据报告，2015 年 55 ～ 74 岁女性抑郁症患病率为 7.5%，男性为 5.5%。我国精神障碍流行病学调查结果显示，全国 65 岁及以上老年人抑郁症 12 个月平均患病率为 3.8%（2.8% ～ 4.7%），其中重度抑郁障碍的平均患病率为 3.0%（2.1% ～ 3.8%）。

三、致病因素

常年忍受慢性疾病（如高血压病、糖尿病）使老年人愈发变得消极悲观，对自身的身体健康缺乏自信，慢性疾病老年患者依赖性强，容易产生心理状况的变化，老年人会常常感到无价值感、失落、依赖、孤独和恐惧感。

老年人衰弱与抑郁存在高度相关性，随着年龄的增长，衰弱和抑郁都会出现类似不良健康结果的风险。例如，二者都会导致患者日常活动减少，增加患者的死亡风险，缺乏参与日常生活活动的能力。衰弱前期的老年人对待事物更会出现消极态度，随着衰弱程度的加重，消极情绪逐渐演变为抑郁。国外一项针对百岁老人的研究发现，51.1% 的衰弱老人患有抑郁，21.1% 处于衰弱前期的老年人患有抑郁。

抑郁症与痴呆之间的关系很复杂。抑郁可以归因于痴呆的发展或痴呆中认知问题的加重。一项大型回顾性队列研究纳入超过 35000 名参与者，研究者发现中年时期的抑郁导致晚年痴呆风险增加 20%，晚年抑郁风险增加 70%。中年和晚年都患抑郁时，增加痴呆风险 80%。痴呆，尤其是在早期，可以导致抑郁。特别是在痴呆患者有很好的洞察力，能意识到这种退行性晚期疾病对生活质量的影响和对照料者的压力时，患者可能产生抑郁症。血管性痴呆患者和阿尔茨海默病痴呆患者与其他类型痴呆患者比较，更容易产生抑郁。

除此之外，社会心理因素对老年人抑郁也有很大的影响。老年人也面临离退休适应过程带来的社会角色转换和社会地位下降等带来的无价值感、焦虑、不良情绪；独居老年人普遍存在老年空巢综合征，容易感到孤独、失落和抑郁。

四、管理要点

对于有躯体疾病的老年患者，抑郁的管理和普通抑郁一样。抗抑郁药物和心理治疗对老年人和年轻人是一样有效的，但是在药物治疗中，药物并发症、抗抑郁药物与其他药物的相互作用及产生的不良后果都应该被仔细考虑。可能由于 5- 羟色胺选择性重摄取抑制剂（serotonin-selective reuptake inhibitor，SSRI）的安全性，近些年对老年抑郁症患者的抗抑郁药物处方比以前增多了。

与抑郁相关的药物包括普萘洛尔、β受体阻滞剂、抗帕金森病药物、西咪替丁、可乐定、他莫昔芬、右丙氧芬等。抑郁也与恶性疾病、脑血管疾病、心肌梗死、甲状腺疾病、甲状旁腺疾病、肾上腺内分泌紊乱等有关。

去除引起抑郁的药物，治疗抑郁相关疾病可能改善情绪。在推断药物无效，更换另一种药物之前，抗抑郁药物应给予充足剂量，疗程最少4周。如果疗效不佳，考虑患者是否坚持治疗，增至更大剂量。

Coupland及其团队进行了一系列关于抗抑郁药物等级的调查研究。所有等级都与增加不良反应事件的风险有关，但药物等级之间存在产生严重影响的类型和频率的差异。SSRI与跌倒风险增加有关［风险比（hazard ratio，HR）为1.66，95%置信区间，1.58～1.73］西酞普兰、依他普仑和氟西汀也与低钠血症有关（HR=1.52，95%置信区间，1.33～1.75）。曲唑酮、米氮平、万拉法新与较高的全因死亡风险和几个潜在的危及生命的事件相关，包括企图自杀或自我伤害，脑卒中或短暂性脑缺血发作。研究表明，低剂量的三环类抗抑郁药仍然很受欢迎，而且未发现对不良预后的最高风险比的报道。患者存在许多用药未知因素，不同的用药选择将与这些未知因素发生重要的相互作用。例如，文拉法辛通常用于治疗很严重的或难治性抑郁症（这可能提示存在严重的医学并发症），曲唑酮与米氮平可能给予有严重的睡眠障碍或焦虑患者。随着三环类抗抑郁药剂量的增加，全因死亡率、跌倒、癫痫发作、骨折风险增加。对于大多数不良反应发生的高风险时期是在开始或停止使用抗抑郁药一个月后。

SSRI用于初始治疗时，去甲替林、锂和安非他酮可起到有效的辅助作用。老年人需要对有效性和不良后果进行仔细监测，提供有关跌倒、混乱、焦虑和增加自杀意念风险的信息（对患者和照顾者）。虽然患有痴呆的人再患抑郁症的风险增加，但是抗抑郁药对这些患者的疗效不佳。

心理治疗在老年期并未被充分利用。部分原因是它们的可用性通常是有限的。也有一种误解，认为老年人缺乏从心理治疗的干预中获益的心理弹性。使用认知疗法治疗老年抑郁效果较好。重点往往是真正的损伤或可能受到威胁、即将产生的损失（失去亲人、身体健康、财产安全）和对即将到来的死亡的恐惧。短暂的、高度集中的认知行为疗法如解决问题的治疗正在被提倡用于越来越多的老年人，包括有一定程度认知功能障碍的患者。这些方法用于治疗高风险的人，可能是有效的，就像治疗老年抑郁一样。

另一种简短的谈话治疗、人际心理治疗也被证明对老年人有效。合作医疗已经成为一种有用的方法，结合一系列治疗方式的使用，走向整合的初级和二级护理团队。量身定制的协同护理与实质性的好处有关，如改善抑郁症状、提高身体机能，以及提高生活质量。

五、临床案例

现病史：女性，62岁，因心情不好伴睡眠质量差1年余入院。患者1年前因照顾自己的保姆提出辞职后开始觉得不开心，经常闷闷不乐，总觉得胸口有东西顶住，自服黛力新（用量不详）后症状好转。10月前患者去养老院后再次觉得总是开心不起来，做事情提不起精神，经常小题大做，一点小问题都会放大去看；经常唉声叹气，想法悲观消极，觉得生活无望，严重时甚至有轻生念头；觉得全身没有力气，偶有头晕、想吐，整日躺在床上什么都不想做；睡眠质量差，入睡困难，眠浅易醒；近1个月来食欲下降，体重下降。

既往史：既往体健，否认高血压病、糖尿病、脑血管疾病、冠心病、甲状腺减退等。否认药物及食物过敏史。个人史、婚育史及家族史无特殊。

体格检查：生命体征平稳，心、肺、腹、神经系统未见明显异常，四肢、关节无疼痛，活动度正常，双下肢无水肿。

精神检查：神清，交谈接触合作，情绪低落，对答切题，否认幻觉、妄想，自知力存。

初步诊断：抑郁障碍；睡眠障碍。

【问题1】诊断该患者抑郁障碍的依据有哪些？

思路：1. 患者存在情绪低落（总是开心不起来）、兴趣下降（做事情提不起精神）、意志活动减退（整日躺在床上什么都不想做）等核心症状；同时出现无望感、睡眠质量差（难入睡、易醒）、食欲下降、体重下降、自弃观念及躯体不适感（偶有头晕、想吐）等伴随症状。

2. 症状持续1年余，符合抑郁障碍中症状持续2周以上的诊断标准。

综合上述患者符合抑郁障碍的诊断标准。

【问题2】老年期抑郁障碍药物治疗方案该如何选择？

思路：治疗老年抑郁障碍首选SSRI类药物，如舍曲林、西酞普兰、艾司西酞普兰等，除了抗抑郁疗效肯定，不良反应少，其最大的优点在于抗胆碱能对心血管系统不良反应轻微，老年患者易耐受，可长期维持治疗。SNRI类药物也可用于老年抑郁障碍治疗，代表药物为度洛西汀、文拉法辛，其不足之处在于高剂量可引起血压升高，在使用时需逐渐增加剂量，并注意监测血压改变。NaSSA类药物米氮平能显著改善睡眠质量，适用于伴有失眠、焦虑症状的老年抑郁障碍患者。应慎用三环类抗抑郁药，此类药物有明显的抗胆碱能作用及对心脏的毒性作用，且与其他药物相互作用较多，不良反应较为严重。

【问题3】如何对该患者进行护理管理？

思路：1.病情观察。细心观察老年人的各种表现，寻找抑郁的原因，评估抑郁的程度。

2.饮食护理。饮食既要营养丰富，又要清淡。多吃高蛋白、富含维生素的食品，如瘦肉、鸡蛋、牛奶、豆制品、水果、蔬菜等。限制脂肪摄入。

3.休息和睡眠。鼓励老年人规律生活，入睡前热水泡脚或洗热水澡，为老年人创造舒适安静的入睡环境，确保老年人充足睡眠。

4.适当的运动。鼓励和引导老年人参加各种娱乐活动和适当的体育锻炼，适合老年人的运动有散步、慢跑、健身操和太极拳等，每周不少于3次，每次30分钟。原则是循序渐进，持之以恒。

5.预防自杀。自杀观念与行为是抑郁老年人最严重而危险的症状。老年人往往计划周密，行动隐蔽，甚至伪装病情好转以逃避医护人员与家属的注意，并不惜采取各种手段与途径，以达到自杀的目的。

6.心理护理。

（1）与老年人建立良好的护患关系。以和善、真诚、支持和理解的态度接触老年人，耐心协助老年人，使老年人感受到自己被接受、被关心。

（2）接受老年人，承认老年人的感觉，充分理解老年人的情绪，协助老年人认识存在的问题，排解心理压力。

（3）与老年人共同探讨与疾病有关的压力源，协助老年人解决问题。

（4）鼓励老年人倾诉。在接触语言反应很少的老年人时，应以耐心、缓慢及非语言的方式表达对老年人的关心与支持。

（5）阻断负向思考。协助老年人完成某些建设性的工作，参与社交活动，减少老年人的负向评价，提供正向增强自尊心的机会。

（6）学习新的应对技巧。为老年人创造和利用各种人际沟通机会，以协助老年人改善处理问题、人际互动的方式，增强社交的技巧，并教会老年人亲友识别和鼓励老年人的适应性行为，忽视不适应行为，从而改变老年人的应对方式。

7.健康指导。

（1）指导并鼓励老年人走出家门，参加社区活动，广交朋友，在人与人交往中，可以交流思想，抒发感情，相互安慰鼓励，交流学习生活经验。老年人会感到生活充实，心情愉快，在生活中感受到自己的价值。老年人在轻松的环境中可分散对情感的过分关注，减少焦虑。

（2）鼓励老年人及其家属在面对压力时积极寻找应对的技巧，主动寻求帮助。指导老年人合理使用应对技巧，采取自我护理行为，树立信心，完成角色调整，过理想的晚年生活。

（3）鼓励老年人与子女同住，子女不仅要在生活上给予照顾，同时要在精神上给予关心，提倡精神赡养。

（4）培养一定的兴趣爱好。进入老年期要逐步适应退休生活，面对现实，合理安排生活，与社会保持密切联系，不间断学习，并参加一定限度的力所能及的劳作，按照自己的兴趣培养爱好，如种花、钓鱼、书法、摄影、下棋、集邮等。

（5）获取社会的重视。社区和老年护理机构等应创造条件让老年人进行相互交往和参加一些集体活动，针对老年期抑郁症的预防和心理健康促进等开展讲座，有条件的地区可设立网络和电话热线进行心理健康教育和心理指导。

8. 用药护理。

（1）密切观察药物疗效和可能出现的不良反应。

（2）遵医嘱坚持用药，不可随意停止服药。

（戴剑　李海洪　李莉萍　程家欣　冯丹　蒋君莲　莫选）

第二节　焦虑

在晚年生活中，焦虑比抑郁更常见，但是焦虑障碍比焦虑症状少见。老年人很少接受焦虑障碍的诊断，焦虑障碍也有可能是抑郁的并发症。

广泛性焦虑症（generalized anxiety disorder，GAD）和特定恐惧症（specific phobia）是最普遍的焦虑障碍。Wolizky-Taylor 及其团队在一项综述评论中提到，晚年所有的焦虑障碍发病率为 4.5% ～ 14.2%，引用流行病学区域研究表明患病率为 5.5%，低于工作年龄组。我们应该注意到，晚年焦虑障碍如 GAD，持续时间长，不像抑郁症，很少会自行减轻。

Bryant 及其团队在社区居民和临床患者病例中研究了晚年焦虑障碍的发病率及症状。最常见的焦虑症是特定恐惧症（1.4% ～ 25.6%）和 GAD（1.3% ～ 7.1%）。焦虑症状和身体疾病症状的重叠，同时也缺少评估焦虑障碍的有效的心理测量工具，因此准确的诊断更难获得。尽管如此，显而易见的是，在患有身体疾病的住院老年患者中，焦虑症状的患病率很高，预后越差，焦虑（焦虑障碍和症状）的风险越高。

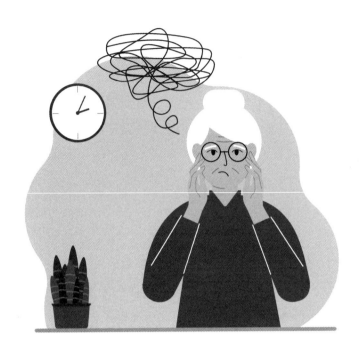

老年人焦虑心理治疗方案以认知行为疗法为例，治疗包括四个阶段，10次治疗见表4-2-1。治疗全过程必须在精神科医师的指导下，药物治疗为前提条件。每次治疗过程中，治疗师应对患者的服药情况进行监护性的会谈，对患者的情绪做出共情、理解和真诚倾听的表现。

（一）建立治疗关系

此阶段明确治疗目标，识别情绪，包含三次治疗。

第一次治疗：以建立良好、安全的治疗关系和确立治疗目标为主要目的。在此阶段需注意以中立的、不加以批判的态度对待患者的问题，用共情、倾听、情感反应和内容反映技术，使患者感到被尊重和理解，以此建立坚固稳定的治疗关系。通过动机访谈，帮助患者挖掘治疗的动力，给予正向的暗示和鼓励，确定可行、可操作、可量化的治疗目标。

第二次治疗：主要是为后续患者的情绪表达及认知行为疗法做准备。为患者及其家属提供康复知识和信息，向其介绍焦虑的发生、发展、预后效果及对康复的影响，建立合理的治疗预期，增强患者自信心。

第三次治疗：主要引导患者觉察和表达情绪。在认知行为技术介入前，应帮助患者"看见"他们的情绪，尤其正确看待负面情绪。这部分的治疗也能让治疗关系得到进一步稳固。即使现实生活中找不到可以理解患者情绪的其他人，患者也可以通过"绘制情绪小瓶子"这样的家庭作业，达到向内表达情绪的目的。

表4-2-1　老年人焦虑心理治疗方案

阶段（主题）	疗程（治疗内容）	治疗方法	家庭作业
建立关系明确目标识别情绪	①建立关系，知情同意，确立治疗目标	收集患者的基本信息；为患者问题披露创设一个安全的氛围。采用动力性访谈，探讨患者的治疗动力，确立治疗目标	
	②健康教育	进行疾病康复知识宣讲，对焦虑症的发生、发展、转归和预后效果及用药规范进行科普	
	③觉察—表达情绪	引导患者在治疗中表达情绪感受、识别情绪，正确认识负面情绪	"绘制情绪小瓶子"，给情绪命名
认知行为治疗	①介绍认知行为疗法（CBT）理论：识别自动化想法；根据实际情况制订行动计划	先简单介绍CBT，识别三种常见不合理信念。随后讨论家庭作业"情绪小瓶子"中的不合理信念。制订最好能在治疗期间完成的两个行动，最好在治疗期间完成，具有可行性，可具体化细分步骤的行为计划	①在表格中记录每次负性情绪的发生，找出负性情绪背后的不合理信念；②完成行动计划
	②对自动化想法的质问，学习身体扫描放松法	根据家庭作业，对一周进行回顾。治疗师引导并教会患者寻找不合理信念的证据，进行质问和真实性检验。检查行动计划完成情况，如果完成了给予鼓励，如未完成并了解未能完成的原因，教会患者将行动细化。对完成结果进行合理评价和调整。	①使用RET自助表，记录负性情绪事件，记录情绪感受，情绪背后的理性想法及情绪感受以及有效的理性想法及情绪感受；②完成行动计划
	③强化治疗，使用正性肯定句表达，学习身体扫描放松法	讨论家庭作业，肯定患者的进步；对行动计划进行小结。注意患者表达中带有批判性质的话语，将否定句改为正性的肯定句，形成积极座右铭	①继续完成RET自助表；②继续完成行动计划

续表

阶段（主题）	疗程（治疗内容）	治疗方法	家庭作业
强化阶段	①强化认知训练，使用正性肯定句式进行表达情感或需求；学习正念呼吸觉察放松训练	讨论家庭作业，进一步强化患者重建的认知方式。带领患者一起做正念呼吸觉察放松训练	①完成RET自助表；②完成放松训练；③继续完成行动计划；④记录生活中的小美好
	②回顾、倾听、鼓励；正念呼吸觉察放松训练	讨论一周的情况，检查家庭作业完成情况，给予恰当的反馈	①完成RET自助表；②放松训练；③完成行动计划；④记录生活中的小美好
	③回顾、倾听、鼓励；正念呼吸觉察放松训练	讨论一周情况，检查家庭作业完成情况，给予恰当的反馈	①完成RET自助表；②放松训练；③完成行动计划；④记录生活中的小美好
总结与计划	总结发生的变化；对未来生活预防复发计划	对治疗过程中学到的技能进行总结，评估发生的改变；对未来生活的规划以及在困境中如何使用认知行为疗法进行调整	结案

（二）认知行为治疗

第四次治疗：首先向患者介绍认知行为疗法（CBT）理论的观点，以及其相关认知情绪疗法理论（情绪 ABC 和合理情绪疗法 RET 等），帮助患者了解认知—情绪—行为之间的关系。其次，讨论家庭作业"绘制情绪小瓶子"，倾听患者的情绪困扰，同时融入认知行为的理论，寻找其中的不合理信念（如糟糕至极、绝对化、过度概括等），引导患者对不合理信念的感受和识别。最后，根据患者个人的兴趣爱好、身体状态等因素，与患者共同沟通讨论，制订两个治疗期间想要完成的行为计划，如治疗康复期间每天散步半小时等。行为计划需要可行，具体可细分和可量化。布置家庭作业：①应用本次治疗中学习的识别不合理信念方法，觉察日常生活中存在哪些不合理信念并做记录。②完成行为计划。

第五次治疗：对自动化的不合理信念进行质问并检查行动计划完成情况。

先根据家庭作业中识别出来的不合理信念，治疗师可以先做示范，接着引导患者自己向不合理信念质问，多做几次练习。不合理信念质问问题如下：

1. 支持这个信念的证据是什么？不支持这个信念的证据是什么？

2. 还有其他可能的解释吗？

3. 可能发生最坏的情况是什么？如果发生了，我将如何应对？可能发生的最好结果是什么？最现实的结果是什么？

4. 我相信这些自动想法，结果是什么？如果改变这个想法会如何？

5. 如果某某（我一个朋友名字）身处这样的环境中并有这样的想法，我会对他说些什么？

6. 我现在该做些什么？

学会质问技术后，需要寻找有效的合理信念。首先，教会患者使用 RET 自助表。其次，检查行动计划完成情况，如果完成给予肯定，如未完成给予鼓励并了解未能完成的原因，教会患者将行动细化，对完成结果进行合理评价和调整。

最后布置家庭作业：①使用 RET 自助表，记录负性情绪事件、情绪感受、不合理信念以及有效的理性想法及情绪感受（表 4-2-2）。②完成行动计划。

表4-2-2　RET自助表

A 诱发事件	B 非理性信念	C 情绪反应	D 与非理性信念辩论	E 有效的理性观点
考试	我一定要考第一名	紧张、心慌、害怕	一定需要用第一名来证明自己吗	只要我真的努力了，正常发挥就好

第六次治疗：由于不排除治疗过程中，患者认知、情绪和行为出现反复的现象，因此第六次治疗的目的是强化前面治疗中学习的认知行为技术，在治疗中与患者不断地进行练习，不断挑战不合理信念，逐步完善建立起新的认知方式。治疗过程中，治疗师自身需要多使用正性肯定句式与患者对话，并纠正和鼓励患者以正性肯定句进行表达。如"我今天感觉很糟糕，什么事情都不想做"，可以改为"我希望今天可以过得顺心一点，或许我可以尝试做一些事情"。

从第六部分开始引入一些身体放松的方法，教会患者缓解情绪的放松方法，如身体扫描放松法、正念觉察呼吸放松法等。

最后对患者的行为计划进行评估。布置家庭作业：①继续完成 RET 自主表；②完成放松训练；③完成行为计划。

（三）强化阶段

第七次治疗：继续强化认知训练，讨论家庭作业，进一步强化患者重建的认知方式。带领患者一起做正念呼吸觉察放松训练。布置家庭作业：①完成 RET 自助表；②完成放松训练；③继续完成行动计划；④记录生活中的小美好。

第八次和第九次治疗：回顾一周生活事件，倾听患者在家庭作业中遇到的问题，发现其进步的地方并予以鼓励，对其不足的地方进行理解并鼓励其积极面对。布置家庭作业：①完成 RET 自助表；②完成放松训练；③继续完成行动计划；④记录生活中的小美好。

（四）总结与计划

第十次治疗：回顾治疗全程，总结发生的变化。患者对未来提出计划，并想象可能会发生的意外情况、情绪感受及应对方式。

治疗结束后，再进行一次心理评估，前后对照患者的评估结果。

（戴剑　李海洪　李莉萍　程家欣　冯丹　蒋君莲　莫选）

第三节　睡眠与衰老、衰弱和认知功能的关系

充足的睡眠是良好身心健康的一个重要组成部分。睡眠中断在老年人中较常见，他们通常会在全天 24 小时内显示出睡眠结构、效率和分布方面的深刻变化。虽然老年人的睡眠结构和模式有所变化，但是许多睡眠障碍实际上可归因于医疗、精神疾病及其

治疗药物。睡眠与衰弱之间的关系尚不清楚，但白天过度嗜睡、频繁的夜间觉醒和睡眠呼吸暂停似乎会导致衰弱的加重，并已经证明会导致几年内死亡风险的增加。此外，睡眠障碍可能会导致多种与年龄相关的神经退行性疾病的易感性增加。根据睡眠障碍的不同，治疗可能包括药物和 / 或认知行为治疗策略，后者被推荐为老年人的一线治疗方法。

　　长期的睡眠缺失和日常睡眠节律的破坏会对健康造成负面的影响，包括增加肥胖、心血管疾病和 2 型糖尿病的风险。睡眠不足的负面影响可能与它对免疫系统功能的影响有关。睡眠中断或睡眠不足会削弱免疫系统的功能，导致愈合、康复功能的受损及疫苗免疫反应的降低。代谢疾病风险的增加、免疫系统的削弱和组织修复的不足，反过来又与健康消耗和老年人衰弱加重有关。

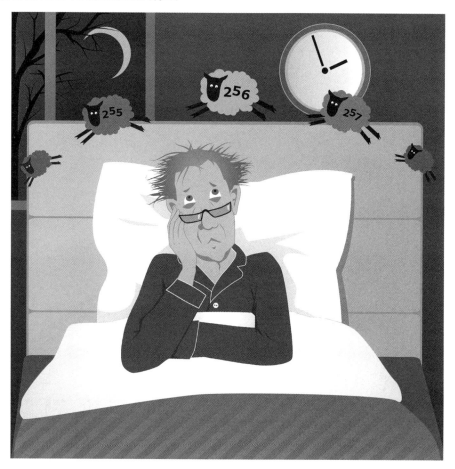

一、老年人睡眠和昼夜节律的紊乱

　　睡眠模式的改变与衰老有一定关系，包括入睡时间提前、过早觉醒、睡眠中断、慢波睡眠的减少、浅睡眠的增加和白天午睡时间的增加。因此，超过 80% 的 65 岁以上老年人被报道均存在一定程度的睡眠中断。衰老过程中的睡眠变化可能与大脑睡眠调节机制的破坏有关。然而，重要的是，许多扰乱夜间睡眠的因素可以导致白天嗜睡，此种频率也会随着年龄的增长而增加。这些因素包括睡眠呼吸障碍（如睡眠呼吸暂停）、疼痛综合征（如关节炎）、男性前列腺疾病和女性围绝经期潮热。此外，在神经系统疾病的前驱期，睡眠已被扰乱（如帕金森病和阿尔茨海默病）。在考虑睡眠调节机制或昼夜节律机制的内在变化是否与这些特征有关之前，应排除老年人上述睡眠中断的因素和其他潜在因素。

睡眠昼夜节律系统的一个作用是保持白天的觉醒和夜间的睡眠，昼夜睡眠节律强度的减弱会导致睡眠中断的增加和一天睡眠时间的重新分配。动物模型和人类研究的证据表明，在下丘脑视交叉上核的昼夜节律起搏器振荡振幅随年龄的增长而减小。此外，负责产生日常节律的分子机制可能随衰老被破坏。衰老也会影响各种生理节律从而影响睡眠，如体温、褪黑素分泌和其他神经内分泌系统的变化（如黄体生成素、生长激素和促甲状腺激素的分泌减少、低血清素水平）。

二、衰老过程中的睡眠结构变化

（一）非快速眼动睡眠

虽然老年人躺在床上的时间比年轻人多，但是他们的睡眠质量明显恶化，如睡眠结构的变化。随着年龄的增长睡眠会变浅，脑电图测定显示在非快速眼动睡眠的第二阶段（N2），睡眠纺锤波更少，振幅 K 复合物更小。在老年人中观察最显著的一个变化是脑电图 δ 波数量的减少和振幅的减小，对应慢波睡眠或非快速眼动睡眠第三阶段（N3，原有第三和第四阶段）时间百分比明显下降，在高龄老年人中此睡眠阶段甚至缺如。65 项研究的荟萃分析表明，从年轻人到 60 岁老年人，总体睡眠时间、睡眠效率（睡眠时间和躺在床上时间的比例）、慢波睡眠百分比、快速眼动睡眠潜伏期显著减少或降低，之后只有睡眠效率持续下降。这些变化都伴随以低电压、混合频率波为特征的最浅睡眠阶段—非快速眼动睡眠第一阶段（N1）和第二阶段（N2）比例的增加，睡眠潜伏期和入睡后清醒时间的增加也同时发生。

（二）快速眼动睡眠

许多报告表明，与年轻人相比，老年人快速眼动（rapid eye movement，REM）睡眠减少了 50%。然而，考虑到心理和生理疾病的影响，快速眼动睡眠的比例从 60 岁开始保持相对平稳。

三、衰老过程中的睡眠障碍

（一）失眠

失眠通常指不充足和不能恢复体力的睡眠，以自体感觉难以入睡或难以保持睡眠为特点，通常伴随白天嗜睡和功能障碍的增加。这是多数年龄组最常见的睡眠疾病，包括老年人。女性更容易失眠，尤其是绝经期和绝经后，这种性别差异似乎在 65 岁以后增大。失眠症状会持续一段时间，与老年组别高度相关表现为清晨早醒和夜间睡眠连续性中断，年轻人则表现为更大的入睡困难。

（二）睡眠呼吸紊乱

睡眠相关的呼吸系统疾病包括引起睡眠异常呼吸事件的多种情况，从轻度打鼾到气流的减少（低通气）或完全停止通气（呼吸暂停）。阻塞性睡眠呼吸暂停是最常见的睡眠障碍之一，它是由喉咙后部的肌肉放松直至衰竭引起上呼吸道阻塞。老年人睡眠呼吸暂停患病率增加，据报道，60 岁以上老年人比例高达 62%，这可能与肥胖发生的增加、年龄相关的肌张力下降或咽部感觉障碍的检测阈值增大有关。老年人睡眠呼吸暂停常被忽视，因为其显著症状——疲劳、白天嗜睡、晨起头痛、情绪变化、注意力不集中或记忆力减退，往往被归因于其他并发症或衰老过程。

（三）睡眠周期性肢体运动和不宁腿综合征

周期性肢体运动是指睡眠期间发生的重复性腿部踢动，可以是脚踝或脚趾肌肉的细微收缩，也可以是戏剧性的手舞足蹈。这些动作常常发生在 N2 期，可导致睡眠中断或白天嗜睡增加。患病率随年龄的增长而增加，在社区老年人中的患病率达 45%。

不宁腿综合征也很常见，而且经常与周期性肢体运动障碍相混淆。它的特点是腿部不适感、不停运动及虫爬感，引起一种不可抗拒的活动或步行的冲动，特别是当一个人上床睡觉时，这些感觉可导致失眠和睡眠中断。这种情况在老年人中更为普遍，65 岁以上老年人发病率高至 35%，女性是男性的 2 倍。不宁腿综合征与铁缺乏、异常多巴胺信号有关，可以针对这些特点进行治疗。

（四）快速眼动睡眠行为障碍

REM 睡眠行为障碍包括肌肉弛缓缺乏所致的梦中运动，这在 REM 睡眠中经常发生。个体可能在 REM 睡眠中出现拳打、脚踢、喊叫甚至更复杂的行为，这些行为通常具有攻击性，可以伤害自身或床伴。这些情况在一般人群中较罕见（0.5%），几乎完全发生在 60 岁以上的老年男性。REM 睡眠行为障碍原因尚不明确，但已强烈地与随后出现的神经退行性疾病，即突触核蛋白病相关，包括帕金森病、路易体痴呆和多系统萎缩。

四、睡眠和衰弱

衰弱可以被定义为与年龄相关的生理系统机能减弱导致的不良健康结果（失能、死亡率等）的脆弱性增加。

白天嗜睡与重度衰弱关系密切，另外主观睡眠质量较差、夜间觉醒增加和夜间低氧血症频发的老年人，被发现在未来 3 年发生衰弱的风险更大。那些白天嗜睡、夜间觉醒和睡眠呼吸暂停较多的老年人，未来 3 年死亡率更高，而睡眠时间短和睡眠潜伏期延迟的患者，是否会增加衰弱或早期死亡的风险，相关性尚不明确。由于睡眠障碍与健康状况相关，更容易受到压力的衰弱人群也可能会比健康老年人更大程度地受到睡眠障碍的影响（如对睡眠药物的反应、失眠或其他睡眠障碍的冲击）。改变睡眠 – 觉醒周期可能对未来健康下降和衰弱有预测效果。如果是这样，在衰弱老年人中特殊治疗睡眠障碍就能降低健康赤字的增加和依赖的发生。

五、神经退行性疾病和睡眠

随着年龄的增长，患神经退行性疾病的风险增加，这往往存在一个漫长的前驱期，包括睡眠障碍。睡眠—觉醒周期和昼夜节律的改变已被观察到在帕金森病（Parkinson disease，PD）相关的运动状态之前发生，造成轻微的认知功能障碍和痴呆，包括阿尔茨海默病（Alzheimer's disease，AD）、路易体痴呆和额颞痴呆的风险增加。例如，早期的 AD 特点是夜间觉醒、睡眠破碎和白天嗜睡增多，而过度的日间睡眠和 REM 睡眠行为障碍往往在路易体痴呆和 PD 中更为多见。

睡眠缺失可通过几种机制导致 AD 的发生。该病的主要病理特征为 β – 淀粉样蛋白水平和皮质斑块随睡眠的缺失而增加，而睡眠时脑内 β – 淀粉样蛋白的清除率增强。此外，β – 淀粉样蛋白的聚集已被证实能扰乱睡眠 – 觉醒周期，表明睡眠缺失和 β – 淀粉样蛋白水平之间存在恶性循环关系。另有报道，更好的睡眠质量能降低携带载脂蛋白（apolipoprotein，Apo）e4 等位基因的患者发生 AD 的风险，此基因能通过降低神经元纤维的密度增加 AD 的风险。研究结果表明，提高老年人和有 AD 高发风险人群的睡眠质量，可能是延缓 AD 发生的有效治疗策略，如表 4-3-1 所示。

表4-3-1   失眠治疗方案的循证学基础

非药物治疗	药物治疗
认知行为疗法 认知干预 改变与睡眠有关的不适应或不现实的想法和态度 行为干预 改善睡眠卫生 刺激控制疗法 睡眠限制疗法放松技巧	苯二氮䓬类或非苯二氮䓬类（Z类药物） 褪黑素或其受体激动剂（如雷美替胺） 下丘脑分泌素的拮抗剂（如suvorexant）

六、老年睡眠障碍的治疗

（一）行为疗法

虽然老年人经常应用药物治疗失眠等睡眠问题，但越来越多的证据表明，行为疗法可能比药物治疗更有效，应被视为治疗的一线疗法。治疗睡眠障碍最有效的行为疗法是失眠的认知行为疗法（cognitive behavioral therapy for insomnia，CBT-I），这种疗法能够促进符合良好睡眠质量的行为，同时避免扰乱睡眠的外部环境和内部状态（睡眠卫生）。改善睡眠卫生的建议包括但不限于以下几点：睡前不摄入难以消化的食物和饮料，特别是含咖啡因和酒精的；睡前4～8小时不运动；保持规律的睡眠和觉醒时间；避免或限制白天打盹；创造舒适的睡眠环境（如良好的通风和适宜的温度、无噪声、减少光照、身边不放闹钟）。其他建议包括审查并发症、药物和环境条件对良好睡眠的影响。

行为疗法有刺激控制疗法、睡眠限制疗法和放松疗法，是除促进良好睡眠卫生外最常用的方法。刺激控制疗法是基于这一理论——睡眠不佳是由适应不良经典条件反射，也就是床上的非睡眠相关行为导致的。这种疗法需要清楚地认识到床是用来睡觉的，而不是用于阅读、看电视、玩电子设备、吃东西或工作的。此外，如果老年人躺在床上超过20分钟还无法入睡，就必须起床，直到足够困倦才能重新回到床上，这一过程每次持续20分钟，直到能够入睡为止。

睡眠限制疗法是建立在提高睡眠效率的基础上的（如减少花在床上的觉醒时间，经常思考睡眠不足的影响或其他问题），如果没有睡着，在床上的时间不能超过15分钟。一旦睡眠时间延长，在床上的入睡时间可增加15分钟，直到拥有足够的睡眠时间。限制在床上的时间听起来对失眠者来说有些不正确，但是这个方法之所以有效，是因为存在入睡焦虑的人经常会在床上花费许多时间，从而难以入睡。这种方法改变了人们的心态，会对睡眠障碍的治疗产生良好的影响。

治疗通常需要 6～8 个疗程，临床改善可能要持续数周才能见到。这些方法不但使用简单，而且有大量证据表明 CBT-I 的有效性和长期益处，包括对老年患者。

（二）药物治疗

由于存在医疗、精神问题及进行药物治疗的老年人数量较多，通常我们很少考虑个别药物或药物组合对老年人睡眠的影响。因此，一些老年人的睡眠症状可能是继发于其他疾病的药物治疗，通过仔细评估药物对睡眠的影响，并确定对睡眠影响较小的替代治疗方法，可以缓解老年人的失眠情况。老年人应在睡前服用镇静类药物，而其他可能会导致夜间睡眠中断的刺激类药物（如利尿剂）应在白天服用。

有几类药物可用于治疗失眠、减少睡眠障碍，包括镇静催眠药、抗抑郁药、抗精神病药、抗组胺药和抗惊厥药。镇静催眠药中苯二氮䓬类（benzodiazepine，BZD）是治疗睡眠问题时最常用的；而巴比妥类现在很少被用作睡眠辅助药物，它们的毒性和抗药性较低，但与其他镇静药物或酒精一起使用可能会产生有害作用；不同的 BZD 药物作用时间不同，半衰期中等或较长的 BZD 药物能更有效地维持夜间睡眠，但是也可能会产生副作用，包括白天嗜睡、倒错、记忆问题和运动问题，可能会增加跌倒的风险，尤其是老年人。长时间使用后停药，可能会触发反弹性失眠。因此，这些睡眠辅助药物一般只用于急性期（最多 4 周）。

一种新的短效非 BZD 药物，即 Z 类药物（如佐匹克隆、唑吡坦、扎来普隆），被认为比起 BZD 副作用更小，它们实际上作用于 γ- 氨基丁酸（γ-aminobutyric acid，GABA）受体上，这与 BZD 作用的受体相同。也有关于使用这些药物可使健忘症效应和分离障碍的报道，这些通常在与其他神经系统抑制剂（如酒精）合用时发生，它们在老年人的疗效或耐受性方面没有特别的临床优势。与 BZD 药物一样，Z 类药物增加了跌倒的风险和认知功能副作用，因此在这一人群中长期使用此类药物仍缺乏支持。

（三）神经激素

许多研究已经评估了神经激素褪黑素治疗睡眠的作用。褪黑素由松果体分泌，具有明显的日间分泌节律，它能在平时入睡前 1 小时启动睡眠，并且在大部分夜间时段保持高水平。已有实验证据表明，褪黑素水平升高是昼夜系统向夜间转变的一个组成部分，并在适当条件下促进睡眠。虽然临床研究结果已被混合在不同人群中，但是大多数研究表明，夜间单独补充褪黑素或与镁剂（同样改善失眠）联合，能缩短睡眠潜伏期，促进老年人睡眠，减轻 REM 睡眠行为障碍的症状。

根据报道，褪黑素水平在老年人（一些研究认为出现的年龄可能更早）中分泌减少，一些药物也能抑制褪黑素的分泌（如 β 受体阻滞剂、抗炎药）。褪黑素本身不是专利药物，制药公司已经开发了褪黑素受体激动剂（如雷美替胺）用于治疗失眠，并且在老年人中有显著的临床效果。美国食品药品监督管理局（food and drug administration，FDA）近期批准了另一种治疗失眠的药物 suvorexant，这是一种神经递质食欲素，也被称为下丘脑分泌素的拮抗剂。

七、临床病例

现病史：男性，65岁，因睡眠差2年余入院。患者自述2年多前开始出现睡眠差，表现为入睡困难，晚上10时左右上床，需花费1～2小时才能入睡，眠浅易醒，夜间起床2～3次，醒后能再入睡，但睡眠不踏实，每晚睡眠4～5小时，每周有3～5天睡眠差，否认睡前有腿部酸胀、麻木等不适感；否认睡眠时打鼾、呼吸暂停、憋醒，否认睡眠中有梦语、梦游、肢体抽动等异常行为。白天常感困倦、疲乏，有时烦躁易怒，否认情绪低落或高涨；否认无故紧张担心、坐立不安、心慌、手抖等；否认记忆力下降。近月来饮食和大小便正常，体重无明显下降。

既往史：患高血压病12年，血压最高达170/96mmHg，长期服用硝苯地平缓释片（20mg，每天一次）治疗，血压控制平稳。无糖尿病、冠心病、脑血管疾病、胃病等病史。无药物过敏史。个人史、婚育史、家族史无特殊。

体格检查：体温36.7℃，脉搏65次/min，呼吸18次/min，血压120/68mmHg，心、肺、腹、神经系统查体未见明显异常。

专科检查：意识清楚，交流主动合作，对答切题，记忆力、定向力、理解力正常，思维连贯，未引出幻觉、妄想体验，情绪平稳，意志活动正常，自知力存在。

初步诊断：慢性失眠；高血压病。

【问题1】导致该患者失眠的原因可能有哪些？

思路：在生理性衰老、睡眠能力下降的基础上，各种躯体疾病、精神障碍及心理应激作用均可导致老年人失眠，常见原因：①不良生活习惯，如长期饮酒、看电视或看手机太晚、白天活动少睡眠多等；②社会环境因素，如退休后生活节奏改变，离开工作环境后生活应激导致兴奋、喜悦、不安、恐惧等情绪变化；③躯体疾病，如关节炎、神经系统疾病、呼吸系统疾病、心血管疾病、胃肠疾病、肾病等；④精神心理因素，如焦虑、抑郁、痴呆等；⑤药物因素，许多药物可直接或间接引起失眠，如利尿药、β 受体阻滞剂、氨茶碱、麻黄碱、皮质类固醇制剂、咖啡因等；⑥其他睡眠障碍也可导致失眠，如阻塞性睡眠呼吸暂停低通气综合征、不宁腿综合征等。老年人失眠病因复杂，临床上需仔细问诊，该患者有高血压病史，长期服用钙离子通道阻滞剂，但病史早于失眠开始时间且间隔时间长，不考虑为失眠的病因；问诊中未见患者有明确精神心理疾病及相关睡眠障碍，考虑失眠可能与患者生活习惯、社会环境因素有关，但临床上常见老年人对自身的情绪状态缺乏客观认识，不清楚自身在睡眠中有无异常呼吸或异常行为，因此仍需进一步检查评估。

【问题2】该患者下一步需要做哪些检查评估？

思路：检查评估分为主观和客观两种。主观评估使用相关量表测评，常用的量表有：①精神心理量表，如焦虑自评量表、抑郁自评量表、躁狂量表、简明精神状态量表（MMSE）等。②睡眠量表，如匹兹堡睡眠质量指数量表、阿森斯失眠量表、睡眠信念量表、Epworth嗜睡量表、STOP-Bang量表、不宁腿综合征严重程度评定量表等。客观评估有多导睡眠监测，对与其他睡眠障碍进行诊断鉴别有重要价值。此外，需行甲状腺检查、头颅CT或MRI等相关检查，进一步排除其他躯体疾病引起的失眠。

【问题3】该患者的治疗原则是什么？

思路：针对老年失眠患者，首先考虑心理和行为干预治疗，包括睡眠卫生教育和失眠的认知行为疗法。还可以考虑药物治疗，推荐选择非苯二氮䓬类（如右佐匹克隆、唑吡坦）、褪黑素受体激动剂（如雷美替胺、阿戈美拉汀）、食欲素受体拮抗剂和小剂量多塞平。苯二氮䓬类药物虽然短期内能改善睡眠状况，但可能会增加痴呆和跌倒的风险，不建议老年人首选。

【问题4】如何对该患者进行护理管理？

思路：1.帮助患者合理安排睡眠时间。老年人睡眠时间的分配一般为夜间5～6小时，早睡早起，中午1～1.5小时最佳。过多的睡眠会加速身体各器官的功能退化，降低人的适应能力和抵抗力，易发各种疾病。

2.为患者提供合适的卧具。老年人易患骨关节疾病，应避免使用过软的床垫，以木板床为宜，上垫床褥，宜柔软、平坦，厚薄适中，太厚易引起过热出汗，过薄则易受凉。被子、床单、枕头均须整洁，使人感到舒适。枕头应松软，其高度以侧卧时头部与躯干保持水平为准。合适的床铺和枕头有利于老年人的休息，反之，不仅影响睡眠，还可能诱发或加重腰痛和颈肩部疼痛。

3.指导患者睡前充分放松。

（1）避免睡前过度兴奋。睡前不宜做强度大的活动，不宜看刺激的电视节目和影片，不看深奥的书籍，勿饮浓茶或咖啡。

（2）睡前勿进食。老年人晚饭不宜吃得太饱，晚饭后不要过多饮水。睡前避免进食油腻及糯米类的食物，以免增加胃肠负担，使得膈肌上抬、胸部受压、腹部饱胀，引起多梦。

（3）精神放松。睡前在室外空气新鲜的地方慢慢散步半小时，或打太极拳、练习气功、自我按摩腰背部肌肉、聆听轻快的音乐等，可使心神宁静，对老年人睡眠有利。

（4）热水泡脚。睡前用温热水泡脚 10 ～ 20 分钟，可以清洁皮肤、预防皮肤感染，促进下肢足部血液循环，有助于大脑的抑制扩散，从而起到催眠作用。偏瘫或糖尿病导致肢端感觉障碍的老年人，泡脚时应有人看护，以免发生皮肤烫伤。

（5）睡前排尿。这可以避免膀胱充盈，减少夜间排尿次数。

4. 告知并协助患者使用正确的睡眠姿势。老年人睡觉时身体稍微弯曲并向右侧较为适宜，这样有利于放松肌肉组织，缓解疲劳，帮助胃中食物向十二指肠方向推动，避免心脏受压。右侧卧过久可调换为仰卧，舒展上下肢，将躯干伸直，勿将手压在胸部，不宜抱头枕肘，双下肢避免交叉或弯曲，全身肌肉尽量放松，保持血液循环通畅，呼吸自然平和。

5. 心理护理。耐心引导患者正确对待失眠，告知患者：老年人需要睡眠的时间少，连续睡眠时间缩短，这是正常的生理现象，不必过于紧张。偶尔 1 ～ 2 天睡眠较差，也不用担忧，次日多休息一些就可补偿。

6. 用药护理。使用镇静剂、安眠药，告知患者应遵医嘱短期服用，剂量宜小不宜大，次数宜少不宜多，疗程宜短不宜长。药物宜交替应用，不宜固定服用一种安眠药，不宜与酒类或兴奋药合用。长期服用往往会产生依赖性而不易解脱，对老年人的食欲、排便、肝、脑产生不良影响，甚至会有安眠、镇静作用不明显，而药物的副作用却很明显的情况。

（戴剑　李海洪　李莉萍　程家欣　冯丹　蒋君莲　莫选）

第四节　其他精神心理问题

一、躯体形式障碍

躯体形式障碍（somatoform disorder）是指患者身体出现症状但又缺乏能引起这些症状的器官病理改变，包括转换障碍、躯体化障碍、疼痛障碍、疑病症。患者不是在装病或伪装症状的存在，而是确实体验到这些症状。通常是焦虑障碍等心理因素，造成这些症状可以外化精神病学的内容而表现出医学症状。

精神病学中有两个主要分类系统:《国际疾病分类第十一次修订本(ICD-11)》和《精神疾病诊断与统计手册:第五版》(diagnostic and statistical manual of mental disorders, fifth edition, DSM-5),在这两种分类中躯体形式障碍的定义和范畴略有不同。躯体形式障碍(F45)的 ICD-11 诊断将这些精神疾病的主要特征定义为"反复呈现身体症状并持续要求医学检查",额外的特征是躯体形式障碍的患者不会因测试结果正常而得到安慰,即使患病原因找到了,也不能解释他们的严重情感困扰或偏见。ICD-11 躯体形式障碍包括躯体化障碍、未分化躯体形式障碍、疑病症、躯体形式自主神经紊乱、持续性躯体型疼痛障碍、其他躯体形式障碍和非特异性躯体形式障碍。DSM-5 将躯体形式障碍放在所谓的"躯体症状及相关疾病"标题下,将这些障碍定义为表现出"过度的思想、感情、行为与躯体症状或健康关注相关",即患者所有痛苦的慢性躯体症状都与明显的情感反应相关。

躯体形式障碍的患病率在一般人群中约为 6%,老年人口的患病率数据是多变的,取决于临床的环境(以医院为基础的研究表明,与以社区为基础的样品相比,该病在老年人中发病率较高)。患有疾病的老年人经常夸大身体症状,身体不适的患者也可能有广泛的焦虑或恐慌症状(常见的产生焦虑症状疾病是内分泌、心血管、肺、神经方面的。一个全面彻底的病史应该能帮助建立精神症状与身体疾病发病的关系)。躯体形式障碍的发病通常在生命早期,经过慢性过程,躯体化疾病患者在青年期和成年期会逃避就医,在老年时期才会到专业精神病类医院就诊。有证据表明,躯体化疾病在老年初级保健者中较为常见。

躯体形式障碍不仅要专注于药物治疗,还应获得社会心理支持和心理治疗。有充分的证据表明,与常规治疗相比较,心理治疗对重度躯体形式障碍十分有效。躯体形式障碍与其他精神疾病(如焦虑与情感障碍)的发病率有关。有人发现圣约翰草(St. John's wort)在降低躯体形式障碍的严重程度方面有一定的帮助,但需谨慎使用,因为它与其他药物会产生潜在的相互作用。在患者想避免精神药物治疗或存在这些药物禁忌的时候,可以考虑使用圣约翰草。

二、精神分裂症

2000 年,国际晚发性精神分裂症研究组(international late-onset schizophrenia group)定义了晚发性精神分裂症和非晚发性精神分裂症,这两种病的发病年龄分别在 40 ～ 60 岁和 60 岁以上。更有限的妄想性障碍也发生在晚年,称为晚年妄想性障碍(late-life delusional disorder)。此外,长期精神疾病(通常是精神分裂症)的患者在老年所患精神疾病也归于此类。

（一）晚发性精神分裂症

晚发性精神分裂症的原始概念是在 60 岁后第一次出现的被害妄想和幻觉，并不存在情感或躯体上的精神错乱。因此，它可能被视为老年精神分裂症或精神分裂疾病。表4-4-1 是根据年龄提供表型差异的总结。

表4-4-1　不同发病年龄的精神分裂症样精神病

发病	典型（15～40岁）	中年（41～65岁）	老年（>65岁）
女性：男性	0.6：1	2：1	升高至8：1
预防功能差	++	+	
精神分裂症的家族史	++	++	−
感觉缺陷	−	−	+
阴性症状	+++	++	
思想障碍	+++	+++	
脑结构（脑卒中/肿瘤）	−	−	
抗精神病药剂量	+++	++	+
迟发性运动障碍的风险	+	+	+

1. 流行病学。精神分裂症发病率最高的人群年龄在 16～25 岁，第二个高峰在 65 岁及以上。据报道，65 岁以上的人群中非情感性精神病的患病率为女性 2.3%、男性 1.7%。全科医师治疗精神分裂症患者的数据（1997～1998 年）表明，女性患病的峰值为 65～74 岁，男性为 45～54 岁，女性晚发性精神分裂症的发病率相对更高。每年每 10 万人中就有 12.6 人发病。发病率与年龄呈正相关性，年龄每增加 5 岁，发病率就增加 11%。晚发性精神分裂症患病率较真实数据低，社区调查和治疗数据并不代表全部患者，因为该病患者相比其他人群经常拒绝治疗，亦会拒绝与调查人员合作，他们可能只是强制治疗存在特别严重的行为障碍的情况下或当疾病影响他们的身体健康时才接受治疗。

2. 病因。大约 10% 的精神分裂症患者的亲属在中年时期开始患这种疾病，这与早发性精神分裂症患者的比例相似。对晚发性精神分裂症患者的家庭进行研究的结果表明，其直系亲属发病率更低。晚发性精神分裂症的研究未使用标准化的工具，因此与使用标准化工具进行研究的早发性精神分裂症所获得的数据相比不具有直接可比性。

在对人格的影响中，社会和环境因素的影响与遗传易感性的关系较为复杂。晚发性精神分裂症患者经常被社会隔离且独自生活。他们更可能有偏执或精神分裂症患者发病前的征兆，如怀疑、对挫折敏感、失望、认为别人议论他们。性格孤僻往往是长期的，很可能是继发于人格特质，这类人群主要是没有亲密的家庭或个人依托的未婚女性，而其中的已婚者往往会离婚或分居。然而，晚发性精神分裂症患者发病前的教育、职业和社会心理功能比起早发性精神分裂症患者受损较少，患者的生育能力也会下降。随之而来的社会隔离，往往被感官孤立，从而进一步加重，导致患者更执着于自己的内心世界。

精神病病史、出现认知问题、身体状况差、视力障碍和消极生活事件是诱发晚发性精神分裂症的危险因素。

3.临床表现和特点。患者因为在一段时间内向警察和邻居提出怪异指控或由于关心引发的极端自我忽视和古怪行为开始求医。晚发性精神分裂症患者往往不信任医生并表现出敌意，因此很难通过他们收集病史。

第一，患者容易产生幻想，被害妄想症尤为常见。患者可能会描述他们的身体被控制，或者抱怨有一种力量影响他们，命令他们做违背自己意愿的事情。思维插入、撤回和广播相当罕见，思想障碍几乎不存在。

第二，患者容易产生幻觉。晚发性精神分裂症患者经历了许多不同类型的幻觉。其中幻听是最常见的，患者通常可以听到一个指责和（或）侮辱性的内容，偶尔出现第二人或第三人"实况评论"的说话声音，同时也产生了身体感觉的幻觉。患者抱怨被晃动、强奸。幻嗅中常常涉及有毒气体。在晚发性精神分裂症中幻视是罕见的，如果存在，应该高度怀疑是否有潜在的器官问题，常常伴发抑郁和自杀意念。

社会和感觉隔离不仅使人容易精神错乱，而且更容易损伤大脑。晚发性精神障碍老年患者的最初症状是轻度的认知功能受损，比痴呆患者程度轻，但是明显重于精神健康的同年龄对照组。研究患有精神病的老年人发现，更低的生活质量与抑郁、正面和负面症状、认知障碍、功能障碍、更差的感知健康及社会因素，包括孤独和经济压力有关。

4.治疗过程。晚发性精神分裂症可能经历慢性过程，但是最近的研究表明，通过治疗，缓解率为48%～60%，具有特别严重或危险的行为障碍或自我护理较差者可以住院治疗。药物治疗、社会心理干预和电休克疗法（electric shock therapy，ECT）都有研究证明可以暂时缓解症状。充分的抗精神病治疗可以改善精神病症状，但对提高患者社会功能预处理水平没有改善。晚发性精神分裂症患者用药剂量远低于年轻的精神分裂症患者的用药剂量，因为前者往往非常容易出现锥体外系副作用。抗精神病药物的良好疗效在晚发性精神分裂症样精神病患者中已被证实，甚至比晚发性精神分裂症和早发性精神分裂症的老年患者要好。

（二）晚年的妄想（偏执）障碍

据估计，4% 的社区老年人口患过迫害妄想。这些妄想通常与精神障碍有关。妄想障碍指的是持续的妄想，而且排除精神分裂症、精神分裂症样的疾病或情绪障碍。患者的幻觉并不明显，没有证据表明他们有器官功能障碍。妄想障碍和晚发性精神分裂症的区别是，前者相对缺乏精神分裂症样特征而存在晚期的妄想。妄想障碍发生在中年及老年时期，男性受影响的时间要早于女性（男性为 40 ～ 49 岁，女性为 60 ～ 69 岁）。

1. 发病机制和病因。晚年妄想障碍患者的家属，患精神分裂症的概率会较大。具有逃避型、分裂型或偏执人格障碍的患者，可能更容易出现妄想障碍。老年患者听力损失与妄想障碍之间有一定联系。晚期妄想的发展可能与早期生活创伤和无法繁殖后代有关系。

2. 管理和预后。老年人妄想障碍治疗的最佳方法包括药物治疗、心理治疗和环境的改变。抗精神病药物可以有效地降低错觉的强度，但依从性差。肌内注射精神抑制剂效果可能会更好。抗抑郁药物和 ECT 曾成功治疗妄想症患者，特别是同时伴有抑郁症状的患者。为患者的妄想信念提供替代的解释可能是一种有用的心理治疗方法。

三、躁狂症

躁狂症（mania）的特点是情绪高涨，与易激惹有关。它可以独立出现，也可以具有抑郁复发状态的一部分，通常被称为双相障碍（bipolar disorder）。

（一）流行病学

一项对 35 年英国社区发病率的调查发现，躁狂症的发病率高峰在成年早期，1/10 的新例躁狂症发作在 60 岁。将此项研究与精神病学准入数据对比，显示各个年龄组发病率比较接近。双相情感障碍（bipolar affective disorder）的老年人患病率为 0.1% ～ 0.4%，但其中只有 5% 的患者被收入精神病院。

老年躁狂症患者的第一次发作大多在中年到 60 岁前。早期发作的躁狂症患者不能充分代表住院样本，对此现象可能的解释包括锂治疗有效，持续多年发作后的倦怠期，以及年轻双相障碍患者死亡率较高等。约一半的老年躁狂症患者第一次发作的精神疾病是抑郁症，躁狂症表现在潜伏多年后变得明显。

（二）临床特点

许多老年躁狂症的临床特征与年轻躁狂症患者相似，但在老年患者中有剧烈体力活动、暴力行为、犯罪行为的不常见。临床经验表明，混合情绪状态更常见于老年人，但是还没有在对照研究中被证实。不良生活事件，特别是疾病发作，更是促使老年人躁狂症突然发作的常见诱因。在老年患者中主观的混乱或困惑是比较突出的。以前没有精神病病史的高龄老年患者首发躁狂症往往与合并精神障碍有关。

躁狂症的发作时长持续至少1周，患者情绪高涨，急躁易怒。情绪障碍与躁狂症状相关，其中包括自尊心膨胀或夸张，睡眠需求减少（如患者经过3小时的睡眠就感觉精力充沛），比平常更健谈，思维奔逸，注意力轻易就被吸引到不重要或不相关的项目上，目标导向的活动增加（无论是社会还是性），躁动，过度参与令人愉悦但会产生伤害的活动（如无节制的消费、纵欲或不明智的投资）。

（三）继发性躁狂症

继发性躁狂症（secondary mania）是指躁狂症的发生通常与医疗相关的疾病、外源性物质和脑器官功能障碍相关。老年人首发躁狂症应考虑是否存在潜在的器质性疾病，直到被排除。继发性躁狂症患者频繁出现一定程度的非进展性认知功能障碍，提示这二者的异质性。即使没有发现急性诱因，老年躁狂症患者也仍然存在很高的神经疾病患病率。脑卒中是继发性躁狂症最特色的促变剂，长期的脑血管疾病是出现频率过高的诱因，在MRI扫描时常发现脑白质高信号。继发性躁狂症患者的家族史和之前的精神障碍不常见。

（四）老年躁狂症的治疗

对老年躁狂症的药物治疗类似对年轻患者的治疗，但药物剂量通常会更小。神经安定药常用于做急性治疗。对于继发性躁狂症患者，如存在潜在的医疗原因或疾病，也应用药物治疗。应用锂盐进行一线预防性治疗，但即使在相对较低的血清锂水平下，神经毒性的风险也很高。急性抗躁狂药对老年人也可能是有用的。抗癫痫药卡马西平、丙戊酸钠和非典型抗精神病药物被广泛地用于稳定心情，但是这些药很少被用于治疗老年躁狂症。奥氮平与利培酮在痴呆患者中被禁用，因为会增加患脑卒中的风险。家庭的参与是进行治疗的重要环节，若婚姻和家庭破裂，老年人的患病风险会比较高。通常需要多学科综合团队来处理老年人复杂性双相情感障碍。

老年躁狂症急性发作和长期持续的病情结果通常与年轻患者类似，然而，老年人第一次躁狂比起老年躁狂症反复发作有更差的预后，这与他们有身体疾病或认知障碍有关。

四、与酒精相关的精神障碍

（一）流行病学

研究表明，老年人的酒精滥用和依赖是普遍存在的，但由于各种原因未被认识和治疗，老年人也普遍缺乏对这个问题重要性的认识。在老年人中，与酒精滥用障碍相关的社会人口统计因素包括男性、社会孤立、单独居住、分居或离婚。有失眠或慢性疼痛的老年人会依赖酒精，抑郁或痴呆的患者容易产生与酒精相关的问题。社会问题持续存在，使得老年人感觉孤独而过度饮酒，这个恶性循环也长期存在。老年人酒精滥用或酒精依赖的患病率因研究背景和研究方法不同而发生变化。

老年人酒精滥用障碍的患病率为 1% ～ 3%。此外，男性和强势社会经济群体的患病率较高。这个问题似乎并不局限于发达国家，发展中国家也出现了较高的患病率。

（二）早期和晚期的酒精滥用模式

老年人酒精滥用障碍的模式大致分为早期发病和晚期发病两类。早期发病的特点是从年轻的时候就开始酒精滥用，并持续到老年。2/3 老年人的酒精滥用属于这类，他们还有更多的身体和心理上的并发症。

晚期发病酒精滥用障碍发生在成年后期（四五十岁）。喝酒问题的发生往往与不良生活事件或身体和心理健康问题（如抑郁、孤独或失去工作）相关。这类人可能身体和心理健康问题较少，康复的可能性更大。

（三）临床特点

酒精滥用可能伴有多种神经精神并发症。患者可有认知障碍，出现与药物混合中毒相关的问题或无法识别的戒断状态。酗酒也与功能性精神障碍有关，尤其是抑郁症。高达 1/3 有违法犯罪行为的老年人滥用酒精或依赖酒精，他们往往在酒精影响的情况下实施违法犯罪行为。既往有过酒精滥用相关问题，晚年出现抑郁和痴呆的可能性增加，抑郁和焦虑是主要的并发症。患者酒精滥用与自杀企图在两性中都有强烈的关联。据估计，25% 的痴呆患者也有酒精滥用障碍，20% 的患有抑郁症的老年人合并酒精滥用。酒精滥用等老年人物质滥用带来的精神疾病（包括中毒、谵妄、戒断综合征、焦虑、抑郁及认知的变化或痴呆）很常见。

（四）筛查工具

老年人的酒精滥用通常难以被发现，特别是处于疾病状态的患者，筛选高危人群可以帮助医生确定酒精滥用的危险人群。各种筛选酒精滥用的短问卷已在老年人中进行了应用和验证，包括 11 项密歇根酒精筛查问卷老年版（Michigan alcohol screening test-geriatric version，MAST-G）、简短密歇根酗酒筛查问卷老年版（short Michigan alcoholism screening test-geriatric version，SMAST-G）和酒精使用障碍的鉴别测试（alcohol use disorder identification test，AUDIT）。

（五）酒精和认知功能障碍

在退行性神经疾病、脑卒中、创伤性脑外伤和药物滥用之后，酒精是造成老年人认知损害（如痴呆）的常见原因。

酒精对大脑的影响很复杂，对神经有好有坏，取决于应用的量。基于神经影像学和纵向研究的证据显示，老年人过度消耗酒精会增加认知障碍和痴呆的风险。另外，低到中度的酒精消费水平可能在防止认知功能下降和痴呆方面起到保护作用，方法学不同和研究缺乏标准化提示上述相关性，对此应谨慎解释。

原发性酒精性痴呆发生时，酒精是主要的致病因素，而酒精性痴呆这个词语酒精在认知损害中发挥了作用，但不是病因中的重要因素。

（六）管理

当一个人被认为存在与酒精有关的问题时，可能需要通过住院来打破饮酒习惯，降低急性酒精戒断相关风险，进行全面的身体和精神评估。酒精戒断症状随着年龄的增长会变得更加严重，戒酒更可能因为并发疾病变得复杂，戒酒 24 小时内可能发生戒断性癫痫。震颤、心动过速、高血压、焦虑、恶心、失眠是老年人酒精戒断综合征的突出症状。

应该在平静、明亮的环境中护理患者，短效的苯二氮䓬类是用于镇静的首选。老年患者戒酒的开始用量应该是年轻人剂量的 1/3 左右，且根据临床反应进行滴定。需要制定一个长期计划，把戒酒或者控制饮酒作为一个目标来管理患者。对老年人来说，社会干预比密集的对抗应答更好。因此，上述计划必须为患者考虑到，如果真的想要戒酒，他们应该在何处、做什么，社会压力、团体社会化家庭工作、医学治疗以及抑郁症的治疗改善都是管理酗酒所需要的。

（戴剑　李海洪　李莉萍　程家欣　冯丹　蒋君莲　莫选）

【参考文献】

［1］安适，袁娟，陈涛，等. 自评健康在老年人自理能力和抑郁症状之间的中介效应［J］. 护理学报，2022，29（20）：55−59.

［2］KNUTSSON A. Health disorders of shift workers［J］. Occupational medicine（Oxford，England），2003，53（2）：103−108.

［3］于吉庆，吴永军，张悦，等. 老年人抑郁症状与健康促进行为的相关性研究——基于结构方程模型［J］. 中华疾病控制杂志，2022，26（9）：1072−1077.

［4］OLESEN J，GUSTAVSSON A，SVENSSON M，et al. On behalf of the CDBE2010 study group; the European Brain Council The economic cost of brain disorders in Europe［J］. European Journal Of Neurology，2012（19）：155−162.

［5］TOLEA M I，GALVIN J E. Sarcopenia and impairment in cognitive and physical performance［J］. Clinical Interventions in Aging，2015（10）：663−671.

［6］HARADA C N，NATELSON LOVE M C，TRIEBEL K L. Normal cognitive aging［J］. Clinics in Geriatric Medicine，2013，29（4）：737−752.

［7］GALVIN J E，POWLISHTA K K，WILKINS K，et al. Predictors of preclinical Alzheimer disease and dementia：a clinicopathologic study［J］. Archives of Neurology，2005，62（5）：758−765.

［8］NASREDDINE Z S，PHILLIPS N A，BEDIRIAN V，et al. The Montreal cognitive assessment，MoCA：a brief screening tool for mild cognitive impairment［J］. Journal of the American Geriatrics Society，2005，53（4）：695−699.

［9］GALVIN J E，ROE C M，POWLISHTA K K，et al. The AD8：A brief informant interview to detect dementia［J］. Neurology，2005，5（4）：559−564.

［10］DOTY R L，KAMATH V. The influences of age on olfaction：a review［J］. Frontiers in psychology，2014，5：20.

［11］BRAAK H，BRAAK E. Neuropathological stageing of Alzheimer−related changes［J］. Acta neuropathologica，1991，82（4）：239−259.

［12］李方，李梅，王莹. 中国老年人抑郁症状现状及影响因素分析［J］. 国际精神病学杂志，2022，49（4）：612−615.

［13］张飑，腾佳杉. 我国老年人焦虑状况及其影响因素分析［J］. 现代预防医学，2022，49（16）：2974−2979.

［14］MEGDAL S P，KROENKE C H，LADEN F，et al. Night work and breast cancer risk：a systematic review and meta−analysis［J］. European Journal of Cancer，2005，41（13）：2023−2032.

［15］GAMALDO C E，SHAIKH A K，MCARTHUR J C. The sleep−immunity relationship［J］. Neurologic Clinics，2012，30（4）：1313−1343.

［16］CLEGG A，YOUNG J，ILIFFE S，et al. Frailty in elderly people［J］. Lancet，2013，381（9868）：752−762.

［17］KANG J E，LIM M M，BATEMAN R J，et al. Amyloid−beta dynamics are regulated by orexin and the sleep-wake cycle [J]. Science (New York, N. Y.), 2009, 3265 (5955): 1005-1007.

[18] OHAYON M M, CARSKADON M A, GUILLEMINAULT C, et al. Meta-analysis of quantitative sleep parameters from childhood to old age in healthy individuals: developing normative sleep values across the human lifespan [J]. Sleep, 2004, 27 (7): 1255-1273.

[19] MONK T H. Aging human circadian rhythms: conventional wisdom may not always be right [J]. Journal of Biological Rhythms, 2005, 20 (4): 366-374.

[20] SIMIC G, STANIC G, MIADINOV M, et al. Does Alzheimer's disease begin in the brainstem [J]. Neuropathology and applied neurobiology, 2009, 35 (6): 532-554.

[21] STERNICZUK R, DYCK R H, LAFERLA F M, et al. Characterization of the 3xTg-AD mouse model of Alzheimer's disease: part 1 Circadian changes [J]. Brain Research, 2010, 1348: 139-148.

[22] HOFMAN M A, SWAAB D F. Living by the clock: the circadian pacemaker in older people [J]. Ageing Research Reviews, 2006, 5 (1): 33-51.

[23] WU Y H, SWAAB D F. Disturbance and strategies for reactivation of the circadian rhythm system in aging and Alzheimer's disease [J]. Sleep Medicine, 2007, 8 (6): 623-636.

[24] ANCOLI-ISRAEL S, AYALON L, SALZMAN C. Sleep in the elderly: normal variations and common sleep disorders [J]. Harvard review of psychiatry, 2008, 16 (5): 279-286.

[25] 杨存美, 胡亦新, 马虹颖, 等. 老年病人主观认知下降与焦虑、抑郁情绪的关系研究 [J]. 循证护理, 2022, 8 (16): 2233-2237.

[26] ERICKSON JULIE, RECTOR NEIL A. Anxiety Disorders in Late Life: Considerations for Assessment and Cognitive-Behavioral Treatment [J]. Cognitive and Behavioral Practice, 2022, 29 (3): 635-647.

[27] 王真, 孙婧, 张悠扬, 等. 老年患者慢性疾病负担对焦虑和抑郁的影响研究 [J]. 中国全科医学, 2020, 23 (23): 2923-2926, 2932.

[28] 张颖, 寇京莉, 李耘. 老年人焦虑与抑郁不良情绪影响因素 [J]. 职业与健康, 2018, 34 (2): 285-288.

[29] 张林, 王爱华, 刘芳. 老年人焦虑抑郁状况及其影响因素研究 [J]. 中国医学伦理学, 2014, 27 (6): 873-875.

[30] 王芳. 老年护理学基础 [M]. 北京: 化学工业出版社, 2018.

[21] DU M, LIU M, LIU J. The association between sleep duration and the risk of mortality in the Chinese older adults: a national cohort study [J]. Journal of clinical sleep medicine: JCSM: official publication of the American Academy of Sleep Medicine, 2021.

[32] 谢双粉. 浅谈养老院老年人睡眠障碍的原因及护理 [J]. 临床医药文献电子杂志, 2015, 2 (23): 4882-4883.

[33] 覃香蓉. 病区老年人睡眠障碍原因及护理的研究进展 [J]. 右江民族医学院学报, 2014, 36 (1): 104-105.

第五章

老年药物治疗

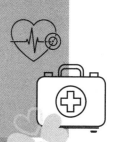

第一节　药物治疗

我国已步入老龄化社会，是全球老年人口最多的国家。由于年龄的增长，与老年人用药相关的生理、药代动力学和药效动力学均出现变化，影响老年人用药的安全性和有效性。

一、老年人的生理特点

（一）身体形态的变化

随着年龄的增长，脊柱椎间盘逐渐变薄、脊柱弯曲、椎骨扁平化以及下肢弯曲等均会导致老年人身高下降。老年人常有不同程度的骨质疏松，继而发生脊柱压缩后凸；老年性白发由两鬓开始，然后为额部、头部，最后是枕部，白发由少而多，最后可全白；皮肤弹性减退，皮下脂肪减少，细胞水分减少，导致皮肤松弛、出现皱纹；清除自由基、抗氧化能力降低，脂褐质堆积细胞中，形成老年性色素斑。

（二）神经系统的变化

老年人的脑组织逐渐出现萎缩，细胞数量减少，重量减轻。脑回缩小，以额叶、颞叶、顶叶最为显著，皮质及神经核变薄或缩小。老年人身体的平衡功能减弱，步态蹒跚且犹豫不决，故老年人易跌倒。老年人的听觉、视觉、触觉和位置觉等敏感性降低，向中枢神经传导以及从中枢反馈的信息量均减少，传导速度变慢，反射迟钝，因而老年人常出现注意力不集中、性格改变、应急能力差和运动障碍等情况。

（三）心血管系统的变化

老年人心脏最常见的改变是左心室增厚、心脏瓣膜发生退行性改变。心肌细胞总数量逐年减少，典型表现是脂褐素沉积。随着年龄的增长，冠状动脉血流量相对减少，冠状动脉扭曲和扩张，冠状动脉侧支的数量和大小也随年龄的增长而增加或增大，心脏传导系统的老龄性变化，由于细胞凋亡、胶原和脂肪组织沉积，心脏窦房结活力降低，心脏传导纤维不断丧失，易出现房室传导阻滞和左束支部分阻滞。在心肌代谢方面，Ca^{2+} 代谢功能减弱，对心率的调节功能相比中青年时期明显下降，而一氧化氮合酶活性比年轻心肌明显升高，氧化应激对脂质过氧化更敏感，进而导致心脏功能下降，心排血量降低，心肌收缩期延长，收缩力与顺应性减退，导致各器官血流分布减少。

另外，老年人主动脉和其他大动脉弹性减弱，动脉管壁硬化，管腔变窄，血流速度减慢，使得脑、肝、肾等主要器官的血流量减少，血管外周阻力增加，动脉血压及脉压升高。脉压升高是诱发老年人心血管事件发生和死亡的独立危险因素，脉压每升高 10mmHg，冠状动脉粥样硬化性心脏病的发病率增加 36%，脑卒中发病率增加 11%，总病死率增加 16%。此外，老年人颈动脉窦和主动脉弓压力感受器敏感性下降，极易发生直立性低血压。衰老导致的血管内皮功能改变，常与高血压、高胆固醇及动脉硬化对内皮的影响并存。动脉内膜增厚、中膜平滑肌增长、胶原纤维增加、粥样硬化和钙在弹力层的沉积，造成大动脉扩张迂曲、小动脉管腔变小、血管舒张功能减退，血管阻力升高，容易引起心、脑、肝、肾等器官灌注减少，进而影响肝脏、肾脏对药物的转化和清除功能。

（四）呼吸系统的变化

随着年龄的增长，老年人呼吸系统逐渐老化，呼吸道黏膜及腺体逐渐萎缩，对气流的过滤和加温功能减退或丧失，使整体呼吸道的防御功能下降，易引起上呼吸道感染。

肺组织纤维中弹性蛋白水平逐渐降低，形状逐渐发生改变，肺泡、肺泡囊、肺泡管扩大，弹性显著减小，使得有效呼吸面积减小，肺容量、肺通气量降低。70 岁老年人的肺活量较 20～30 岁的成年人降低 30% 左右。老年人心输出量降低、血流分布不均匀，造成肺通气量和肺血流量的比例失调，最终导致老年人肺换气功能减弱。

（五）消化系统的变化

增龄导致老年人龋齿和牙齿脱落的可能性增加，同时口腔干燥综合征影响老年人的咀嚼和吞咽功能。老年人食管下括约肌舒张受损且收缩减少，食管收缩能力减弱，蠕动幅度变小或停止。

老年人胃黏膜及腺细胞萎缩、退化，主细胞和壁细胞减少，胃液分泌减少，黏液碳酸氢盐屏障的形成障碍，导致胃黏膜易被胃酸和胃蛋白酶破坏，降低胃蛋白酶的消化作用和灭菌作用，使胃黏膜糜烂、溃疡、出血。同时内因子分泌功能部分或全部丧失，失去吸收维生素 B_{12} 的能力，导致巨幼细胞贫血和造血障碍。胃酸分泌减少使得钙、铁和维生素 D 的吸收减少，易发生营养不良，可导致老年人患缺铁性贫血、骨软化等。老年人胃肠血流量减少，80 岁的老年人约减少 60%，胃肠平滑肌张力不足，蠕动减弱，故常发生便秘。老年人胃内液体清除率下降，并会因服用抗胆碱类药物而进一步恶化。

同时，随着年龄的增长，老年人对胃膨胀的主观感知下降，胃排空延迟，小肠黏膜上皮细胞减少，肠绒毛变粗、变短，导致小肠吸收能力降低，小肠液及肠淀粉酶、肠激酶、分解双糖等消化酶分泌减少，造成小肠的消化功能减弱。同时，老年人易合并小肠细菌过度生长，可能会造成一些非特异性的症状，如食欲减退、体重减轻等，并对一些微量营养物质的吸收不良，引起老年腹泻。大肠吸收水分的功能下降，大肠分泌黏液量减少，肛门、直肠扩张感知能力减退，肛门括约肌张力降低，大肠充盈不足、不能引起扩张感觉，容易引起便秘。

老年人常出现盆底功能障碍，导致一系列的临床症状，主要表现为尿液潴留及排泄障碍、盆腔脏器脱垂、慢性盆腔疼痛、大便潴留及排泄障碍等。老年人胰腺总重量下降、胰管增生、小叶纤维化，胰酶尤其是脂肪酶的分泌减少，严重影响了机体对脂肪的消化和吸收；胰岛 β 细胞对葡萄糖的反应下降、胰岛素分泌减少，机体对胰岛素的抵抗增加，发生 2 型糖尿病的风险增加。肝脏的重量随着年龄的增长而逐渐降低，肝细胞数量减少，纤维组织增多，血流量减少，合成能力下降；部分肝细胞的酶活性降低，肝脏解毒能力降低，药物代谢速度减慢。胆囊壁增厚，囊腔变窄、容积缩小，胆汁分泌减少；胆囊壁张力降低，胆汁反流形成胰腺炎；胆囊的收缩排空能力减弱，容易因胆汁淤积而患胆结石。

（六）泌尿系统的变化

老年人的肾脏发生萎缩，肾脏重量减轻、体积变小，肾小球与肾单位逐渐减少；肾小球血管硬化，肾血流量减少；肾小球滤过率降低，肾脏功能减退。老年人的肾脏对感染、血压变化等应激的代偿能力降低，发生急性肾衰竭的危险性增加。对一些药物代谢产物的清除能力减弱，导致老年人容易发生药物性肾损害。老年人输尿管的肌层变薄，支配肌肉活动的神经细胞减少，输尿管收缩能力降低，尿流进入膀胱的速度减慢且易反流。老年人的膀胱肌逐渐萎缩，肌层变薄，纤维组织增生，膀胱括约肌萎缩，导致老年人的膀胱贮尿、排尿及控制能力下降，出现尿频、尿急、尿失禁，女性老年人常有压力性尿失禁。

（七）内分泌系统的变化

随着年龄的增长，老年人下丘脑和垂体的重量减轻，血流供应量减少，结缔组织增加，肾上腺发生不同程度的纤维化。老年人内分泌功能减退主要表现为下丘脑—腺垂体—性腺系统的活动减弱、甲状腺功能减退、肾上腺皮质功能活动减弱，对胰岛素敏感性降低和葡萄糖耐量减少、性激素分泌减少、性功能失调等。

（八）免疫系统的变化

免疫系统随着年龄的增长发生明显的退行性改变，这个变化过程影响各类细胞，包括造血干细胞、骨髓和胸腺的淋巴组细胞及胸腺本身的诸多细胞，也涉及外周血液发育成熟的淋巴细胞和次级淋巴样器官及天然的免疫系统各类分子。这些免疫学变化提高了机体对感染性疾病的易感性，从而降低了预防接种的保护效应，使老年人易患免疫缺陷和相关的疾病。例如，与年轻人相比，老年人中多见由水痘—带状疱疹病毒再激活所引起的带状疱疹。老年患者感染流感病毒后伴随的症状更加严重，而且并发症的危险性增加。此外，老年人患其他感染性疾病的各种症状更严重且危险程度也明显增加。

二、老年人药代动力学特点

（一）吸收

老年人的胃黏膜及腺体萎缩，胃酸分泌减少甚至缺乏；胃肠道吸收面积和吸收细胞减少，功能下降；胃排空速度减慢，药物在小肠的吸收延迟，故血药浓度达峰时间推迟，有效血药浓度降低，最终导致药效降低。老年人的肠平滑肌萎缩、伸展力减退，肠蠕动减少，药物在小肠存留时间增加，会使药物的吸收增加，但老年人的胃肠血流量降低，又使药物吸收能力下降。另外，老年人易受一些药物影响导致消化功能障碍，引起消化道症状，也会影响药物的吸收。

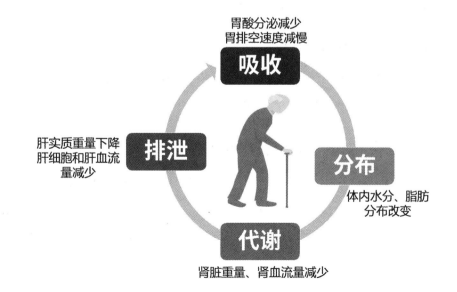

（二）分布

老年人机体的组成成分、血浆蛋白结合率、组织器官的血液循环等，都有不同程度的变化，从而影响体内药物分布。老年人体内水分和体重的比例随年龄的增长而下降，水溶性药物分布容积随年龄的增长而降低，血药浓度增高。老年人体内脂肪随年龄的增长而增加，非脂肪组织则逐渐减少。脂肪组织增多，使脂溶性药物分布容积增大，易在体内蓄积出现中毒反应。老年人血浆蛋白含量降低，直接影响药物与血浆蛋白的结合，游离药物浓度增加、作用增强。

（三）代谢

肝脏是药物代谢的主要器官。老年人肝实质重量逐渐下降，肝细胞和肝血流量减少，肝药酶合成减少、活性降低，使老年人对药物的代谢能力降低，导致药物半衰期延长，在体内易蓄积，从而产生不良反应。反之，一些需经肝脏代谢活化的前体药物，对老年人的作用或毒性可能降低。老年人肝脏药物代谢酶活性的个体差异大于年龄差异，不能通过常规的肝功能检查来预测，因而需强调老年人用药剂量的个体化。

（四）排泄

肾脏是药物排泄的主要器官。老年人的肾脏重量、肾血流量、肾小球滤过率、肾小管分泌与肾小管再吸收等都降低或减少，药物排泄能力减退，药物的半衰期延长，血药浓度增高，使得药物作用增强或毒性反应增加。

三、老年人药效动力学特点

老年人机体各器官结构功能退化，其药效动力学改变非常复杂。药效动力学改变会引起浓度—效应关系、受体数目和敏感性改变。

（一）神经系统变化对药效动力学的影响

老年人脑萎缩，脑神经细胞数量减少、脑血流量减少、酶活性减弱或靶组织中受体数目和结合力改变及神经递质代谢和功能变化，均可影响药效。如老年人对催眠药和镇静药特别敏感，苯二氮䓬类药物易在体内蓄积，使跌倒的风险增加。氨基糖苷类抗生素、依他尼酸等易致听力损害。

（二）心血管系统变化对药效动力学的影响

老年人心血管系统功能减退，每搏排血量、动脉顺应性下降。而总外周阻力上升，动脉压增高，循环时间延长，压力感受器的反射调节功能减弱，心脏和自主神经系统反应障碍，因此心脏对缺氧、儿茶酚胺等刺激的反应明显下降，对异丙肾上腺素反应性降低，且对 β1、β2 受体的反应减弱。老年人对利尿药、亚硝酸盐类、抗高血压药等敏感性增高，药理作用增强。另外，老年人肝脏合成凝血因子的能力减退，并且血管发生退行性病变，故对肝素和口服抗凝血药非常敏感，一般治疗剂量可能引起持久凝血障碍，并有自发性内出血的危险。

（三）内分泌系统变化对药效动力学的影响

年龄的增长使人体内分泌功能发生改变，各种激素的分泌发生变化，与此相适应的各种激素受体数量随之改变，从而导致人体对药物反应性产生差异。老年人对胰岛素和葡萄糖的耐受力下降，大脑对低血糖的耐受力降低，在使用胰岛素时，易引起低血糖反应甚至昏迷。吗啡对老年人的镇痛作用在夜间明显降低，这可能与松果体激素分泌减少有关，因为松果体激素分泌减少不但能提高吗啡白昼的镇痛水平，而且能在夜间降低镇痛的作用。

（四）对某些药物的耐受性降低

老年人中枢神经系统的某些受体处于高敏状态。某些药物小剂量即可起作用，常规治疗剂量则引起较强的药理反应，出现耐受性降低现象，如对抗惊厥药、苯二氮䓬类、三环类抗抑郁药等较敏感。这些药物可能严重干扰老年人的中枢神经系统功能，从而引起精神错乱、烦躁、抑郁、激动、幻觉、失眠等临床症状。

四、老年人群药物治疗特点

（一）药物的选择

首先应明确是否需要用药。老年人有其特有的病理生理状况，在出现某些临床症状时，不一定要使用药物治疗。如老年人出现高血脂、高血糖时，通过控制饮食、适当运动及调整生活方式等有可能使血脂、血糖恢复正常。中成药与西药联合使用时要掌握处方成分，一些中成药的配方可能含有西药成分，在联用时需避免造成药物超量。

（二）药物的剂量

应适当减少药物的剂量，从小剂量起始，逐渐增至合适的剂量。一般使用成人剂量的 1/2 ~ 3/4，根据肾功能的情况来调整药物剂量。有条件时进行血药浓度监测，以保证安全用药。

（三）剂型与给药途径

应以口服为主，选用方便老年人服用的药物剂型。在给药途径上，应从老年人的生理病理特点及药物代谢动力学特点考虑，以口服及静脉注射为主。在口服给药时，应注意老年人常常因为便秘而使用泻药，这会影响药物的吸收。老年人胃肠道功能的改变，可影响缓释药物的吸收。老年人局部血液循环差、肌肉萎缩，导致皮下及肌内注射时药物吸收差。

（四）给药间隔与疗程

老年人的肝、肾功能出现退行性减退，对药物的清除能力也有所下降，因此应适当延长给药间隔，在病情缓解后应及时减量，并适时停药。

（五）不良反应

除药物常见的不良反应外，老年人容易出现精神症状、直立性低血压等，而且对某些药物的毒性反应，可能并无预兆症状。老年人对血压的调节功能降低，对糖代谢的调节功能减退，对胰岛素的耐受性下降，因此使用降压药时直立性低血压的发病率高，使用降糖药时容易引起低血糖甚至低血糖昏迷。老年人常常合并使用多种药物，容易发生不良反应。

（六）相互作用

药物在体内吸收、分布、代谢和排泄各环节均可能发生药效动力学相互作用，最终影响血药浓度，从而改变其药理作用和毒性强度。参与药效动力学相互作用的机制主要因素有两种。一是药物代谢酶。Ⅰ相代谢酶如细胞色素 P450 酶（CYP450），Ⅱ相代谢酶如尿苷二磷酸葡糖醛酸转移酶（UGT）、谷胱甘肽 S- 转移酶和甲基转移酶等；药物代谢酶的基因多态性也会造成药物代谢速度不同，从而影响疗效和不良反应。二是药物转运蛋白。如有机阴离子转运多肽 1B1（OATP1B1）、P- 糖蛋白（P-gp）和有机阳离子转运体（OCT）等，抑制或诱导这些转运蛋白会改变药物在体内的分布和排泄，导致药物－药物相互作用。如降压药和利尿剂联合治疗高血压可使降压效果增强；华法林和保泰松联合应用可能出现出血等。

第二节　药物治疗原则

基于老年人药物治疗的特点，在给老年人制定药物治疗方案时应遵循一定的原则。

一、有明确的用药适应证，无绝对禁忌证

随着我国分级诊疗制度的推进落实，社区卫生服务中心将成为管理老年慢性疾病患者的主要力量。老年人常见的慢性疾病有心脑血管疾病（如高血压、缺血性心脏病和脑卒中）、慢性呼吸道疾病（如慢性阻塞性肺疾病和哮喘）以及糖尿病、帕金森病、阿尔茨海默病等，且随着年龄的增长，躯体疾病和精神障碍的患病率增加，产生更多的药物治疗适应证。慢病管控的需要加上对症处理用药，多病共存的老年人不可避免地出现多重用药问题。对于高血压、糖尿病等慢性疾病的患者，往往需要长期甚至终身用药。刘葳等对我国社区老年患者用药情况进行调查，结果显示多重用药率高达75.3%；对上海某社区老年慢性疾病共病患者的调查发现多重用药的比例为94.1%，其中4.26%的老年患者服用8种药物和保健品，0.66%的老年患者服用超过10种药物和保健品。老年人受广告、他人影响自服的非处方药、保健品、中草药等，也是造成多重用药的原因之一。我国老年患者长期服用中成药现象十分常见，多重用药的老年患者中约有66.7%的患者同时使用中药制剂。

目前各系统疾病临床指南多针对单个病种制定，有较高质量的循证医学证据证明某些联合用药对患者是有利的、适宜的。例如，2型糖尿病大血管病变的初级预防可能需要通过口服降糖药物或皮下注射胰岛素严格控制血糖，同时还要服用降压药物、调脂药和阿司匹林。但慢性疾病的治疗指南侧重于对单种疾病的防治，缺乏老年患者共病管理的循证指南可供参考。

年龄增长、症状多、多处就诊、多张处方、用药方案调整、自购药品等多种因素导致了老年人的多重用药问题，处方医生需通过全面的综合评估，为患者制定治疗与预防目标，以管理现有的健康问题并预防未来可能出现的健康问题；应优先考虑对患者健康、生活有重大影响的疾病，制定个体化药物治疗方案。慢性基础疾病的治疗药物中，有强适应证、治疗必需的用药如降压药、降糖药、降脂药、抗血小板药物和用于基本功

能替代的药物（如左甲状腺素）等不应随意停用。而随着年龄的增长、生理特点变化及疾病的发展，原有药物治疗方案可能已不适合患者当前的状态，服用适应证及疗效不明确的药物或用于预防性治疗但患者用药风险高于潜在获益的药物，以及用药过程中出现禁忌证的，需及时停药。对症治疗药物如止咳化痰药、抗过敏药在患者的急性症状好转、无用药适应证后应及时停用，避免长期使用对患者机体产生不良影响。老年人群心脑血管疾病高发，实施有效的二级预防措施可以改善他们的生活质量，预防并发症，包括残疾和不必要的住院治疗。但是，终末期老年患者的用药风险可能会被共病放大，在药物治疗上常存在矛盾的情况，如抗血小板药物的使用与出血风险，用药前应评估患者的预期寿命，如果预期寿命不足以从预防用药等干预措施中获益，应避免不必要的干预治疗。

二、品种的个体化选择

在药物品种的选择上，要充分考虑将药物的特点与老年人肝肾功能具体情况相结合，如严重肾功能损害的患者不宜选用瑞舒伐他汀，可改用主要经肝脏代谢的阿托伐他汀。在同类药物中选择适宜品种的同时，还要选用适当的剂型。对吞咽有困难的患者，可选用颗粒剂、口服液、栓剂、贴剂等。选用缓释、控释长效制剂能减少给药次数，有利于提高患者的用药依从性，某些对动作协调性要求较高的吸入剂型，可能会因老年人操作不到位而影响疗效甚至发生不良反应。使用给药次数少、给药方便、疗程短的品种是提高老年患者用药依从性的有利因素，如每天1次的用药患者服药依从性约为80%，而每天4次用药则降至50%。老年人记忆力衰退，复杂的药物治疗方案易导致用药错误，包括错服、漏服、多服或重复服药。独居的老年患者尽量避免选用一日多次的胰岛素强化降糖方案，易增加低血糖风险。此外，也要重视老年患者药物治疗的成本效益，在药物有效性的基础上，兼顾安全性和依从性，摒弃昂贵而非必需的药品。

三、适宜的用法用量

老年人初始药物治疗宜从小剂量开始，根据疗效和耐受程度进行调整，逐步达到合适的个体最佳剂量。目前大部分药品说明书无明确的老年人给药剂量，应结合患者年龄、健康状态、体重、肝肾功能、临床情况等进行具体调整，能用较小剂量达到治疗目的，就不必加大给药剂量。选用治疗窗较窄的药物如地高辛、华法林、茶碱等时最好能监测血药浓度。

肾功能减退的老年患者应尽量选用无肾毒性或肾毒性较低的药物，避免使用肾毒性药物，确有应用指征时严密监测肾功能变化及血药浓度，并及时调整给药方案，做到个体化用药。使用主要经肾排泄的药物时，须根据老年患者肾功能减退程度以及药物在人体内清除途径来调整给药剂量及方法。主要经肝胆系统排泄，或由肝胆系统和肾脏同时排出的药物用于肾功能减退的老年患者时，可维持药物标准治疗用量或剂量略减；主要经肾脏排出，药物本身无肾毒性，或仅有轻度肾毒性的药物，肾功能减退的老年患者可按照肾功能减退程度（以内生肌酐清除率为准）调整药物的用法用量；接受肾脏替代治疗的患者须根据腹膜透析、血液透析和血液滤过对药物的清除情况制定给药方案。

肝功能减退的老年患者，对药物品种的选用及调整药物的用法用量需要考虑肝功能减退对药物代谢的影响程度，以及肝功能减退时该类药物及其代谢物发生毒性反应的可能性。药物在肝脏的代谢过程复杂，不少药物的体内代谢过程尚未完全阐明。老年肝功能减退患者使用主要经肝脏代谢或清除的药物，因药物的清除减少，可发生毒性反应，应避免使用这一类的药物，如氯霉素、利福平、红霉素酯化物等；一般可按正常剂量使用主要经肝脏清除，但药物本身及其代谢产物并无明显毒性反应的品种，治疗过程中需严密监测肝功能，必要时减少给药剂量；使用肝、肾双通道清除的药物，也因药物的清除减少，血药浓度可能升高，伴有肾功能减退者血药浓度升高更为明显，需注意减量使用；使用主要经肾排泄的药物时无需调整剂量。

四、密切监测药物不良反应

根据《国家药品不良反应监测年度报告（2021 年）》，2021 年化学药品、生物制品不良反应（adverse drug reaction，ADR）事件报告中，65 岁及以上老年患者的报告占31.4%，65 岁及以上老年患者占比持续升高。2021 年中药不良反应 / 事件报告中，65 岁及以上老年患者占 29.3%，提示临床应重点关注老年患者的用药安全。近年来，心血管系统用药不良反应 / 事件报告数量及严重报告占比均呈现上升趋势，应对该类药品风险给予更多关注。2021 年，心血管系统用药不良反应 / 事件报告数量排名前 3 位的药品类别是降血压药、抗心绞痛药、抗动脉粥样硬化药；严重不良反应 / 事件报告中，位居报告数量前 2 位的阿托伐他汀和瑞舒伐他汀均为他汀类药品，血脂调节药品不仅用于血脂代谢紊乱及相关心血管疾病的治疗，还用于此类疾病的预防。此外，不排除其中存在不合理、不规范使用药品和药品相互作用导致用药不良反应发生的情况，医务人员和患者应关注此类药品的风险。从代谢及内分泌系统用药各品种总报告和严重报告数量的排名来看，一些较新的糖尿病治疗药物（如聚乙二醇洛塞那肽、度拉糖肽、达格列净）排名上升较快。这一方面可能反映了我国人口老龄化速度加快和医疗保障水平提高等导致糖尿病发病率、诊断率升高，从而使糖尿病治疗药物使用人群扩大；另一方面也提示处方医师和患者在选择糖尿病治疗药物，尤其是较新的药物时应注意相关风险。

研究显示，与用药数少于 5 种的老年患者相比，使用 5～7 种药物的老年患者发生严重 ADR 的风险增加约 1.58 倍，而使用 8 种及以上药物治疗的患者发生严重 ADR 风险增加约 4 倍。老年患者多重用药不仅可能导致疾病的发展及恶化，造成认知障碍、跌倒、衰弱等，还会增加用药不良反应发生的风险，10% ～ 30% 的老年患者住院是由于用药相关不良反应所致。

综上所述，在老年患者药物治疗方案调整后应监测患者的用药情况和病情变化。若患者出现任何新症状，应分析判断是否为 ADR，并回顾和综合评价患者的在用药品，确定为 ADR 时可考虑停药并根据严重程度采取相应的处理措施，尽量避免新增药物用于治疗 ADR 而形成"处方瀑布"。需注意抗精神病类药物（包括抗抑郁药、镇静药、阿片类药物、抗癫痫药）、β 受体阻滞剂、左旋多巴、糖皮质激素以及质子泵抑制剂等要缓慢地停药。

药物相互作用是老年人多重用药发生 ADR 的重要因素之一，用药方案中涉及肝脏药物代谢酶诱导剂（如利福平、苯妥英钠等）、抑制剂（如克拉霉素、胺碘酮、伏立康唑等）时应高度警惕药物相互作用导致的 ADR。医师对临床常见增加 ADR 风险的联合用药应有一定的敏感性，如克拉霉素与阿托伐他汀应避免合用，因为克拉霉素在通过肝药酶抑制剂 CYP3A4 显著减慢阿托伐他汀的代谢的同时也增加了阿托伐他汀的生物利用度，阿托伐他汀血药浓度升高，最终会增加 ADR 的风险。另外老年人处方还应将药品与保健品、药品与食品、疾病、遗传因素及实验室检查结果之间的潜在相互作用都纳入综合分析。

有研究者把老年患者用药中常见问题及处理原则总结为以下六点。一是用不用药，根据受益原则，用药对老年人有益；二是用几种药，根据减法原则，避免药物相互作用；三是用多少量，根据小剂量原则，避免药物毒副作用；四是何时用药，根据择时原则，选择最佳用药时机；五是出现不适应采用暂停原则，减少药物不良反应；六是何时停药，根据及时停药原则，避免不必要的长期用药。

第三节　多重用药风险管理

《居家（养护）老年人共病综合评估和防控专家共识》给出的多重用药定义为患者同时使用 5 种及以上的药物进行治疗的状态，或因适当或不适当治疗导致的药物数量增加或使用更多种类药物的现象。应以患者为中心，通过回顾患者用药史和对用药有效性、安全性及依从性的监测情况，适当精简处方，提升老年患者的处方质量。ANZSGM 立场声明（Australian and New Zealand society for geriatric medicine position statement）推荐临床医生按照澳大利亚"高质量药品使用国家战略"关于高质量药品使用（quality use of medicine，QUM）的7点建议提升老年人处方的质量（表5-3-1）。ANZSGM立场声明特别提及4种可供临床医生参考的老年人处方合理用药工具，分别是比尔斯标准（Beers criteria）、老年人不适当处方筛查工具和处方遗漏警示筛查工具（STOPP/START）、药物负担指数（drug burden index）、不恰当的药物使用与处方指导工具（inappropriate medication use and prescribing indicators）。

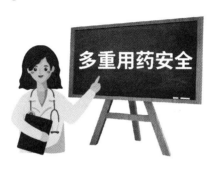

表5-3-1　澳大利亚"高质量药品使用国家战略"的建议

序号	建议内容
1	确保获得患者合理的同意
2	全面回顾用药史，避免"处方瀑布"与重复治疗
3	考虑与老年人有关的药物代谢动力学和药物效应动力学改变，使用合适的药物剂量
4	安全性、有效性以及继续用药的必要性
5	有无药物不良反应事件（药物与药物间、药物与疾病间的相互作用）、耐受性问题，老年综合征（如跌倒、阿尔茨海默病、衰弱）
6	临床和/或社会心理环境发生变化后需要重新评估治疗目标和方法
7	对药物治疗计划的依从是首要的，其次才是增加剂量或作其他治疗改变

一、Beers标准

美国老年医学专家Beers在1991年组织美国老年医学会以及精神药理学、公共卫生及药物流行病学和老年临床药理学等学科的专家共同制定老年潜在不适当药物（potentially inappropriate medications，PIM），包括30种老年患者应避免使用的药物或药物类别（临终关怀和姑息治疗除外）、40种在某些疾病状态下应避免或谨慎使用的药物或药物类别、存在药物-疾病相互作用的不适当用药、应谨慎使用的药物、应避免的药物-药物相互作用、基于肾功能应尽可能避免或减少剂量的药物、具有强抗胆碱能特性的药物，最近一次更新是2019版（表5-3-2至表5-3-7）。Beers标准在调查老年患者的药物应用、识别老年PIM及降低不合理用药等相关方面具有积极作用。

表5-3-2　2019年AGS Beers标准列出的老年人潜在不适当药物（PIM）

器官系统/治疗类别/药物	原因	建议	证据强度	建议强度
抗胆碱能药物				
第一代抗组胺药：溴苯那敏、卡比沙明、氯苯那敏、氯马斯汀、赛庚啶、右溴苯那敏、右氯苯那敏、茶苯海明、苯海拉明（口服）、多西拉敏、羟嗪、美克洛嗪、异丙嗪、吡拉明、曲普利啶	高抗胆碱能。随着年龄的增长，患者清除率降低，当用作催眠剂时会出现耐受性；有意识混乱、口干、便秘等抗胆碱能作用或毒性风险；可以使用苯海拉明治疗急性严重过敏反应	避免使用	中等	强
抗帕金森病药物：苯甲托品（口服）、苯海索	不建议用抗精神病药物预防或治疗锥体外系反应，有治疗帕金森森病更有效的药物	避免使用	中等	强
解痉药：阿托品（不包括眼用）、颠茄生物碱、克利溴铵-氯氮䓬、双环维林、后马托品（不包括眼用）、甲基东莨菪碱、溴丙胺太林、东莨菪碱	高抗胆碱能，疗效不确定	避免使用	中等	强
抗血栓药				
双嘧达莫（口服短效，不宜与阿司匹林缓释剂型联合）	可能引起直立性低血压，有更加有效的替代品，注射剂可用于心脏负荷试验	避免使用	中等	强
抗感染药物				
呋喃妥因	潜在的肺毒性，肝毒性和周围神经病变，有更安全的替代药物	避免用于内生肌酐清除率（Ccr）<30mL·min^{-1}的患者或者作为长期抑菌使用	低	强
心血管系统				
外周α1阻断药用于治疗高血压：多沙唑嗪、哌唑嗪、特拉唑嗪	直立性低血压高风险和相关危害，不推荐用于常规治疗高血压。替代药有更优越的风险—效益平衡	避免用作抗高血压药	中等	强

续表

器官系统/治疗类别/药物	原因	建议	证据强度	建议强度
中枢α受体激动药，可乐定用于一线治疗高血压，其他CNS类α受体激动药：胍那苄、脉法辛、甲基多巴、利血平（>0.1mg·d⁻¹）	中枢神经系统（CNS）不良反应高血压险，可能引起心动过缓和直立性低血压，不推荐常规治疗高血压	避免作为一线抗高血压药，避免使用其他CNS类α受体激动药	低	强
丙吡胺	强负性肌力作用，可能导致老年人心力衰竭；强抗胆碱能作用；首选其他抗心律失常药物	避免使用	低	强
决奈达隆	永久性房颤或失代偿后果差	避免在永久性房颤患者或失代偿期心脏衰竭患者中使用	高	强
地高辛作为一线治疗心房颤动或心力衰竭药物	用于心房颤动。不应用作心房颤动的一线药物，有更安全、有效地控制速率的使用；大剂量高辛较差，证据质量降低的证据都指向矛盾。强负力治疗一线治疗能减少其他HFrEF患者的住院率和死亡率。地高辛用于一线治疗心力衰竭（HFrEF）。多数证据都指向一线治疗可能导致毒性作用风险增加，对于患有4期或5期慢性肾病患者，可能需要进一步减少剂量	避免作为房颤的一线治疗；避免作为心房颤的一线治疗；避免用于房颤或心力衰竭，如果剂量>0.125mg·d⁻¹	用于房颤或心力衰竭：低；剂量>0.125mg·d⁻¹：中等	强
速释硝苯地平	诱发低血压及心肌缺血	避免使用	高	强
胺碘酮	可有效维持窦性心律，但比其他抗心律失常药毒性大；如果节律控制优于速率控制，那么对于伴随心力衰竭或左心室肥大的房颤患者可能是合理的一线治疗药物	避免作为房颤的一线治疗，除非患者有心力衰竭或左心室肥大	高	强

续表

器官系统治疗类别/药物	原因	建议	证据强度	建议强度
中枢神经系统				
抗抑郁药（单独使用或联合使用）：阿米替林、阿莫沙平、氯米帕明、地昔帕明、多塞平>6mg·d⁻¹、普罗替林、去甲替林、曲米帕明	高抗胆碱能，镇静作用，可导致直立性低血压；低剂量多塞平（≤6mg·d⁻¹）安全性与安慰剂相当	避免使用	高	强
抗精神病药物，第一代（常规）和第二代（非典型）	脑卒中风险增加，痴呆症患者认知能力下降，死亡率增高；除非使用非药物治疗（如行为干预）或其他人造成严重伤害，否则应避免使用抗精神病药物治疗痴呆或谵妄的行为问题	避免使用，除非用于精神分裂症或相关情感障碍，或用于化疗期间的短期止吐	中等	强
巴比安类药物：异戊巴比安、戊巴比安、甲苯比安、司可巴比安、苯巴比安	身体依赖度强，有耐药性，低剂量时有更大的中毒风险	避免使用	高	强
短效和中效作用的苯二氮䓬类：阿普唑仑、艾司唑仑、劳拉西泮、奥沙西泮、替马西泮、三唑仑；长效作用的苯二氮䓬类：氯氮䓬（单独或与阿米替林或克利溴铵合使用）、氯硝西泮、氯氮䓬、地西泮、氟西泮、夸西泮	老年人对药物更敏感，对长效药制剂的代谢减少，一般情况下，所有苯二氮䓬类药物都会增加老年人认知障碍、谵妄、跌倒、骨折和机动车辆事故风险；可能适用于癫痫发作，快速眼动睡眠行为障碍，苯二氮䓬戒断，乙醇戒断，严重广泛性焦虑和围手术期麻醉	避免使用	中等	强
甲丙氨酯（眠尔通）	身体依赖性高，镇静	避免使用	中等	强
苯二氮䓬受体激动药催眠药：唑吡坦、右佐匹克隆、扎来普隆	不良反应与苯二氮䓬类相似，增加急诊和住院风险，易造成机动车事故	避免使用	中等	强

续表

器官系统/治疗类别/药物	原因	建议	证据强度	建议强度
甲磺酸双氢麦角碱（脱氢麦角生物碱）、并克舒合	缺乏疗效	避免使用	高	强
内分泌系统				
雄激素：甲睾酮、睾酮	可能产生心脏问题，前列腺男性患者禁用	除非临床症状证实睾性腺功能减退，否则应避免使用	中等	低
甲状腺片	影响心脏功能，有更安全的替代品	避免使用	低	强
雌激素联合或不联合孕合激素	有潜在致癌性（乳腺和子宫内膜），对老年患者缺乏心脏保护作用。证据表明，对非激素治疗无反应的乳腺癌妇女阴道干燥应用激素治疗安全有效；对非医师讨论用低剂量的阴道雌激素性交困难，复发性下尿路感染（雌二醇剂量<25μg，每周2次）的利弊	避免使用雌激素（如口服和局部贴剂）阴道霜或阴道片使用依剂量内雌激素治疗性交困难，复发性下尿路感染和其他阴道症状	口服和局部贴剂：高 阴道霜或阴道片：中等	口服和局部贴剂：强 阴道霜或阴道片：弱
生长激素	可导致水肿、关节痛、腕管综合征，男性乳房发育、空腹血糖受损	避免使用，除非患者经严格诊断后判定病因与生长激素之缺乏有关	强	强
胰岛素，滑动剂量（根据当前血糖水平仅使用有短效或速效胰岛素的胰岛素，不同时使用基础或长效胰岛素）	导致未改善血糖管理的高血糖风险增加，避免不同时使用基础或长效胰岛素的低血糖风险而只使用短效或速效胰岛素的给药方式	避免使用	中等	强
甲地孕酮	对体重影响很小，增加老年患者血栓风险，可能导致早死亡	避免使用	中等	强

续表

器官系统治疗类别/药物	原因	建议	证据强度	建议强度
长效磺酰脲类：氯磺丙脲、格列美脲、格列本脲	氯磺丙脲。老年人的半衰期延长，可导致长期低血糖；导致抗利尿激素分泌失调综合征（SIADH）格列美脲和格列本脲长期依赖低血糖的风险较高	避免使用	强	强
胃肠道系统				
甲氧氯普胺	可引起锥体外系影响，包括迟发性运动障碍，尤其是在老年人和长期药物接触的人中，风险可能更大	避免使用，除非是胃轻瘫，使用时间一般≤12周	中等	强
矿物油，口服	潜在的吸入性和不良反应；有安全的替代品	避免使用	中等	强
质子泵抑制药	减少钙镁感染，骨质流失和骨折的风险	避免服药>8周，除非对于高危患者（如口服皮质激素或长期使用非甾体抗炎药）、糜烂性食管炎、巴雷特食管炎、病理性分泌过多疾病或需要的维持治疗（如由于停药失败试验或H$_2$受体拮抗药治疗失败）	强	强
止痛药物				
哌替啶	常用剂量口服镇痛无效；可能比其他阿片类药物具有更高的神经毒性，如谵妄；有更安全的替代品	避免使用	中等	强

续表

器官系统治疗类别/药物	原因	建议	证据强度	建议强度
口服非环氧合酶选择性非甾体抗炎药：阿司匹林>325mg·d⁻¹、双氯芬酸、二氟尼柳、依托度酸、非诺洛芬、布洛芬、酮洛芬、甲氯芬那酸、美洛昔康、萘丁美酮、萘普生、奥沙普秦、吡罗昔康、舒林酸、托美汀	高风险人群（>75岁或口服或肠外注射皮质类固醇）消化道出血或抗血小板药物）消化道出血或消化性溃疡病的风险增加，使用质子泵抑制剂或米索前列醇可减少但不能消除风险；非甾体抗炎药引起的上消化道溃疡，大出血或穿孔在治疗3~6个月的患者中发病率约1%，在治疗1年的患者中发病率为2%~4%；血压升高，诱发肾脏损伤，诱发肾衰竭与剂量有关	避免长期使用，除非其他替代品无效；患者可服用质子泵抑制剂或米索前列醇（质子泵抑制剂或米索前列醇）	中等	强
吲哚美辛、酮咯酸，包括肠外制剂	引起胃肠道出血、消化性溃疡病和急性肾损伤的风险大。相比其他非甾体抗炎药，吲哚美辛更可能产生不良的中枢神经系统影响。在所有非甾体抗炎药中，吲哚美辛不良反应最强	避免使用	中等	强
骨骼肌松弛药：卡立普多、氯唑沙宗、环苯扎林、美他沙酮、美索巴莫、奥芬那君	老年人对大多数肌肉松弛药耐受性差，因为有些药物具有抗胆碱能作用，使镇静作用，使骨折风险增加；老年人在耐受剂量下的有效性也存在争议	避免使用	中等	强
泌尿生殖系统				
去氨加压素	低钠血症高风险；有更安全的替代疗法	避免治疗夜间尿症或夜间多尿症	中等	强

表5-3-3　2019年AGS Beers标准列出的存在药物-疾病或药物-综合征相互作用的不适当药物

疾病或综合征	药物	原因	建议	证据强度	建议强度
心血管					
心脏衰竭	西洛他唑：避免；非二氢吡啶类钙通道阻滞药（地尔硫䓬、维拉帕米）：避免用于分数降低的心脏衰竭患者使用；非甾体抗炎药和COX-2抑制药：无症状性的心力衰竭患者谨慎使用，患有症状性心力衰竭的患者避免使用；噻唑烷二酮（吡格列酮、罗格列酮）；决奈达隆	非甾体抗炎药和COX-2抑制药，非二氢吡啶类钙通道阻滞药，噻唑烷二酮类：可能促进体液潴留或加剧心力衰竭；西洛他唑和决奈达隆：可能提高老年心力衰竭患者的死亡率	避免或谨慎使用	西洛他唑：低；非二氢吡啶类钙通道阻滞药：中等；非甾体抗炎药和COX-2抑制药：低；噻唑烷二酮：高；决奈达隆：高	强
晕厥	抗胆碱能药物（AChEIs）；非选择性外周α1受体阻断药（即多沙唑嗪、哌唑嗪、特拉唑嗪）；第三代三环类抗抑郁药（TCAs）；抗精神病药物：氯丙嗪、硫利达嗪、奥氮平	AChEIs：由于心动过缓引起晕厥的老年患者应避免使用；非选择性外周α1受体阻断药：引起直立性低血压变化，由于直立性晕厥的老年患者应避免使用；第三代TCAs和抗精神病药：增加直立性低血压或心动过缓的风险	避免使用	高	AChEIs、第三代TCAs：强非选择性外周α1受体阻断药、抗精神病药：弱
中枢神经系统					
谵妄	抗胆碱能药；抗精神病药；苯二氮䓬类药物；皮质类固醇（口服和肠外）；H₂受体拮抗药：西咪替丁、法莫替丁、尼扎替丁、雷尼替丁；苯二氮䓬受体激动剂催眠药：右佐匹克隆、扎来普隆、唑吡坦	可能诱发或恶化谵妄，患有或高风险谵妄的老年人避免使用；避免使用抗精神病药治疗谵妄来或谵妄的行为问题（如行为干预）失败，除非对自己或他人制造严重伤害，并且非药物选择者脑卒中和死亡风险相关	避免使用	H₂受体拮抗药：低；其他：中等	强

续表

疾病或综合征	药物	原因	建议	证据强度	建议强度
阿尔茨海默病或认知障碍	抗胆碱能药；苯二氮䓬类；苯二氮䓬受体激动剂催眠药：右佐匹克隆、扎来普隆、唑吡坦；抗精神病药（长期服用）	产生中枢神经系统不良反应；避免使用抗精神病药治疗痴呆病未经安全的行为问题（如非药物干预）失败，并且患者威胁要对自己或他人制造严重伤害；抗精神病药与痴呆患者的脑卒中和死亡风险相关	避免使用	中等	强
跌倒或骨折史	抗癫痫药；抗精神病药；苯二氮䓬类药物；苯二氮䓬受体激动剂催眠药：右佐匹克隆、扎来普隆、唑吡坦；抗抑郁药：TCAs、SSRIs类药物、SNRIs类药物，阿片类药物	可能引起共济失调，精神运动功能受损，晕厥，跌倒。若非苯二氮䓬类药物不比长效苯二氮䓬类药物安全，考虑减少使用须使用其中一种药物和骨折增加跌倒的中枢神经系统药物和实施其他药物的策略。没有强有力的证据表明某些抗抑郁药比其他抗抑郁药具有更低的跌倒风险	除非没有更安全的替代品，否则应避免使用；除非严重急性疼痛（例如，近期骨折或关节置换）的情况，否则避免使用阿片类药物	阿片类药物：中等；其他：高	强
帕金森病	止吐药（甲氧氯普胺、丙氯拉嗪、异丙嗪）；所有抗精神病药（除喹硫平、氯氮平、匹莫范色林）	多巴胺受体拮抗剂可能使帕金森病症状恶化：匹莫范色林和氯氮平导致帕金森恶化的可能性低。喹硫平仅在低质量临床试验中进行了研究，其疗效在五项试验中与安慰剂相当，在另外两项试验中与氯氮平疗效相当）	避免使用	中等	强

续表

疾病或综合征	药物	原因	建议	证据强度	建议强度
胃肠道系统					
胃或十二指肠溃疡的病史	阿司匹林（>325mg·d⁻¹）；非COX-2选择性NSAIDs	可能会加剧溃疡或引起新的溃疡	避免使用，除非其他药物无效，可同时服用胃保护制剂（质子泵抑制剂或米索前列醇）	中等	强
肾脏或泌尿道					
慢性肾病 IV 级及以上（Ccr<30mL·min⁻¹）	非甾体抗炎药、非COX-2选择性、COX-2选择性、口服和肠道非乙酰化水杨酸盐）	增加急性肾损伤和肾功能进一步衰退的风险	避免使用	中等	强
女性尿失禁（所有类型）	口服和透皮雌激素（不包括阴道内雌激素）；外周α1受体阻断药：多沙唑嗪、哌唑嗪、特拉唑嗪	缺乏疗效（口服雌激素）、尿失禁加重（α1受体阻断药）	女性避免使用	雌激素：高；外周α1受体阻断药：中等	强
下尿路症状，良性前列腺增生	强抗胆碱能药物：除用于尿失禁的抗毒蕈碱药物	可能会减少尿流量并引起尿潴留	男性避免使用	中等	强

表5-3-4 2019年AGS Beers标准列出的老年患者慎用的PIM

药物	原因	建议	证据强度	建议强度
阿司匹林用于心血管疾病和结直肠癌预防一级预防	阿司匹林大出血的风险在老年人中显著增加。阿司匹林用于心血管疾病一级预防的利弊尚无定论。阿司匹林通常适用于已患有心血管疾病的老年人的二级预防	≥70岁患者慎用	中等	强
达比加群酯 利伐沙班	当用于长期治疗≥75岁患者静脉血栓栓塞(VTE)或房颤时,其消化道出血风险比华法林高,发病率比其他直接口服抗凝剂高	治疗≥75岁患者VTE或房颤时慎用	中等	强
普拉格雷	老年人出血风险增加。药物对于高风险老年患者(如有既往心肌梗死或糖尿病史)经皮冠状动脉介入治疗急性冠状综合征时利弊相抵	≥75岁患者慎用	中等	强
抗精神病药 卡马西平 利尿药 米氮平 奥卡西平 SNRIs类药物 SSRIs类药物 三环类抗抑郁药 曲马多	可能加剧或导致SIADH和低钠血症。在开始用药或改变老年患者的剂量时需密切监测患者钠水平	慎用	中等	强
右美沙芬/奎尼丁	对痴呆采症行为症状患者疗效甚微,临床显著药物相互作用的风险。可能会增加跌倒,不适用于治疗假性延髓情绪性假性延髓综合征	慎用	中等	强
复方磺胺甲噁唑(TMP-SMX)	当肌酐清除率降低与血管紧张素转换酶抑制剂(ACEI)或血管紧张素II受体阻滞剂(ARB)同时使用时,高钾血症的风险增加	Ccr低的服用ACEI,ARB患者慎用	低	强

表5-3-5 2019年AGS Beers标准列出的应在老年患者中避免的药物-药物相互作用

药物、类别	相互作用药物、类别	风险原因	建议	证据强度	建议强度
肾素-血管紧张素系统（RAS）抑制药（ACEI、ARB、阿利吉仑）和保钾利尿药（阿米洛利、氨苯蝶啶）	另一种RAS抑制药（ACEI、ARB、阿利吉仑）	高钾血症风险增加	慢性肾病3a级及以上的患者应避免常规使用	中等	强
阿片类药物	苯二氮䓬类	增加用药过量的风险	避免使用	中等	强
阿片类药物	加巴喷丁、普瑞巴林	增加过度镇静相关的不良事件的风险，包括呼吸抑制和死亡	避免使用。例外情况：阿片类药物转变为加巴喷丁或普瑞巴林治疗，或使用加巴喷丁类药物减少阿片类药物剂量时可使用，但在任何情况下都应谨慎使用	中等	强
抗胆碱能药	抗胆碱能药	认知能力下降的风险增加	避免使用。减少抗胆碱能药物的数量	中等	强
抗抑郁药（TCAs、SSRIs和SNRIs）、抗精神病药、抗癫痫药、苯二氮䓬类药物、苯二氮䓬受体激动剂催眠药、阿片类药物	任意3种或3种以上CNS药物组合	摔倒（所有列出药物）和骨折（苯二氮䓬受体激动剂安眠药）的风险增加	避免3种或更多种CNS药物合用；尽量减少CNS药物的数量	苯二氮䓬受体激动剂催眠药或阿片类药物组合：高。所有其他药物组合：中等	强
皮质类固醇，口服或肠外	NSAID	增加消化性溃疡或消化道出血的风险	避免使用。如果必须使用，需服用胃肠道保护剂	中等	强
锂	ACEI	锂中毒风险增加	避免使用。监测锂浓度	中等	强

续表

药物、类别	相互作用药物、类别	风险原因	建议	证据强度	建议强度
锂	噻嗪利尿药	锂中毒风险增加	避免使用。监测锂浓度	中等	强
外周α1受体阻断药	噻嗪利尿药	老年妇女尿失禁风险增加	避免老年妇女使用，除非条件允许	中等	强
苯妥英钠	复方磺胺甲㗁唑	苯妥英钠中毒风险增加	避免使用	中等	强
茶碱	西咪替丁	茶碱毒性风险增加	避免使用	中等	强
茶碱	环丙沙星	茶碱毒性风险增加	避免使用	中等	强
华法林	胺碘酮	出血风险增加	尽可能避免使用，若同时使用，需密切监控国际标准化比值（INR）	中等	强
华法林	环丙沙星	出血风险增加	尽可能避免使用，若同时使用，需密切监控INR	中等	强
华法林	大环内酯类（不含阿奇霉素）	出血风险增加	尽可能避免使用，若同时使用，需密切监控INR	中等	强
华法林	复方磺胺甲㗁唑	出血风险增加	尽可能避免使用，若同时使用，需密切监控INR	中等	强
华法林	NSAIDs	出血风险增加	尽可能避免使用，若同时使用，需密切监控INR	中等	强

表5-3-6　2019年AGS Beers标准列出的老年患者基于肾功能的PIM

药物类别及药物	Ccr阈值（mL·min⁻¹）	原因	建议	证据强度	建议强度
抗感染药					
环丙沙星	<30	CNS影响（例如，癫痫发作，混乱）和肌腱断裂的风险增加	Ccr<30mL·min⁻¹时，用于治疗常见感染通常需要减少剂量	中等	强
复方磺胺甲噁唑	<30	肾功能恶化和高钾血症风险增加	Ccr 15～29mL·min⁻¹时，减少剂量；Ccr<15mL·min⁻¹时，则避免使用	中等	强
心血管或止血药物					
阿米洛利	<30	增加钾和减少钠	避免使用	中等	强
阿哌沙班	<25	缺乏老年患者疗效和安全性的证据	避免使用	中等	强
达比加群	<30	缺乏有效性和安全性的证据	避免使用。当Ccr>30mL·min⁻¹时，若存在药物-药物相互作用，建议进行剂量调整	中等	强
多非利特	<60	QT间期延长和尖端扭转型室性心动过速	Ccr在20～59mL·min⁻¹时，应减少剂量；Ccr<20mL·min⁻¹时，避免使用	中等	强
依度沙班	15～50, <15或>95	缺乏在Ccr<30mL·min⁻¹患者中有效性和安全性的证据	Ccr在15～50mL·min⁻¹时，应减少剂量；Ccr<15或>95mL·min⁻¹时，则避免使用	中等	强
依诺肝素	<30	高危出血倾向	减少剂量	中等	强
磺达肝癸钠	<30	高危出血倾向	避免使用	中等	强
利伐沙班	<50	缺乏在Ccr<30mL·min⁻¹患者中有效性和安全性的证据	非瓣膜性心房颤动：Ccr在15～50mL·min⁻¹时，减少剂量；Ccr<15mL·min⁻¹时，避免静脉血栓栓塞治疗和髋关节或膝关节置换的VTE预防：Ccr<30mL·min⁻¹时，避免使用	中等	强

续表

药物类别及药物	Ccr阈值 （mL·min⁻¹）	原因	建议	证据 强度	建议 强度
螺内酯	<30	增加钾	避免使用	中等	强
氨苯蝶啶	<30	增加钾，减少钠	避免使用	中等	强
中枢神经系统药和镇痛药					
度洛西汀	<30	胃肠道不良反应增加（恶心，腹泻）	避免使用	中等	强
加巴喷丁	<60	CNS不良反应	减少剂量	中等	强
左乙拉西坦	≤80	CNS不良反应	减少剂量	中等	强
普瑞巴林	<60	CNS不良反应	减少剂量	中等	强
曲马多	<30	CNS不良反应	速释制剂：减少剂量 缓释制剂：避免使用	低	弱
胃肠道					
西咪替丁	<50	精神状态变化	减少剂量	中等	强
法莫替丁	<50	精神状态变化	减少剂量	中等	强
尼扎替丁	<50	精神状态变化	减少剂量	中等	强
雷尼替丁	<50	精神状态变化	减少剂量	中等	强
高尿酸血症					
秋水仙碱	<30	胃肠、神经肌肉、骨髓毒性	减少剂量，不良反应监测	中等	强
丙磺舒	<30	无效	避免使用	中等	强

表5-3-7 具有强抗胆碱能特性的药物

药物类别	具体药物
抗心律失常药	丙吡胺
抗抑郁药	阿米替林、阿莫沙平、氯米帕明、地昔帕明、多塞平（＞6mg）、丙咪嗪、去甲替林、帕罗西汀、普罗替林、曲米帕明
止吐药	奋乃静、异丙嗪
抗组胺药（第一代）及抗胆碱药	溴苯那敏、卡比沙明、氯苯那敏、氯马斯汀、赛庚啶、右溴苯那敏、右氯苯那敏、茶苯海明、苯海拉明（口服）、抗敏安、羟嗪、美克洛嗪、克利-利眠宁、双环胺、后马托品（不包括眼用）、莨菪碱、甲基东莨菪碱、丙胺太林、异丙嗪、美吡拉敏、曲普利啶
抗毒蕈碱（尿失禁）	达非那新、弗斯特罗定、黄酮哌酯、奥昔布宁、索利那新、托特罗定、曲司氯胺
抗帕金森病药	苯甲托品、苯海索
抗精神病药	氯丙嗪、氯氮平、洛沙平、奥氮平、奋乃静、硫利达嗪、三氟拉嗪
解痉药	阿托品（不包括眼用）、颠茄生物碱、莨菪碱（不包括眼用）
骨骼肌松弛药	环苯扎林、邻甲苯海明

二、STOPP/START标准

STOPP/START标准由2008年爱尔兰科克大学组织老年医学、临床药理学、临床药学、老年精神病学及社区医疗等专业的18名专家通过德尔菲法达成共识而制定，用于评估老年人PIM，在欧洲应用广泛。该标准由STOPP和START两部分组成，STOPP部分按生理系统分10大类65条PIM标准（表5-3-8）；START部分列出22条可能被忽略的需考虑应用的药物治疗（表5-3-9）。

表5-3-8 老年人潜在不适当处方筛查工具（STOPP用药审核提示表）

对于年龄≥65岁的老年人，以下药物处方是潜在不适当处方：
心血管系统
1.肾功能损害者长期应用日剂量＞125μg的地高辛（增加毒性）
2.使用袢利尿药治疗无心衰临床表现的依赖性踝部水肿（无有效性证据，使用弹力袜通常更有效）
3.单一使用袢利尿药作为高血压的一线治疗方案（有更加安全有效的供选方案）
4.有痛风史的患者使用噻嗪类利尿药（可能加重痛风）
5.COPD患者使用非心脏选择性的β受体阻断药（增加支气管痉挛的风险）
6.β受体阻断药与维拉帕米合用（存在心脏阻滞的风险）
7.NYHA分级Ⅲ级或Ⅳ级心衰者使用地尔硫草或维拉帕米治疗（加重心衰）
8.慢性便秘者使用钙通道阻滞药（加重便秘）

续表

9.联合使用阿司匹林和华法林，却未同时使用H_2受体阻断药或质子泵抑制药（西咪替丁除外，因与华法林之间存在相互作用；消化道出血风险高）

10.双嘧达莫作为单一疗法用于心血管疾病二级预防（没有有效性证据）

11.有消化道溃疡史者使用阿司匹林，却未同时使用H_2受体阻断药或质子泵抑制药（存在出血风险）

12.使用阿司匹林的日剂量超过150mg（增加出血风险且无有效性增加的证据）

13.没有冠状动脉、脑血管、周围血管病或动脉闭塞事件者使用阿司匹林（没有指征）

14.未明确诊断为脑血管疾病的头晕患者使用阿司匹林（没有指征）

15.首次单纯深静脉血栓使用华法林治疗持续6个月以上（获益情况未被证明）

16.首次单纯肺栓塞使用华法林治疗持续12个月以上（获益情况未被证明）

17.伴有出血性疾病者使用阿司匹林、氯吡格雷、双嘧达莫、华法林（出血高风险）

中枢神经系统和精神药物

1.痴呆患者使用三环类抗抑郁药（存在加重认知损伤的风险）

2.青光眼者使用三环类抗抑郁药（可能加重或恶化青光眼）

3.心脏传导异常者使用三环类抗抑郁药（有致心律失常作用）

4.便秘者使用三环类抗抑郁药（可能加重便秘）

5.三环类抗抑郁药和阿片类药物或钙通道阻滞药联用（有出现严重便秘的风险）

6.有前列腺疾病或尿潴留病史者使用三环类抗抑郁药（存在尿潴留的风险）

7.长期（＞1个月）使用诸如氯氮䓬、氟西泮、硝西泮、氯胺丁酯等长效苯二氮䓬类药物或地西泮这类具有长效代谢产物的苯二氮䓬类药物（存在延长镇静作用、意识错乱、损伤平衡或摔倒的风险）

8.长期（＞1个月）使用抗精神病药物作为安眠药（存在精神错乱、低血压、锥体外系不良反应、摔倒的风险）

9.帕金森病患者长期（＞1个月）使用抗精神病药物（可能加重锥体外系反应）

10.癫痫患者使用吩噻嗪类药物（可能降低癫痫发作阈值）

11.使用抗胆碱药治疗抗精神病药引起的锥体外系不良反应（存在抗胆碱药中毒的风险）

12.选择性5-羟色胺再摄取抑制药用于有显著临床意义的低钠血症（在之前2个月内出现血钠＜130mmol·L^{-1}的非医源性的低钠血症）

13.长期（＞1周）使用诸如苯海拉明、氯苯那敏、苯甲嗪、异丙嗪等第一代抗组胺药（可能导致镇静或出现抗胆碱药不良反应）

胃肠道系统

1.使用地芬诺酯、洛哌丁胺、磷酸可待因治疗不明原因的腹泻（存在延缓诊断的风险，可能加重伴有腹泻的便秘、可能使炎性肠病发生中毒性巨结肠、可能延缓某些未确诊胃肠炎的痊愈）

续表

2.使用地芬诺酯、洛哌丁胺、磷酸可待因治疗严重的感染性胃肠炎如血性腹泻、高热或严重的全身中毒（存在加重感染或延长感染病程的风险）

3.帕金森病患者使用普鲁氯嗪、甲氧氯普胺（存在加重帕金森病的风险）

4.使用最大治疗剂量的质子泵抑制药治疗消化性溃疡病超过8周（应减量或停药）

5.慢性便秘患者使用抗胆碱类解痉药（存在加重便秘的风险）

呼吸系统

1.单一使用茶碱作为COPD的治疗方案（有更加安全、有效的治疗方案可以选择。因茶碱的治疗指数低，可能产生有害效应）

2.使用全身作用的糖皮质激素而非吸入性糖皮质激素作为中重度COPD的维持治疗（这种长期暴露于全身性甾体类激素会产生副作用，且无获益）

3.青光眼患者使用异丙托溴铵气雾剂（可能加重青光眼）

肌肉骨骼系统

1.有消化性溃疡史或消化道出血史的患者使用非甾体抗炎药，除非同时使用H_2受体拮抗药、质子泵抑制药或米索前列醇（有消化道溃疡复发风险）

2.中重度高血压使用非甾体抗炎药（存在高血压加重的风险）

3.心衰患者使用非甾体抗炎药（存在心衰加重的风险）

4.长期（＞3个月）使用非甾体抗炎药治疗骨关节炎引起的轻微关节疼痛（选择单纯的镇痛药通常对缓解疼痛更有效，是更好的选择）

5.同时使用华法林与非甾体抗炎药（有消化道出血风险）

6.慢性肾功能衰竭[b]患者使用非甾体抗炎药（存在肾功能减退的风险）

7.长期（＞3个月）使用糖皮质激素类药物作为风湿性关节炎或骨关节炎的单药治疗（有引起糖皮质激素全身不良反应的风险）

8.非别嘌醇禁忌证的情况下，长期使用非甾体抗炎药或秋水仙碱治疗慢性痛风（别嘌醇是痛风预防性用药的首选）

泌尿生殖系统

1.痴呆患者使用抗毒蕈碱药物（有增加精神错乱、焦虑的风险）

2.慢性青光眼患者使用抗毒蕈碱药物（存在急剧加重青光眼的风险）

3.慢性便秘患者使用抗毒蕈碱药物（存在加重便秘的风险）

4.慢性前列腺疾病患者使用抗毒蕈碱药物（存在尿潴留的风险）

5.频繁尿失禁（日尿失禁发作次数≥1次）的男性患者使用α受体阻断药（有尿频或加重尿失禁的风险）

6.长期（＞2个月）放置尿管者使用α受体阻断药（无用药指征）

续表

内分泌系统

1.2型糖尿病患者使用格列苯脲或氯磺丙脲（存在持续性低血糖的风险）

2.频繁（≥1次/月）发生低血糖的糖尿病患者使用β受体阻断药（有掩盖低血糖症状的风险）

3.有乳腺癌或静脉血栓栓塞史者使用雌激素（增加复发风险）

4.子宫完整的患者在不补充孕激素的情况下使用雌激素（存在子宫内膜癌的风险）

可能引起跌倒的药物（在过去3个月有超过1次的跌倒记录）

1.苯二氮䓬类（镇静作用，引起感觉系统功能降低，损伤平衡力）

2.抗精神病药（可能引起步态失常、帕金森病）

3.第一代抗组胺药（镇静，可能损伤感觉中枢）

4.持续性直立性低血压（反复出现心脏收缩压下降＞20mmHg）使用已知的血管扩张药（存在昏厥、跌倒的风险）

5.反复发生跌倒的患者长期使用阿片类药物（存在嗜睡、直立性低血压、眩晕的风险）

镇痛药

1.长期使用强阿片类（如吗啡或芬太尼）药物作为轻中度疼痛的一线治疗（WHO镇痛阶梯治疗未推荐）

2.未同时服用轻泻药的情况下，慢性便秘患者规律使用阿片类药物治疗＞2周（存在加重便秘的风险）

3.非姑息治疗或中重度慢性疼痛的痴呆患者长期使用阿片类药物（有加重认知损伤的风险）

同类药物重复使用

任何定期重复的同类药物处方，如同时使用两种阿片类、非甾体抗炎药、选择性5-羟色胺再摄取抑制药、袢利尿药等（应在观察某类药物单药治疗最优方案的疗效之后再考虑其他类的药物），不包括长期医嘱可能需要的药物重复处方，比如同时吸入长效和短效的β受体激动剂治疗哮喘或COPD，使用阿片类药物控制爆发性疼痛等

注：[a] eGFR＜50mL·min^{-1}，[b] eGFR为20～50mL·min^{-1}。

表5-3-9　老年人处方遗漏筛查工具（START用药审核提示表）

对于年龄≥65岁的老年人，在下列情形之下应考虑予以相关药物治疗（存在禁忌证者除外）

心血管系统

1.慢性房颤者应接受华法林抗凝治疗

2.对华法林存在禁忌证的慢性房颤者应接受阿司匹林抗凝治疗

3.有冠状动脉粥样硬化、脑血管或周围血管疾病病史且窦性心律者应接受阿司匹林或氯吡格雷治疗

4.收缩压＞160mmHg者应接受抗高血压治疗

5.有冠状动脉、脑血管或周围血管病病史且日常生活活动能够独立行动、预期寿命＞5年者应接受他汀类治疗

6.慢性心力衰竭患者应接受ACEI类药物治疗

7.急性心肌梗死后应接受ACEI类药物治疗

8.稳定型心绞痛应接受β受体阻断药治疗

呼吸系统

1.轻中度哮喘或COPD患者应规律使用吸入的β受体激动剂或抗胆碱药

2.中重度哮喘或COPD患者（FEV1＜50%）应规律吸入糖皮质激素

3.Ⅰ型呼吸衰竭（PO_2＜8.0kPa，PCO_2＜6.5kPa）或Ⅱ型呼吸衰竭（PO_2＜8.0kPa，PCO_2＞6.5kPa）者应给予家庭持续氧气

中枢神经系统

1.原发性帕金森病并伴有明确的功能障碍和残疾者应接受左旋多巴治疗

2.持续至少3个月的中重度抑郁状态者应接受抗抑郁药治疗

胃肠道系统

1.严重的胃食管反流病或者需要进行扩张手术治疗的消化道狭窄者应接受质子泵抑制药治疗

2.有症状的慢性大肠憩室病者伴有便秘，应接受纤维素补充治疗

肌肉骨骼系统

1.活动性的中重度风湿病持续超过12周，应接受缓解病情的抗风湿药物治疗

2.对于使用口服糖皮质激素维持治疗的患者，同时给予双膦酸盐类

3.骨质疏松患者（有放射学证据、先前出现脆弱性骨折或后天性驼背）应接受钙和维生素D的补充治疗

内分泌系统

1.2型糖尿病无论有无代谢综合征均应接受二甲双胍治疗（无肾功能损伤[a]）

2.糖尿病肾病（有明显尿蛋白或尿微蛋白＞30mg/24h）患者无论血清生化指标是否提示肾损伤[a]都应接受ACEI或ARB治疗

3.糖尿病患者如果同时存在一个或多个主要心血管风险因素（高血压、高胆固醇血症、吸烟史）应接受抗血小板治疗

4.糖尿病患者如果同时存在一个或多个主要心血管风险因素应接受他汀类药物治疗

注：[a] eGFR＜50mL·min^{-1}。

三、中国老年人潜在不适当用药判断标准（2017年版）

2017年中国老年保健医学研究会牵头制定了《中国老年人潜在不适当用药判断标准》用于中国老年人PIM评估和干预。该标准包括两部分内容，第一部分《中国老年人潜在不适当用药判断标准》共纳入13大类72种/类的高/中/低风险药物（表5-3-10），第二部分《中国老年人疾病状态下潜在不适当用药判断标准》共纳入27种疾病状态下44种/类药物（表5-3-11），根据用药频度分为A/B级警示药物。A级和B级警示药物中，高风险药物主要集中在苯二氮䓬类药物、心血管药物、噻唑烷二酮类降糖药、精神药物、非甾体抗炎药和具有抗胆碱作用的药物。其中，苯二氮䓬类药物、精神药物及抗胆碱药的用药风险点主要是对有癫痫或癫痫发作、谵妄、认知功能受损、帕金森病、跌倒或骨折等病史的老年患者，其会降低癫痫发作阈值、诱发或加重谵妄、产生中枢神经系统不良影响、加重帕金森病症状或锥体外系症状、精神运动功能受损、共济失调及再发跌倒等，对有慢性阻塞性肺疾病者苯二氮䓬类药物有呼吸抑制的风险。非甾体抗炎药对有心力衰竭、肾功能不全的老年患者将有液体潴留、加重心力衰竭或导致肾衰竭的风险，而对有消化性溃疡的老年患者非甾体抗炎药又有加剧溃疡、导致新溃疡和诱发消化道出血的风险。

表5-3-10　中国老年人潜在不适当用药判断标准

编号	药物名称	用药风险点/使用建议	风险强度
A级警示药物（24种/类）			
神经系统用药			
1	劳拉西泮	（1）神经系统不良反应（镇静时间延长、健忘、共济失调、认知功能障碍、行为异常）；（2）跌倒；（3）低血压；（4）呼吸抑制	高
2	阿普唑仑	（1）老年人体内半衰期延长；（2）神经系统不良反应（镇静时间延长、嗜睡、健忘、共济失调、认知功能障碍、情绪激动、烦躁不安、幻觉、精神错乱、抑郁）；（3）跌倒和骨折；（4）低血压；（5）呼吸抑制	高
3	苯海索	（1）抗胆碱能不良反应（口干、视物模糊、心动过速、恶心、呕吐、尿潴留、便秘）；（2）长期应用可出现神经系统不良反应（嗜睡、抑郁、记忆力下降、幻觉、意识混乱）	高
4	双氢麦角碱	（1）疗效不确切；（2）用药风险大于获益；（3）血管收缩可引起心绞痛、高血压	低
5	艾司唑仑	（1）神经系统不良反应（镇静时间延长、嗜睡）；（2）跌倒	低

续表

编号	药物名称	用药风险点/使用建议	风险强度
6	尼麦角林	（1）疗效不确切；（2）用药风险大于获益；（3）直立性低血压；（4）跌倒	低
7	唑吡坦	（1）神经系统不良反应（认知功能障碍、激越、烦躁不安、幻觉、精神错乱、反应时间延长）；（2）跌倒和骨折	低
精神药物			
8	氟西汀	（1）神经系统不良反应（失眠、头晕、意识不清、烦乱、激越）；（2）低钠血症；（3）半衰期长	低
9	利培酮	（1）避免用于治疗痴呆患者行为异常，仅在非药物治疗失败或患者对自己及他人造成威胁时应用；（2）会增加痴呆患者的脑血管意外及死亡风险	低
10	奥氮平	（1）神经系统不良反应（镇静时间延长、认知功能障碍）；（2）锥体外系和抗胆碱能不良反应（帕金森病、肌张力减退）；（3）跌倒；（4）增加精神病患者的病死率	低
11	喹硫平	（1）避免用于痴呆患者行为异常的治疗，仅在非药物治疗失败或患者对自己或他人造成威胁时应用；（2）会增加痴呆患者的脑血管意外及死亡风险	低
解热、镇痛、抗炎与抗风湿药			
12	萘丁美酮	（1）避免长期使用，除非其他可选择药物疗效不佳，应同时服用胃黏膜保护剂；（2）消化道出血、溃疡（年龄＞75岁，口服或肠外给予糖皮质激素、抗凝药物及抗血小板药物）	高
13	双氯芬酸	（1）消化道出血、溃疡；（2）肝损伤；（3）肾损害；（4）高血压	低
14	布洛芬	（1）消化道出血、溃疡；（2）肝损伤；（3）肾损害；（4）高血压	低
心血管系统用药			
15	利血平（＞0.1mg/d，降压0号和复方利血平片等）	（1）神经系统不良反应（镇静、抑郁、嗜睡）；（2）直立性低血压；（3）胃肠功能紊乱	高
16	多沙唑嗪	（1）直立性低血压、脑血管和心血管疾病；（2）尿失禁/排尿障碍；（3）神经系统不良反应（眩晕、轻微头晕、嗜睡）	高
17	地高辛（＞0.125mg/d）	严重心律失常（QT间期延长和尖端扭转性心律失常）	低
18	胺碘酮	严重心律失常（QT间期延长和尖端扭转性心律失常）	低

续表

编号	药物名称	用药风险点/使用建议	风险强度
		抗过敏药	
19	氯苯那敏	（1）抗胆碱能不良反应（便秘、口干、尿潴留）；（2）神经系统不良反应（镇静时间延长、嗜睡、意识不清、谵妄）；（3）心电图变化（QT间期延长）；（4）老年人过敏反应首选非抗胆碱能抗组胺药	低
		内分泌系统用药	
20	胰岛素（sliding scale）	低血糖风险（谨慎增加剂量）	低
		血液系统用药	
21	华法林	（1）个体差异大，蛋白结合率高，服用过量易致大出血；（2）老年人服用药物多且生理状态改变，药物间的相互作用及单药导致的不良反应风险增加；（3）常规监测凝血指标	低
22	氯吡格雷	（1）血液系统不良反应（血小板减少、中性粒细胞减少、胃肠道出血、紫癜、鼻出血、眼部出血、血尿、颅内出血）；（2）神经系统不良反应（头痛、头晕、意识混乱、幻觉）	低
		泌尿系统用药	
23	螺内酯（＞25mg/d）	（1）心力衰竭患者高血钾风险增加，尤其剂量＞25mg/d，合并使用非甾体抗炎药、血管紧张素转化酶抑制剂、血管紧张素受体拮抗剂或补钾制剂；（2）避免用于心力衰竭或内生肌酐清除率＜30mL/min的患者	低
		呼吸系统用药	
24	茶碱	（1）心脏不良反应（心房纤维化、心房扑动和心动过速等）；（2）神经系统不良反应（癫痫、失眠、易激惹）；（3）恶心及腹泻（剂量相关性）	低
		B级警示药物（48种/类）	
		神经系统用药	
25	氯氮䓬	（1）在老年人体内半衰期延长；（2）神经系统不良反应（镇静时间延长、嗜睡、健忘、共济失调、认知功能障碍、激越、烦躁不安、幻觉、精神错乱、抑郁）；（3）跌倒和骨折；（4）低血压；（5）呼吸抑制	高
26	硝西泮	（1）神经系统不良反应（镇静时间延长、认知功能障碍、嗜睡、健忘、共济失调、情绪激动、烦躁不安、幻觉、精神错乱、抑郁）；（2）跌倒和骨折；（3）低血压；（4）呼吸抑制	高

续表

编号	药物名称	用药风险点/使用建议	风险强度
27	巴比妥类（苯巴比妥除外）	（1）比大多数镇静催眠药更易产生依赖性、耐受性和撤药反应；（2）神经系统不良反应（意识不清）；（3）跌倒和骨折	高
28	苯巴比妥	（1）神经系统不良反应（镇静时间延长、逆转性兴奋作用、嗜睡、记忆减退、异常反应、激越）；（2）运动障碍、共济失调；（3）呼吸抑制	高
29	氯硝西泮	（1）神经系统不良反应（镇静时间延长、健忘、认知功能障碍、行为异常、谵妄、抑郁）；（2）呼吸抑制；（3）共济失调和跌倒	高
30	地西泮	（1）在老年人体内半衰期延长；（2）神经系统不良反应（镇静时间延长、嗜睡、健忘、共济失调、认知功能障碍、激越、烦躁不安、幻觉、精神错乱、抑郁）；（3）跌倒和骨折；（4）低血压；（5）呼吸抑制	高
31	苯妥英	（1）神经系统不良反应（谵妄、震颤、共济失调、眼震）；（2）贫血；（3）骨软化症；（4）跌倒	高
32	己酮可可碱	（1）疗效不确切；（2）用药风险大于获益；（3）直立性低血压和跌倒	低
精神药物			
33	阿米替林	（1）较强的抗胆碱能不良反应（便秘、口干、尿潴留、青光眼）；（2）神经系统不良反应（镇静时间延长、嗜睡、意识不清、认知功能障碍、谵妄）；（3）过量产生心脏毒性；（4）直立性低血压；（5）跌倒；（6）风险大于获益	高
34	氯丙嗪	（1）直立性低血压、心悸或心电图改变；（2）锥体外系不良反应（震颤、僵直、流涎、运动迟缓、静坐不能、急性肌张力障碍），长期大量服药可引起迟发性运动障碍；（3）次选药物	高
35	多塞平	（1）较强的抗胆碱能不良反应（便秘、口干、尿潴留、青光眼）；（2）神经系统不良反应（镇静时间延长、嗜睡、意识不清、认知功能障碍、谵妄）；（3）服用过量会产生心脏毒性；（4）直立性低血压；（5）跌倒；（6）风险大于获益	高
36	马普替林	（1）较强的抗胆碱能不良反应（便秘、口干、尿潴留、青光眼）；（2）神经系统不良反应（镇静时间延长、嗜睡、意识不清、认知功能障碍、谵妄）；（3）服用过量会产生心脏毒性；（4）直立性低血压；（5）跌倒；（6）风险大于获益	高
37	氯氮平	（1）神经系统不良反应（帕金森样症状、肌张力障碍、镇静）；（2）抗胆碱能不良反应；（3）粒细胞缺乏症；（4）心肌炎；（5）增加精神病患者的死亡风险	高

续表

编号	药物名称	用药风险点/使用建议	风险强度
38	奋乃静	（1）神经系统不良反应（迟发性运动障碍、帕金森样症状、肌张力障碍、静坐不能、认知功能障碍、镇静时间延长）；（2）抗胆碱能不良反应（尿潴留、便秘、视觉改变）；（3）直立性低血压；（4）跌倒；（5）增加精神病患者的死亡风险	低
39	氟奋乃静	（1）神经系统不良反应（迟发性运动障碍、帕金森样症状、肌张力障碍、静坐不能、认知功能障碍、镇静时间延长）；（2）抗胆碱能不良反应（尿潴留、便秘、视觉改变）；（3）直立性低血压；（4）跌倒；（5）增加精神病患者的死亡风险	低
40	氟哌啶醇	（1）神经系统不良反应（迟发性运动障碍、帕金森样症状、肌张力障碍、静坐不能、认知功能障碍、镇静时间延长）；（2）抗胆碱能不良反应（尿潴留、便秘、视觉改变）；（3）直立性低血压；（4）跌倒；（5）增加精神病患者的死亡风险	低
41	阿立哌唑	（1）避免用于痴呆患者行为异常的治疗，仅在非药物治疗失败或患者对自己或他人造成威胁时应用；（2）增加痴呆患者的脑血管意外及死亡风险	低
42	氟伏沙明	（1）恶心、呕吐；（2）困倦、头晕；（3）抗胆碱能不良反应（口干、便秘）	低
43	舒必利	（1）锥体外系不良反应；（2）迟发性运动障碍	低
解热、镇痛、抗炎与抗风湿药			
44	吲哚美辛	（1）神经系统不良反应多于其他非甾体抗炎药；（2）消化道出血、溃疡或穿孔；（3）肝损伤；（4）肾损伤	高
45	≥2种非甾体抗炎药合用	未见疗效提高，但发生不良反应的风险增加	高
46	保泰松	（1）消化道出血、溃疡或穿孔；（2）血液系统不良反应	高
47	吡罗昔康	（1）消化道出血、溃疡或穿孔；（2）肾损伤；（3）高血压	高
48	萘普生	（1）消化道出血、溃疡；（2）肾损伤；（3）高血压	高
49	酮洛芬	（1）消化道出血、溃疡或穿孔；（2）高血压；（3）肝损伤；（4）肾损伤	低
50	依托考昔	（1）消化道出血、溃疡或穿孔；（2）存在心血管方面的禁忌证	低
心血管系统用药			
51	可乐定	（1）直立性低血压；（2）心动过缓；（3）晕厥	高
52	普鲁卡因胺	（1）避免作为心房颤动的一线用药；（2）对于老年患者，控制心率比控制心律获益更多	高

续表

编号	药物名称	用药风险点/使用建议	风险强度
53	硝苯地平（常释剂型）	（1）心肌梗死或脑卒中的风险增加；（2）低血压；（3）便秘	低
抗感染药物			
54	加替沙星	（1）血糖异常（高血糖、低血糖）；（2）神经系统不良反应（头晕、痉挛、抽搐、晕厥、意识模糊、昏迷、癫痫、精神异常）；（3）心脏不良反应（心悸、心动过缓、QT间期延长）	低
55	氨基糖苷类抗生素	（1）肾损害；（2）耳毒性	低
56	万古霉素	（1）皮肤反应（Stevens-Johnson综合征、中毒性表皮坏死症、剥脱性皮炎）；（2）肝损伤；（3）肾损伤；（4）休克、过敏样症状	低
57	克林霉素	（1）过敏样反应（过敏性休克、高热、寒战、喉头水肿、呼吸困难）；（2）泌尿系统不良反应（血尿、急性肾损伤）	低
抗过敏药			
58	异丙嗪	（1）抗胆碱能不良反应（口干、视物模糊、胃肠道反应）；（2）神经系统不良反应（镇静、嗜睡、意识障碍）；（3）老年人出现过敏反应首选非抗胆碱能抗组胺药	低
59	苯海拉明	（1）抗胆碱能不良反应（口干、视物模糊、胃肠道反应）；（2）神经系统不良反应（镇静、头晕、意识障碍）；（3）心电图变化；（4）老年人出现过敏反应首选非抗胆碱能抗组胺药	低
内分泌系统用药			
60	生长激素	（1）体液潴留（水肿、关节痛、腕管综合征）；（2）男性乳房女性化；（3）空腹血糖受损	高
61	格列本脲	长效药物，可引起低血糖	低
62	甲地孕酮	（1）增加血栓风险；（2）增加老年患者死亡风险	低
血液系统用药			
63	噻氯匹定	（1）防治血栓作用并不优于阿司匹林；（2）血液系统不良反应（中性粒细胞减少或粒细胞缺乏、血栓性血小板减少性紫癜、再生障碍性贫血、出血倾向）	高
消化系统用药			
64	莨菪碱类	（1）疗效不确切；（2）抗胆碱能作用强；（3）避免使用（特别是长期使用）	高
65	颠茄生物碱	（1）疗效不确切；（2）抗胆碱能作用强；（3）避免使用（特别是长期使用）	高

续表

编号	药物名称	用药风险点/使用建议	风险强度
66	西咪替丁	（1）神经系统不良反应（意识障碍、谵妄）；（2）比其他H_2受体阻滞剂更多的相互作用	低
麻醉药与麻醉辅助用药			
67	哌替啶	（1）神经系统不良反应（意识不清、谵妄、癫痫发作、镇静）；（2）呼吸抑制；（3）跌倒	高
68	吗啡、吗啡缓释片	（1）使用过量易出现呼吸抑制；（2）一旦发生呼吸抑制则持续时间长	低
69	曲马多	（1）神经系统不良反应（癫痫发作、谵妄、眩晕）；（2）呕吐；（3）便秘	低
骨骼肌松弛药			
70	巴氯芬	（1）跌倒；（2）神经系统不良反应（健忘、意识障碍、嗜睡、谵妄、头痛、镇静）	低
71	氯唑沙宗	（1）难以耐受的抗胆碱能不良反应；（2）可耐受剂量的疗效不确切；（3）镇静；（4）骨折	低
泌尿系统用药			
72	托特罗定	（1）抗胆碱能不良反应（便秘、口干、加重青光眼）；（2）神经系统不良反应（谵妄、认知功能障碍）	低

表5-3-11   中国老年人疾病状态下潜在不适当用药判断标准

编号	疾病状态	潜在不适当药物	用药风险点	使用建议
A级判断标准（25种疾病状态下35种／类药物）				
神经系统				
1	癫痫或癫痫发作	抗精神病药	降低癫痫发作阈值	谨慎使用
2	谵妄	苯二氮䓬类、氯丙嗪、三环类抗抑郁药、糖皮质激素、抗胆碱药	诱发或加重谵妄	避免用于有谵妄高风险者，停药需缓慢
3	痴呆或认知功能受损	苯二氮䓬类	对中枢神经系统有不良影响	避免使用
4	失眠	去氧肾上腺素、匹莫林	造成中枢神经系统兴奋作用	避免使用
5	帕金森病	抗精神病药、甲氧氯普胺、异丙嗪、氟哌啶醇	加重帕金森病症状；引发锥体外系症状	避免使用谨慎使用
6	认知功能受损	抗胆碱药	引发中枢神经系统不良反应，增加痴呆患者的脑卒中及死亡风险	避免使用

续表

编号	疾病状态	潜在不适当药物	用药风险点	使用建议
心血管系统				
7	心力衰竭	非甾体抗炎药、地尔硫革、维拉帕米、吡格列酮、罗格列酮、西洛他唑	引发液体潴留，加重心力衰竭	避免使用
8	晕厥	氯丙嗪、奥氮平、多沙唑嗪、特拉唑嗪、胆碱酯酶抑制药	增加直立性低血压或心动过缓的风险	避免使用
9	直立性低血压	氯丙嗪	增加直立性低血压和摔倒的风险	换用强效抗精神病药如氟哌啶醇，并连续监测血压
10	高血压	非甾体抗炎药	水钠潴留，导致高血压	换用对乙酰氨基酚或阿司匹林，密切监测血压
11	凝血障碍或接受抗凝治疗	噻氯匹定、氯吡格雷、非甾体抗炎药	延长凝血时间或抑制血小板聚集，增加潜在出血风险	谨慎使用。应采用非药物治疗，换用对乙酰氨基酚，与胃黏膜保护剂联合使用
泌尿系统				
12	肾功能不全	非甾体抗炎药	水钠潴留，加重或导致肾衰竭	避免使用
13	慢性肾病Ⅳ/Ⅴ期	氨苯蝶啶	增加肾损伤风险	避免使用
14	尿失禁	雌激素（除外阴道用药）、多沙唑嗪、哌唑嗪、特拉唑嗪	加重尿失禁	避免用于女性
15	下尿路症状、前列腺增生	抗胆碱药	尿流变细，尿潴留	避免用于男性
消化系统				
16	消化性溃疡	非甾体抗炎药	加剧原发溃疡，导致新溃疡	避免长期使用，仅在其他药物疗效不佳且同时服用胃黏膜保护剂时才可使用
		糖皮质激素	加重消化性溃疡	谨慎使用

续表

编号	疾病状态	潜在不适当药物	用药风险点	使用建议
17	慢性便秘	抗精神病药、三环类抗抑郁药、溴丙胺太林、托特罗定、抗胆碱药	加重便秘	避免使用，除非无其他选择
		氯苯那敏、氯马斯汀、苯海拉明	加重便秘	短期使用
呼吸系统				
18	慢性阻塞性肺疾病（史）	苯二氮䓬类	呼吸抑制	谨慎使用
19	睡眠呼吸暂停综合征	苯二氮䓬类	呼吸抑制	谨慎使用
内分泌系统				
20	骨质疏松	糖皮质激素	加速骨流失	谨慎使用
21	糖尿病	糖皮质激素（长期使用）	加重糖尿病	采用吸入糖皮质激素，密切监测血糖
其他				
22	跌倒或骨折史	苯二氮䓬类、扎来普隆	精神运动功能受损、跌倒	避免使用，除非其他可选药物不可用
		抗精神病药、三环类抗抑郁药	共济失调、精神运动功能受损、晕厥及跌倒	避免使用抗精神病药；谨慎使用三环类抗抑郁药
23	青光眼	三环类抗抑郁药	加重青光眼	换用选择性5-羟色胺再摄取抑制剂
		抗胆碱药	加重青光眼	谨慎使用
24	疼痛	哌替啶（长期使用）	跌倒、骨折，药物依赖	采用非药物治疗，若必须行药物治疗，则用对乙酰氨基酚或可待因、吗啡
25	痛风	噻嗪类利尿药	加重或导致痛风	换用其他降压药
B级判断标准（9种疾病状态下9种／类药物）				
神经系统				
1	癫痫或癫痫发作	硫利达嗪、安非他酮、马普替林	降低癫痫发作阈值	避免使用

续表

编号	疾病状态	潜在不适当药物	用药风险点	使用建议
2	谵妄	硫利达嗪	诱发或加重谵妄	避免用于有谵妄高风险者，停药须缓慢
4	失眠	三唑仑	认知障碍和行为异常	采用非药物治疗，若必须行药物治疗，选用半衰期短的苯二氮䓬类药物
8	晕厥	硫利达嗪	直立性低血压或心动过缓	谨慎使用
26	预防脑卒中	双嘧达莫	无效	换用阿司匹林或噻氯匹定
27	抑郁	利血平	加重抑郁	谨慎使用
心血管系统				
10	高血压	利血平	高剂量可能导致抑郁症和锥体外系反应	换用其他降压药
消化系统				
17	慢性便秘	赛庚啶	加重便秘	短期使用
		奥昔布宁（口服）	加重便秘	避免使用，除非无其他选择
其他				
22	跌倒或骨折史	右佐匹克隆	共济失调、损伤精神运动功能、晕厥及跌倒	避免使用，除非无其他的安全替代药物

注：相同疾病状态使用同一个编号。

四、处方精简

处方精简是指减少可能导致患者损伤或不再获益的药物剂量或停药的管理过程，其目标是减少由不适当用药而带来的损伤，同时改善或提高患者生活质量。处方精简干预在国内是一项新兴的药学服务。国际上较为认可的处方精简包括五个步骤（图5-3-1）：第一步是完整地回顾和整理患者的基本病史和用药史；第二步是确定没有证据支持某些药物对患者有益，或找到某些对患者有潜在危害的药物；第三步是综合评估处方中每种药物被精简的可行性以及被精简的优先顺序；第四步是制定逐步减少的用药和监测方案；第五步是实施用药监测和患者支持，其中患者支持包括情感支持、生活方式教育、对可能出现问题的建议以及转介患者到其他机构等措施。闫雪莲等认为避免多重用药并不是一定要将药物种数减少到五种以下，而是在保证疗效的前提下尽量精简药物，降低重复用药、不适当用药带来的风险。

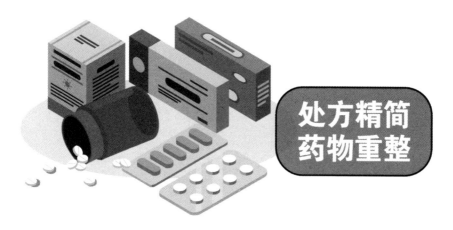

由家庭医生、药师、营养师、护理人员、患者及其家属组成的老年患者多重用药管理小团队可以更好地践行"以患者为中心"的医学理念。以家庭医生为主导的全科团队应加强团队协作能力，充分应用专业知识，并调动团队内其他人员如药师等加入处方精简的工作，提高老年患者的用药安全。已有研究表明，药师可通过药学干预为老年人提供药学服务，减少药物相关问题。中文版用药生活问卷（表5-3-12）利用39个条目从用药态度、实践困难、医患关系、用药效果、干扰日常生活、副作用、用药行为以及经济负担8个方面了解患者的用药负担，适合测评中国文化背景下的社区老年多重用药患者，尤其是慢病共存患者的用药负担，可帮助医务人员评估患者药物治疗期间的用药负担水平，为进一步发现用药风险关键点以及实施干预性指导、制定合理的药物治疗方案提供客观而简单的评估工具。

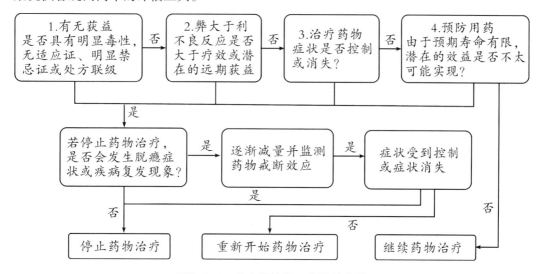

图5-3-1　处方精简的五步法/流程图

表5-3-12 中文版用药生活问卷

1. 我觉得从医生那里获取处方很困难
2. 我很适应自己的用药时间和频率
3. 我为药费感到担心
4. 我担心自己必须同时使用多种药物
5. 在选择药物方面，我相信医生的判断力
6. 我希望可以自主选择使用药物的厂家
7. 我想了解更多关于自己用药的信息
8. 我担心自己可能会忘记服药
9. 我可以改变自己用药的剂量
10. 我担心使用药物可能会造成长期损害
11. 我可以选择是否使用药物
12. 我的医生能倾听我对用药的看法
13. 我使用的药物能防止我的病情恶化
14. 我担心自己太依赖药物了
15. 我有时必须在购买生活必需品和药物之间做出选择
16. 我担心使用的药物之间可能会相互影响
17. 用药影响了我的正常社交或休闲活动
18. 医生很重视我对药物副作用的担忧
19. 有时，药物副作用对我的影响比疾病对我的影响更大
20. 药物的副作用影响了我的日常生活（如工作、家务、睡眠）
21. 我所使用的药物影响了我的性生活
22. 我能从医生那里得到足够多的关于自己用药的信息
23. 我所使用的药物疗效达到了自己的期望
24. 我可以改变用药的次数
25. 用药影响了我的出行（步行、骑车、驾驶等）
26. 我能轻松地遵循日常用药安排
27. 我在使用药物上有困难（如从包装中取出药物，牢记药物使用的注意事项等）
28. 我所使用药物的副作用让我烦恼
29. 我担心自己使用的药物会与饮食习惯（其他食物、酒精、饮料等）相互作用
30. 我所使用的药物能让我按照自己的意愿生活
31. 我必须购买超出自己支付能力的药物
32. 为我提供照护的医务人员对我和我的药物有足够了解
33. 我使用的药物影响了我与家人、朋友、邻居的关系
34. 用药干扰了我的日常生活（如工作、家务、爱好）
35. 我不得不在用药上花费更多的心思和计划

续表

| 36. 药物的副作用对我的健康产生了不利的影响 |
| 37. 我所使用的药物正在起效果 |
| 38. 即使药物有副作用也是值得的，因为我从药物中获得了益处 |
| 39. 使用药物成了我生活的主要部分 |

五、案例分析

【案例一】

病情简介：

患者80岁，女性，因咳嗽、失眠、下肢水肿2周来院就诊。

既往史：患高血压20余年，血压波动在135～170/70～90mmHg，血压160～170mmHg时感觉头晕；诊断抑郁症5年；2个月前诊断为冠状动脉粥样硬化性心脏病；有缺血性脑卒中、认知功能障碍、下肢动脉闭塞（脉管炎）史；否认药物过敏史。

查体：血压150/75mmHg，心率62次/min，双下肢水肿。

辅助检查：（1）冠状动脉成像（computed tomography coronary angiography，CTCA）显示：①冠状动脉硬化改变；②左冠状动脉主干、前降支近中段、回旋支多发钙化斑块形成，管腔中重度狭窄；③右冠状动脉近段多发钙化斑块形成，局部管腔轻度狭窄。（2）血清生化：低密度脂蛋白胆固醇（low density lipoprotein cholesterol，LDL-C）1.9mmol/L；甘油三酯（triglyceride，TG）1.22mmol/L；肌酸激酶（CK）396U/L；同型半胱氨酸（homocysteine，HCY）19μmol/L。

在用药物：

1. 心血管系统用药。

阿司匹林肠溶片	100mg　qd
培哚普利吲达帕胺片	4mg/1.25mg　qd
苯磺酸氨氯地平片	5mg　qd
单硝酸异山梨酯片	20mg　bid
琥珀酸美托洛尔缓释片	47.5mg　bid
阿托伐他汀钙片	20mg　qn

2. 神经系统用药。

| 盐酸多奈哌齐片 | 5mg　qd |

氢溴酸西酞普兰片	早上20mg，晚上10mg
尼麦角林片	20mg　tid
甲钴胺片	0.5mg　tid

3. 中成药。

养血清脑颗粒	1袋　tid
振源胶囊	1粒　tid

4. 其他。

叶酸	5mg　qd

问题思考：

1.失眠是否与所用药物相关？

2.患者有多种慢性基础疾病，现同时服用13种药物，目前症状是否为药物引起的不良反应？如何优化长期药物治疗方案？

用药情况分析及药物治疗方案的优化：

1. 失眠是抑郁症的常见症状，患者近期失眠可能与以下因素有关。

（1）患者近期夜间咳嗽可能影响其睡眠质量，追问患者得知出现咳嗽是从降压药物调整为培哚普利吲达帕胺片后开始，无明显咳痰，考虑不排除是使用血管紧张素转化酶抑制剂（angiotensin converting enzyme inhibitor，ACEI）药物培哚普利导致的药物不良反应。建议停用培哚普利吲达帕胺片，改用替米沙坦（80mg qd）降压治疗。

（2）西酞普兰为选择性5-羟色胺再摄取抑制剂（selective serotonin reuptake inhibitors，SSRI），用于抑郁症的治疗，用药后常引起失眠，考虑其可能导致患者入睡困难和睡眠时间缩短，建议早上服用。由于老年患者代谢减慢，药物半衰期延长，2012年3月美国食品药品监督管理局警示：对于60岁及以上的患者，西酞普兰的最大推荐剂量为20mg/d。建议该患者西酞普兰用法用量调整为20mg qd（晨服）。

（3）振源胶囊含有人参皂苷，具有兴奋中枢神经的作用，可停用。

（4）尼麦角林也可导致睡眠障碍，建议停用。

（5）他汀类药物也可导致睡眠障碍，其中阿托伐他汀、辛伐他汀和洛伐他汀等脂溶性强，能够进入大脑，引起中枢神经兴奋，从而出现失眠、头痛等症状。他汀类药物通过抑制胆固醇合成限速酶羟甲戊二酰辅酶A还原酶发挥作用，而肝脏主要在午夜至凌晨2点间合成胆固醇，如选用半衰期小于4小时的他汀类药物，最好在晚间服药；而阿托伐他汀、瑞舒伐他汀属于长效他汀类，一天内任意时间服用均可，对于出现睡眠障碍的患者应在早上服药，建议患者改为早上服用阿托伐他汀钙片。

通过以上药物治疗方案的调整，在后续随访中，患者已无干咳症状，睡眠情况有所改善。

2. 老年患者慢性疾病多重用药问题及药物治疗方案的优化。

（1）肌酸激酶升高。患者 CK 396U/L，不排除与服用他汀类药物可能有关。对于使用他汀类药物的患者，首先要排除 CK 升高是否与甲状腺功能减退或剧烈运动中的肌肉损伤有关，该患者不存在以上情况，目前无肌痛、肌无力等症状，考虑他汀类药物在冠心病二级预防中的重要地位，暂不建议停用他汀类药物。可改用同类药物中肌肉症状发病率最低的氟伐他汀钠缓释片 80mg qd，2 周后再次监测 CK 水平。

（2）下肢水肿。氨氯地平为钙通道阻滞剂（calcium channel blocker，CCB），CCB 类最常见的不良反应为轻至中度外周性水肿，水肿发病率可达 22%，最常发生于双侧脚踝部位，一般停药后水肿可逐渐消退。若必须服用此类降压药，可降低给药剂量，或改为外周水肿风险较小的选择性 CCB 类药物（如左旋氨氯地平）；对于心功能不全患者或复杂性高血压患者，可联用利尿剂，但应特别注意利尿剂带来的尿酸升高和血钾异常等不良反应风险。

【案例二】

病情简介：

患者68岁，男性，因面部潮红3年余来院就诊。

既往史：患高血压3年有余。先后使用过六种降压药物。曾服用硝苯地平控释片30mg qd，服药后半小时出现面部潮红、手臂紫斑症状，无头痛、瘙痒症状，服用1年后停药。后改用贝尼地平片4mg qd，用药后同样出现面部潮红。停用贝尼地平后改为服用培哚普利吲达帕胺4mg/1.25mg qd+比索洛尔2.5mg qd，患者出现干咳、喘息，呼吸困难。近期改用苯磺酸氨氯地平片5mg qd+卡托普利6.25mg qd，咳嗽稍有好转，但仍有面部潮红症状。有磺胺过敏史；曾服用阿司匹林，出现鼻黏膜出血。对海鲜过敏。

查体：血压191/92mmHg，诊室心率78次/min。

在用药物：苯磺酸氨氯地平片   5mg   qd

卡托普利   6.25mg   qd

问题思考：

1.患者先后出现面部潮红、手臂紫斑、干咳、喘息、呼吸困难等不适，是否为降压药物引起的不良反应？

2.高血压3级，血压控制不佳，如何调整降压药物？

伴随症状出现的原因分析：

1. 根据患者既往用药情况及其出现的症状，可发现患者服用硝苯地平控释片、贝尼地平片均出现面部潮红症状，发生的时间与用药有合理的先后关系，且两药都属于钙通道阻滞剂，CCB 类药物能减少钙离子经过慢钙通道进入细胞，具有松弛血管平滑肌的作用，可引起血管扩张，患者出现面部潮红，属于该类药物已知的不良反应，且面部潮红症状不能用患者合并用药、病情进展或其他因素的影响来解释。建议患者停用该类药物，更换为其他类型降压药。

2. 患者换用培哚普利吲达帕胺、比索洛尔降压，出现干咳、喘息、呼吸困难症状。在排除呼吸道疾病或精神、环境等因素引起的干咳症状后，考虑可能为血管紧张素转换酶抑制剂（angiotensin converting enzyme inhibitor, ACEI），此类药物会抑制缓激肽的降解，导致呼吸系统组织中缓激肽、P 物质和前列腺素水平增加，从而引发咳嗽。ACEI 类药物可导致干咳和血管性水肿，但不会引起喘息和呼吸困难，患者无哮喘、心功能不全病史，结合药物过敏史考虑，该症状可能与使用吲达帕胺有关。吲达帕胺为噻嗪类利尿剂，有中等强度的利尿和降压作用，此药物结构中含有磺胺基团，与磺胺类药物存在交叉过敏反应，患者出现的喘息和呼吸困难与药物过敏反应更为相符，停药后患者喘息和呼吸困难症状消失，很可能为该药品引起的药物不良反应。

降压药物治疗方案的调整：

停用氨氯地平、卡托普利。告知患者以后不应使用与磺胺类存在交叉过敏反应的药物，包括塞来昔布、利尿剂（氢氯噻嗪、托拉塞米、呋塞米、吲达帕胺）、磺脲类降糖药（即格列××）等。患者对 CCB 类（即××地平）过敏，ACEI 类（即××普利）易引起其干咳，也不建议使用上述药物。患者最高血压 191/92mmHg，无头晕、头痛症状，属于高血压 3 级，需立即干预。常用的六大类降压药物中，仅有三类可供选择，分别为 β 受体阻滞剂、血管紧张素 Ⅱ 受体拮抗剂（angiotensin Ⅱ receptor blocker, ARB）和其他类降压药（包括 α 受体阻滞剂、中枢性降压药）。为使患者血压快速平稳达标，可选用较为强效的 ARB 类药物替米沙坦 80mg qd，定时监测血压，根据血压情况及时调整降压方案。复诊时血压 165/80mmHg，平均心率 65 次/min，患者自行加用卡托普利 1 片，服用后血压下降，单用替米沙坦治疗患者血压并未达标。建议联合 α 受体阻滞剂，因患者每天晚上 7 点出现血压高峰，建议下午 5 点时服用特拉唑嗪 1mg，服用后 1 小时该药血浆浓度达到高峰，药物半衰期 12 小时，可覆盖晚上 7 点的血压高峰，避免再次使用 ACEI 类。α 受体阻滞剂易导致直立性低血压，老年患者应特别注意，起床时应缓慢坐起，随后在床边静坐几分钟，并做轻微的四肢活动后再站立，这有助于促进脉血向心脏回流，升高血压，避免直立性低血压发生。一周后患者平均血压 142/84mmHg，心率 67 次 /min，未再出现面部潮红等不适。

药物治疗需针对不同的机体状况，选择合适的药物种类、适宜的给药剂量和频次，避免药物间相互作用，减少药物不良反应的发生。同时要加强对患者的用药教育，提高患者的用药依从性，从而实现安全合理地用药。

（周甘平　林春燕　贺兰芝）

【参考文献】

［1］中国老年保健医学研究会老年内分泌与代谢病分会，中国毒理学会临床毒理专业委员会.老年人多重用药安全管理专家共识［J］.中国糖尿病杂志，2018，26（9）：705-717.

［2］斯伟青，刘锐，王春花.社区老年慢性疾病共病患者合理用药知信行状况及影响因素分析［J］.中国初级卫生保健，2022，36（7）：63-66.

［3］林果为，王吉耀，葛均波.实用内科学：第15版［M］.北京：人民卫生出版社，2017.

［4］刘葳，于德华，金花，等.社区老年多病共存患者多重用药情况评价研究［J］.中国全科医学，2020，23（13）：1592-1598.

［5］胡丽萍，但淑杰，盖红梅，等.上海某社区老年慢性疾病共病患者多重用药分析及对生命质量的影响［J］.药物流行病学杂志，2020，29（1）：30-34.

［6］ZHOU H F, SHEN J, JI F, et al. Evaluation of Potentially Inappro- priate Medication among Elderly Inpatients in Internal Medicine.Department of Our Hospital by Beers Criteria an STOPP/START Criteria［J］. China Pharmacy, 2016, 27（23）: 3212- 3214.

［7］中华医学会糖尿病学分会.中国2型糖尿病防治指南（2020年版）［J］.中华糖尿病杂志，2021，13（4）：315-409.

［8］王建业.老年医学［M］.北京：人民卫生出版社，2021：28.

［9］刘晓红，陈彪.老年医学：第3版［M］.北京：人民卫生出版社，2020：67.

［10］LAVAN A H, GALLAGHER P, PARSONS C, et al. STOPPFrail（Screening Tool of Older Persons Prescriptions in Frail adults with limited life expectancy）: consensus validation［J］. Age Ageing, 2017, 46（4）: 600-607.

［11］CONN V S, RUPPAR T M, ENRIQUEZ M, et al. Medication adherence interventions that target subjects with adherence problems: systematic review and meta-analysis［J］. Research in Social & Administrative Pharmacy, 2016, 12（2）: 218-246.

［12］国家药品不良反应监测中心.国家药品不良反应监测年度报告（2021年）.［R/OL］.（2022-03-30）［2022-09-30］https：//www.nmpa.gov.cn/xxgk/yjjsh/ypblfytb/20220329161925106.html.

［13］李莹，钱玉英，李耘，等.老年人多重用药及评价工具的研究进展［J］.中华老年多器官疾病杂志，2021，20（3）：229-232.

［14］SARAF A A, PETERSEN A W, SIMMONS S F, et al. Medications associated with geriatric syndromes and their prevalence in older hospitalized adults discharged to skilled nursing facilities [J]. J Hosp Med, 2016, 11 (10): 694-700.

[15] KIM J, PARISH A L. Polypharmacy and medication management in older adults [J]. Nurs Clin North Am, 2017, 52 (3): 457-468.

[16] Branch of Aging Health Services and Standardization, China Geriatric Health Medical Research Association. Expert consensus on comprehensive assessment and prevention and control of comorbidity among the elderly at home (maintenance) [J]. Chinese Journal of Geriatric Care, 2018, 16 (3): 28-31.

[17] Department of Health and Ageing, Australian Government. Quality use of medicines: statement of priorities and strategic action plan 2001—2003 [Z]. 2002.

[18] NAM Y S, HAN J S, JU Y K, et al. Prescription of potentially inappropriate medication in Korean older adults based on 2012 Beers Criteria: a cross-sectional population-based study [J]. BMC Geriatrics, 2016, 16 (1): 1-9.

[19] O'MAHONY D, O'SULLIVAN D, BYRNE S, et al. STOPP/START criteria for potentially inappropriate prescribing in older people: version 2 [J]. Age & Ageing, 2015, 44 (2): 213-218.

[20] KOULADJIAN L, GNJIDIC D, CHEN T F, et al. Drug Burden Index in older adults: theoretical and practical issues [J]. Clinical Interventions in Aging, 2014, 9 (9): 1503-1515.

[21] BASGER B J, CHEN T F, MOLES R J. Inappropriate medication use and prescribing indicators in elderly Australians: development of a prescribing indicators tool [J]. Drugs Aging, 2008, 25 (9): 777-793.

[22] 中国老年保健医学研究会老年合理用药分会, 中华医学会老年医学分会, 中国药学会老年药学专业委员会, 等. 中国老年人潜在不适当用药判断标准（2017年版）[J]. 药物不良反应杂志, 2018, 20 (1): 2-8.

[23] 曾英彤, 杨敏, 伍俊妍, 等. 药学服务新模式: 处方精简 [J]. 今日药学, 2017, 27 (6): 390-393.

[24] REEVE E, SHAKIB S, HENDRIX I, et al. Review of deprescribing processes and development of an evidence-based, patient-centred deprescribing process [J]. British Journal of Clinical Pharmacology, 2014, 78 (4): 738-747.

[25] 闫雪莲, 刘晓红. 优化老年人药物治疗策略 [J]. 中华全科医师杂志, 2018, 17 (5): 337-340.

[26] KIEL W J, PHILLIPS S W. Impact of pharmacist-conducted comprehensive medication reviews for older adult patients to reduce medication related problems [J]. Pharmacy, 2017, 6 (1): 1-9.

[27] 王永利, 张珍春, 林蓓蕾, 等. 用药生活问卷的汉化及其在社区老年多重用药患者中的信效度分析 [J]. 中国全科医学, 2020, 23 (15): 1864-1872.

[28] 刘丽宏. 解密朝阳之临床用药思维构建: 第1版 [M]. 北京: 科学技术文献出版社, 2018: 22-42.

第六章

社区老年康复、运动与老年社会问题

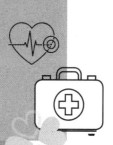

第一节　社区老年康复

康复（rehabilitation）是综合协调地应用医学、社会、教育和职业的措施，对残疾人、急慢性疾病损和老年病所致的功能障碍进行功能训练，使其功能达到尽可能高的水平，以减轻残疾的影响，让患者重返社会。康复不仅是指训练患者适应周围环境，也指调整患者的环境和社会条件以利于他们重返社会和家庭。

老年康复医学（geriatric rehabilitation medicine）是 2017 年公布的老年医学名词，其定义是研究将功能评定和康复治疗应用于老年人的学科，旨在针对老年人残疾和功能障碍进行康复，从而最大程度地恢复和发挥其潜在的能力和残存功能，即将各种康复手段（功能评定与康复治疗）用于老年病，解决老年本身及老年病残的躯体、心理和社会方面存在的问题。

评价老年人是否健康的最好测量指标是功能，身体功能的适应可能较病理因素更能预测老年人对健康照护的需求程度。失能在老年人中普遍存在，康复是老年人改善或保持功能的重要干预手段，在拟定有关康复服务的实施计划时，应有患者本人、患者家属以及他们所在社区的参与。

社区康复是以社区为基础的康复服务，具有覆盖面广、应用方便、花钱不多、效果明确等优点，尤其在促进老年病患者或残疾人融入社区生活、改善生活质量方面，社区康复有一定优势。

一、社区老年康复服务

（一）服务对象

社区老年康复服务的对象主要是患各种急、慢性疾病或损伤、老龄所导致的功能障碍或能力减退的老年病伤残者等。功能障碍是指人体的组织器官和心理活动本应具有的能力不能正常发挥，如脑卒中后的运动功能障碍和言语功能障碍、心肌梗死后的心功能障碍、慢性阻塞性肺疾病的呼吸功能障碍等。因此，老年康复的对象包括临床医学各科伤病后遗留暂时性和永久性残疾的所有患者，凡有明确的残疾或功能障碍、慢性疾病以及年迈体衰者，均适合进行康复治疗，可大致分为五大类别（表 6-1-1）。随着老年康复医学的发展，其服务对象会继续扩展，在老年人防病、治病的过程中将发挥越来越重要的作用。

表6-1-1 社区老年康复服务对象

神经系统	运动系统	心肺系统	代谢系统	老年综合征
脑血管病	骨折	高血压	骨质疏松	跌倒
颅脑损伤	骨关节炎	冠心病	糖尿病	失禁
痴呆	人工关节置换术后	心力衰竭	肥胖症	视听觉损害
帕金森病	颈椎病	慢性阻塞性肺疾病		营养不良
神经元疾病	腰腿痛	肺炎		衰弱
脊髓损伤	肩周炎	呼吸衰竭		睡眠障碍
周围神经疾病	软组织损伤			抑郁

（二）服务目的

恢复年迈体衰者及因伤、病致残老年人的日常生活能力，减少卧床并发症，延缓衰老和功能退化，尽可能延长老年人的健康期，缩短带病期、伤残期；尽可能维持老年人的生活自理能力，改善身心状况；尽可能提高老年群体的生活质量，摆脱他们对医院及疗养院的依赖；尽可能让他们重返社会职业，减轻老年人的家庭和社会负担。

（三）服务内容

老年人通常有多病共存、病势沉重、病程迁延等特点，并同时服用多种药物治疗，还存在复杂的心理、社会问题，因此主要服务内容包括寻找老年人致残的原因及防治策略，对老年人的残存功能进行评定，制定老年常见病及功能障碍的康复治疗方案，老年人康复疗养与护理，老年人家庭、社区的康复医疗，老年人康复用品及康复设备使用和老年人同伴教育（家属或陪护）等。

二、社区老年康复的实施条件

社区老年康复的设置应充分考虑患者的疾病特点，特别是为合并有心肺疾病的患者提供长期康复服务。

（一）场地与设备

1.场地。社区康复侧重于早期患者的教护治疗以及慢性稳定期患者的长期康复治疗。任何情况下，场地设施应该有固定位置并应符合以下标准：①外部环境周围道路开阔，便于转移；②内部环境场地可根据康复中心的设置规模而定，可参照《康复中心建设基本标准》实施，设置接诊区、健康宣教区、功能评估区、康复治疗区等，同时要有轮椅放置区、陪护等候区，便于患者停放轮椅、陪护等候而不影响通道通行以及康复治疗秩序；有条件的社区可增加家居改造设计展示区，模拟家庭生活环境，便于患者家居康复。

2. 设备。主要包括六个部分：①评估设备。包括握力计、体重计、测量尺、卷尺、秒表及各类评估量表（如日常生活功能量表、心理测量量表、睡眠质量评估量表及营养膳食结构表等），若条件许可，可配置人体成分分析仪、肺功能测试仪、平衡仪、等速肌力测试仪、运动负荷心电图仪、心肺运动测试仪等高精尖设备。②监护设备。具有一定抗运动干扰能力的心电监护系统，主要用于高危老年患者的医疗监督。③运动训练设备。包括有氧训练设备（如跑步机、便携式功率车、卧式功率车、立式功率车等）、抗阻训练设备（如上肢力量训练器、下肢力量训练器、核心肌群力量训练器等，若场地有限可用弹力带、弹力管、哑铃或沙袋等代替抗阻训练设备）、平衡柔韧性训练设备（平衡垫、平衡球、平衡杠或平衡仪）。④物理因子治疗设备。中频脉冲电治疗仪、体外膈肌起搏治疗仪、超声波治疗仪等。⑤常规急救设备。包括除颤仪或配备常规急救药物的抢救车（包含肾上腺素、硝酸甘油、多巴胺、阿托品等）、供氧设施、心电图机及输液设施等。⑥其他。如针灸、药棒、烫熨包、健康宣传教育书籍或幻灯片等。

（二）人员配置

康复治疗倡导多学科团队合作模式，强调整体和全程治疗理念，涵盖预、治、康三个医学目的，人员的构成包括临床医师、康复医师、康复护士、物理治疗师、运动康复师、营养师、心理咨询师、药剂师、志愿者或社会工作者以及患者家属等（部分人员经考核合格获得相应资质后可同时兼任）。

（三）急救措施

应针对康复过程中可能出现的不良事件制定应急预案及流程图，建立一条快速有效的救助通道，以便应急小组能够迅速行动。

（四）患者的管理

稳定期的康复患者多以社区康复为主，上级医院将患者住院资料与社区医生、康复治疗师、护理人员进行交接，将患者的健康管理档案转入对接社区医院，转入社区或回归家庭的患者继续在社区医院进行康复干预；居家康复的患者需定期到社区医院进行随访评估，并根据结果及时调整康复方案；对于行动不便的患者，社区工作人员可通过智慧医疗系统探访或定期上门随访；需对患者的照护者进行同步健康宣教；如患者病情恶化需及时转移至上级医院进行规范治疗；形成医院—社区—家庭康复管理模式。

三、社区老年康复评估

老年康复评定从疾病状态、活动受限和参与障碍三个层面多层次、全方位地进行。在全面细致的评定基础上，应对疾病的病理生理改变、危险因素、活动受限、功能障碍、认知和心理障碍等维度进行针对性治疗。

（一）基础情况评估

老年疾病患者一般多病共存、个体差异大，康复之前需要对患者的基本情况进行详尽了解，主要包括病史和用药情况了解、体格检查、化验检查、辅助检查。通过询问病史了解患者发病、治疗过程以及转归情况。

（二）整体状况评估

如性别、年龄、体质状态、家族史、疾病水平、合并症以及脏器功能情况，分析可控因素以及不可控因素。

（三）功能状态评定

躯体、精神心理、言语、社会和职业等方面的功能状态评定，是康复治疗进行的重要环节。

1.躯体评定。包括评定循环系统等主要脏器功能、关节活动度、肌力、肌张力、运动功能、协调与平衡能力、认知能力、日常生活活动能力以及心肺功能等。

（1）肌力评定，是评定关节某种运动（如屈曲运动）中肌群的功能性肌力，通常采用徒手肌力分级方法（manual muscle testing，MMT）或等速肌力评测系统评定。

（2）肌张力评定，是指维持特定静止或运动姿势肌肉所保持的紧张状态，是维持身体姿势和正常活动的基础。肌张力评定以手法检查为最常用，常用的评定方法为改良的 Ashworth 分级。

（3）关节活动范围（range of motion，ROM）评定，可以了解关节活动受限的程度，判断是主动活动受限还是被动活动受限；可以分析活动受限的原因，为选择康复治疗方法提供依据。通常使用的测角工具是头节量角器。

（4）平衡能力评定，分为静态平衡和动态平衡两大类。评定方法有观察法、量表法以及平衡测试仪评定。常用的平衡量表有 Berg 平衡量表和 Fugl-Meyer 平衡量表。

（5）步态分析，评定内容包括步长、步频、步态周期、膝、踝关节的角度变化及异常步态分析。常用评定方法包括目测观察法、步态分析仪评定等。

（6）日常生活活动（activities of daily living，ADL）能力评定，是确定康复目标、制订康复计划、选择治疗与训练措施、评估康复疗效的依据，也是康复医疗中必不可少的重要步骤。目前主要采用修订的 Barthel 指数（the Barthel index）评定。

（7）心肺功能评定，主要了解分析患者心肺功能障碍情况及受损程度。通常采用 NYHA 心功能分级、呼吸困难评分量表（modified medical research council dyspnea scale，mMRC）以及肺功能测试仪、超声心动图等。

（8）运动耐力及风险评估，心肺运动试验（cardiopulmonary exercise test，CPET）是测定运动耐力的金指标，能对患者运动预期风险进行评估，并指导老年患者制订合理的运动处方；CPET 操作过程复杂，具有风险性，也可以考虑采用 6 分钟步行试验替代，其较 CPET 风险小、简便易行，适用于中重度心力衰竭和高龄老年患者。

2. 精神心理评估。包括智力测验、性格测验、情绪测验、神经心理功能测验等。

（1）认知功能：评定以认知觉、感知觉、心理方面为主。常用评定方法有简明精神状态检查（mini-mental status examination，MMSE）、注意力评测、标准化成套记忆测验、韦氏记忆量表等。

（2）智力测验：运用较为广泛的是韦氏智力测验量表，结果以智商（intelligence quotient，IQ）表示。

（3）痴呆筛查：智力明显低于正常水平的严重认知障碍，可采用 MMSE 评定。

（4）情绪状态评定：多采用汉密尔顿抑郁量表（Hamilton depression scale，HAMD）和汉密尔顿焦虑量表（Hamilton anxiety scale，HAMA）评定。

3. 言语评定。包括失语症和构音障碍的评定。

4. 社会功能评定。包括社会活动能力、就业能力、经济状况的评定等。

5. 职业能力评定。包括职业适应能力、职业前评定等。

四、社区老年康复方法学

（一）预康复

综合运用各种手段预防老年疾病导致的残疾，如对骨质疏松骨折的预防。通过健康宣教，老年人建立良好的康复及自我管理理念，预防或降低残疾程度。

（二）基础医疗康复

解决疾病的问题，如老年人患有心肺系统疾病、代谢系统疾病等，可通过药物治疗等手段干预。对病情较为严重、不适合高强度康复训练的老年人进行维持性康复，以减慢其疾病发展速度。

（三）康复治疗技术实施

通过各种康复治疗手段，改善或代偿功能障碍，有目的地恢复已丧失的功能。具体如下：

1. 物理治疗。包括运动疗法和物理因子疗法（如电、磁、光、超声波、冲击波等），目的是针对人体局部或全身性的功能障碍或病变，采用非侵入性、非药物性的治疗来恢复身体原有的生理功能。

2. 作业治疗。通过设计有目的的活动来治疗或协助功能障碍者，使其获得最大的功能独立性。包括上肢手功能训练、日常生活活动能力训练、认知功能训练、辅助器具等使用训练、职业能力训练及家庭改造指导等。

3. 言语治疗。包括针对语症、构音障碍和吞咽功能障碍的训练。

4. 假肢、矫形器装配。假肢、矫形器和自助具等的制作和修整等。

5. 文体治疗。通过娱乐活动或体育活动治疗功能障碍。

6. 中国传统康复疗法。中药、针灸、推拿、气功、太极拳、八段锦等。

7. 其他。药物治疗、注射治疗等。

五、社区老年康复的原则

1. 个体化原则。在康复评估的基础上，根据患者病情、年龄、性别以及功能障碍的特点，制定康复目标和康复方案，并根据康复治疗进程及时调整方案。

2. 循序渐进原则。老年人年迈体弱，康复初期治疗强度应小、治疗时间宜短，治疗强度、难度、总量应逐步提高，避免突然变化或大幅度变化，确保老年人身体对运动负荷或相关治疗的逐步适应。

3. 主动参与原则。要充分注意老年人心理变化，积极采取相对措施，加强对老年人的心理调节，告知其疾病的相关知识和康复意义，争取老年人的积极主动配合。

4. 持之以恒原则。维持和巩固康复疗效，以功能训练为核心的康复治疗需要持续一段时间才能获得显著疗效，否则难以达到预期的康复目的。

5. 整体康复原则。老年人基础疾病较多，往往合并多种功能障碍，为保证康复效果，老年患者的康复治疗应更细致、全面。

6. 安全性原则。老年人患病的特点是一人多病、隐匿不典型、发展迅速、用药特殊以及并发症多等，而康复治疗是有适应证和禁忌证的，因此应该检测老年人各个脏器的功能，避免发生危险，确保治疗安全。

第二节　社区老年运动

目前认为，有规律地参与体育活动与健康老龄化直接或间接相关联，参与体育活动可为生理系统带来很多积极的影响。研究表明，有规律的运动配合适当的休闲活动可以避免久坐少动引发的负面生理效应，能抵抗慢性疾病，并避免一些失能状况的出现。因此可以肯定地说，对于老年人而言，坚持参加体力活动与运动都是有益的。

老年人的健身运动应以增进健康、延缓衰老、提高生命质量、丰富生活情趣为主要目的，但也有不少老年人对自身的生理状况认知不足，对运动可能造成的不良影响缺乏科学的认识，盲目运动，最终不仅没有取得良好的健身效应，还可能出现运动的副作用，发生运动意外甚至猝死。因此，对老年人的运动特点与健身原则进行探索，提高人们的认知水平，促进全民健身运动健康发展是十分必要的。

一、老年人运动生理变化

衰老是老年人生理机能衰减的根本原因，机体运动机能的衰减与增龄性生理机能相一致。生理过程的严重不足极易产生临床症状或功能障碍，易变为病理生理过程，并与机体的功能产生交互影响。

这些衰减的生理机能导致老年人的体能下降，并对运动机能产生消极影响，表现为肌力和运动耐力减低，最大摄氧量和最大心输出量降低，有氧代谢和无氧代谢能力下降，运动的柔韧性、协调性减弱，对运动的应变控制力以及抗击能力降低，运动潜能衰减，更易出现疲劳，同时机体的损伤性修复和运动后恢复时间延长。

二、运动康复的效应

运动对机体具有正反两方面的影响，一方面表现为运动性损伤，另一方面表现为运动性机能适应。一般说来，与运动个体的年龄、健康状况和运动素质相适配的运动（具备适宜的运动形式、运动强度和运动持续时间），能引起机体适应性的机能反应，有利于纠正运动过程中的生理生化改变和机能的紊乱，减少运动性损伤或加快运动性损伤的修复，促进运动个体向更加良好和健康的方向发展；反之，则易导致机体出现严重的生理生化功能障碍和机能紊乱，以及运动性疲劳和运动性损伤，若这种代谢紊乱和功能障碍恢复不全，则容易造成进一步的损伤或永久性的损害，甚至诱发疾病和运动意外。

由于每个人衰老的程度不一致，年龄相似的个体对运动引起的反应可表现出明显的不同，且很难区分衰老与身体异常状态或疾病对生理功能造成的影响，安全、有效地进行运动测试和合理地制定运动处方，需要全面了解年龄增长在安静和运动时对生理功能的影响。

三、运动康复评估

由于老年人的健康状况和素质水平不一，在制定安全和充分的训练计划前对老年运动康复患者进行全面评估非常重要，这一过程应该从首次接触患者开始，贯穿康复的全过程，康复评估包括生物学病史、生活习惯、危险因素、心血管功能和运动风险、精神状态、心理状态、营养状态、生活质量以及全身状态和疾病认知（表6-2-1）。通过评估，能够了解患者的整体状态、运动危险分层（表6-2-2）以及影响其治疗效果和预后的各种因素，从而为患者制订最优化康复治疗策略，实现全面、全程的医学管理（图6-2-1）。

表6-2-1　运动康复的评估项目和内容/方法

项目	内容/方法
详尽的病史	通过询问病史了解患者疾病的发病和治疗过程以及相关合并症
一般功能评估	1.筛查心血管病危险因素； 2.患者目前的意识情况和反应能力； 3.运动系统、神经系统等影响运动的因素； 4.身体其他重要脏器的功能； 5.患者日常活动水平和运动习惯； 6.身体成分分析：常用指标有体重、身高、BMI、脂肪分布指标（腰围和臀围）
心肺功能代偿情况	NYHA心功能分级、mMRC、超声心动图、肺功能测定仪
有氧运动耐力及运动风险评估	1.心肺运动试验　2.心电负荷试验　3.6min步行测试　4.递增负荷步行实验
肌肉适能评估	握力测试（评估上肢功能，通过握力计完成）、30s手腕屈曲试验（测试上肢肌群的力量）、30s椅子站立试验（评估下肢肌群的力量）
柔韧性评估	座椅前身、抓背、改良转体等实验
协调性评估	指鼻实验、指-指实验、握拳实验、轮替试验等
平衡能力评估	Breg平衡量表、单腿直立、功能性前伸试验
心理/认知/睡眠评估	HAMD量表、HAMA量表、MMSE量表、匹兹堡睡眠质量指数（PSQI）量表
营养风险评估	营养咨询、营养风险筛查NRS（2002）

表6-2-2 运动过程中发生心血管事件的危险分层

项目	危险分层		
	低危	中危	高危
运动试验指标			
心绞痛无症状	无	可有	有
无症状，但有心肌缺血心电图改变	无	可有，但心电图ST段下移＜2mm	有，心电图ST段下移≥2mm
其他明显不适症状，如气促、头晕等	无	可有	有
复杂室性心律失常	无	无	有
血流动力学反应（随着运动负荷的增加，心率增快、收缩压增高）	正常	正常	异常，包括随着运动负荷量增加心率变时不良或收缩压下降
运动功能储备	≥7METs	5.0～7.0METs	≤5METs
非运动试验指标			
左心室射血分数	≥50%	40%～50%	＜40%
猝死史或猝死	无	无	有
静息时复杂室性心律失常	无	无	有
心肌梗死或再血管硬化并发症	无	无	有
心肌梗死或再血管化后心肌缺血	无	无	有
充血性心力衰竭	无	无	有
临床抑郁	无	无	有
运动过程心电、血压监护	无需监护	运动初期监护	全程监护

注：每一项都满足才是低危，只有任意一项满足即为高危。

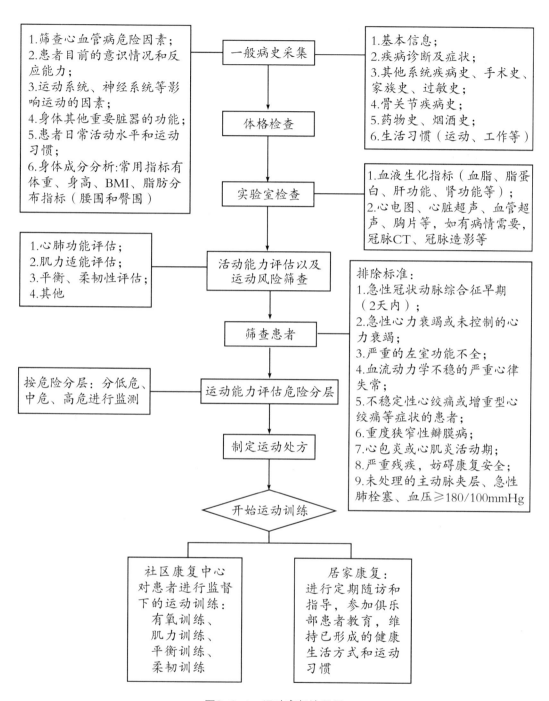

图6-2-1　运动康复流程图

四、运动处方的制定与实施

大多数老年人能够从有规律的、经过合理设计的练习计划中受益。与年轻运动参与者一样，老年人的运动处方由康复医师和治疗师根据患者康复评估结果，结合他们的需要、目标、健康状态、可掌握的时间、设备以及个人爱好而定。一个完整的运动处方内容应包括有氧运动、抗阻训练及柔韧性训练等，运动处方设计遵循 FITT-VP 原则，即包括运动频率（Frequency）、强度（Intensity）、形式（Type）、时间（Time）、运动量（Volume）、进阶（Progression）。

经典运动程序包括以下三个步骤。

（一）准备活动

准备活动即热身运动，多采用低水平有氧运动，一般持续 5～10 分钟，能够放松和伸展肌肉，提高关节活动度、身体肌肉温度、内脏器官功能水平和心血管的适应性，预防运动诱发的心脏不良事件及运动性损伤。能够改善机体活动反应能力，降低运动损伤风险。

（二）训练阶段

包含有氧运动、抗阻运动和柔韧性运动等，总时间为 30～60 分钟。其中，有氧运动是基础，抗阻运动和柔韧性运动是补充。

1. 有氧训练。指运用全身大肌群参与完成的周期性、动力性活动。①形式：主要包括走路、慢跑、快跑、骑自行车、游泳、健身操、太极拳、八段锦等。②频率：每周一般进行 3～5 天。③时间：每次运动持续时间为 30～60 分钟，对于合并早期心血管疾病的患者运动时间可从每天 10 分钟开始，并逐渐延长至目标时间。④强度：为使患者获得心血管健康或体能益处，推荐的最小有氧运动强度是中等强度的运动（如接近无氧阈时的心率值，或最大心率的 40%～60%）。Borg 评分法（自我感知劳累程度分级法）推荐达到 11～13 级。通常采用心率和 RPE 来监测运动强度。

2. 抗阻训练。指一系列中等负荷、持续、缓慢、多次重复的大肌群抗阻力量训练。①形式：抗阻运动方式多样，可采用克服自身重量训练，或使用设备，包括哑铃、沙袋、弹力带、500mL 矿泉水瓶、滑轮或力量训练器。应指导患者使用正确的方法（即通过全方位的移动缓慢控制运动），避免屏气动作，一次训练一个主要肌肉群。②频率：每周进行 2～3 次，一般隔天进行。③时间：一般完成 8～10 个大肌群的训练，每个肌群每次训练 1～2 组，从 1 组开始循序渐进，每组 15～25 次，组间休息 2～3 分钟。④强度：应注意训练前必须有 5～10 分钟的有氧运动热身，推荐初始运动强度，上肢为一次最大负荷量（即在保持正确的方法且没有疲劳感的情况下，仅 1 次重复能举起的最大重量）的 30%～40%，下肢为一次最大负荷量的 50%～60%，通常抗阻运动的最大运动强度不超过一次最大负荷量的 80%。Borg 评分法推荐运动强度为 11～13 分。

3. 柔韧性训练。指通过躯体或四肢的伸展、屈曲和旋转活动，锻炼关节的柔韧性和灵活性；一般每个动作保持 30 ～ 60 秒，拉伸至感觉到拉紧或轻微不适；每个动作重复 3 ～ 5 次，总时间为 10 分钟左右，每周 3 ～ 5 次。

4. 对于有跌倒情况以及运动受限的个体应给予包含平衡、灵敏度以及本体感觉的神经肌肉训练，活动形式包括太极拳、平衡垫或平衡球训练、单腿站立和直线走等，每周 2 ～ 3 天。

5. 运动量。由运动频率、强度和时间（持续时间）共同决定。2020 年世界卫生组织发布的《关于身体活动和久坐行为的指南》推荐每周进行 150 ～ 300 分钟中等强度有氧运动，或者 75 ～ 150 分钟剧烈强度有氧运动，或等量的中等强度和剧烈强度运动相结合，也可每天步行 5400 ～ 7900 步。

6. 运动进阶。进阶速度取决于运动者的健康状况、体适能、运动康复的效果和康复目的。对于老年人和体适能较低的人，运动从低到中等强度开始，然后根据运动过程中身体的反应情况，逐渐增加运动持续时间（每次康复的时间）。在计划开始的 4 ～ 6 周中，每 1 ～ 2 周调整一次运动时间，每次延长 5 ～ 10 分钟。坚持规律运动至少 1 个月，往后的 4 ～ 8 个月可逐渐增加运动强度到目标量。

（三）放松运动

放松运动是运动训练必不可少的一部分。通过放松和伸展肌肉，让运动强度逐渐降低，改善心理性活动的紧张状态，减少乳酸堆积，缓解疲劳感，减少关节和肌肉组织的僵硬和酸痛，保证血液的再分布，避免静脉回流突然减少导致运动后出现低血压和晕厥。放松方式可以是慢节奏有氧运动的延续或是柔韧性训练，根据患者病情轻重可持续 5 ～ 10 分钟，病情越重放松运动的持续时间宜越长。自我感知劳累程度分级法 Borg 评分法如表 6-2-3 所示。

表6-2-3　自我感知劳累程度分级法Borg评分法

Borg计分	自我感知劳累程度
6～8	非常非常轻
9～10	很轻
11～12	轻
13～14	有点用力
15～16	用力
17～18	很用力
19～20	非常非常用力

常用的确定运动强度的方法包括心率储备法、无氧阈法、峰值摄氧量百分数、摄氧量储备百分数、目标心率法、峰值心率法和自我感知劳累程度分级法（表6-2-4）。其中，前四种方法需通过心电图负荷试验或心肺运动负荷试验获得相关参数。推荐联合应用上述方法，尤其应结合自我感知劳累程度分级法。

表6-2-4　常用的确定运动强度的方法

方法	内容
心率储备法	此法不受药物（β受体阻滞剂等）的影响，临床上较常用。目标心率＝（最大心率－静息心率）×运动强度+静息心率。例如，患者运动时达到的最大心率160次/min，静息心率70次/min，选择的运动强度为60%，则目标心率＝（160～70）×60%+70，为124次/min
无氧阈法	无氧阈法：无氧阈水平相当于最大摄氧量的60%左右，此水平的运动是冠心病患者最佳运动强度，此参数需通过心肺运动试验或血乳酸阈值获得，需一定设备和熟练的技术人员
目标心率法	在静息心率的基础上增加20～30次/min，体能差的增加20次/min，体能好的增加30次/min。此方法简单方便，但欠精确
峰值心率法	峰值心率法：目标心率＝年龄推测的最大心率×运动强度；其中，年龄推测的最大心率＝220-年龄，运动强度为中等强度至高强度，强度范围为50%～85%。当无法直接从运动测试中得到更准确的数据时，可用此公式计算运动强度
自我感知劳累程度分级法（RPE）	多采用Borg评分表，通常建议患者的运动强度在11～16分范围内运动。这种方法适用于没有条件接收运动负荷测试，或正在使用β受体阻滞剂治疗，抑或植入心脏起搏器以及心房颤动的患者。对于运动中有心肌缺血的患者，运动靶心率应设定为比诱发心肌缺血的心率少10次/min

五、团体康复治疗

康复的目标是帮助患者不断提高参与能力，实现最大限度生活自理并回归社会。因此，在执行运动处方过程中，社区康复中心可以根据老年人的评估结果、意愿和兴趣，将功能障碍以及康复治疗形式相同的老年人聚集在一起进行团体康复治疗，充分调动他们的主观能动性和参与意识，从而获得治疗中的最大配合度。在团体训练氛围中，患者能互动、互助或比赛，能更好地在现有的身体条件下完成各种日常生活任务，提高生活自理能力，为患者提供交流的机会，让他们唤起共鸣、改善不良情绪、提高生活质量。

目前已有相关单位开展了呼吸操、八段锦、音乐疗法、"六字诀"、太极拳等团体训练模式的康复治疗，通过互助、模仿和激励等帮助老年人提高康复效果、改善肢体功能，同时提高治疗积极性和社交能力。

康复治疗师向患者讲解每次团体训练的流程，康复治疗过程可由治疗师全程带领，包括观看视频或动作演示、热身活动、患者实操练习、交流心得体会等内容。

团体康复训练不仅能拉近治疗师和患者之间、患者和患者之间、患者和家属之间的距离，还能让患者在丰富有趣的团体治疗中锻炼功能表现，激发患者对生活的热爱，提高他们的康复信心。

六、运动注意事项

1.在刚开始执行运动处方时，强度要低、运动持续时间不应太长，尤其是那些身体素质比较差、功能受限比较严重或合并慢性疾病的老年人。

2.运动讲究循序渐进，而且是个性化的、合适的、可以承受的和有兴趣的；保守的方法对于大多数身体素质差和活动功能受限的老年人比较适用。

3.刚开始进行力量训练时应该由对老年人的特殊需要有认识的专业人士进行密切监督和指导。

4.因患有肌肉减少症而身体虚弱的个体，在参与有氧训练之前应增加肌肉力量。

5.如果老年人患有慢性疾病，无法达到推荐的最小运动量，也应尽可能做些可以耐受的体力活动，避免静坐少动状态。

6.老年人应该逐渐地超过所推荐的最小体力活动量，如果他们想提高和/或维持体适能，可以尝试着继续增加运动量。

7.应鼓励认知减退的老年人进行中等强度体力活动，让他们认识到体力活动可以改善认知；有严重认知障碍的个体也可以参与体力活动，但可能需要个性化的帮助。

（黄艳群　张海英　张树锋）

【参考文献】

［1］中华预防医学会，中华预防医学会心脏病预防与控制专业委员会，中华医学会糖尿病学分会，等.中国健康生活方式预防心血管代谢疾病指南［J］.中国循环杂志，2020，35（3）：209-230.

［2］美国运动医学会.ACSM运动测试与运动处方指南：第十版［M］.王正珍，等译.北京：北京体育大学出版社，2019.

［3］PELLICCIA A, SHARMA S, GATI S, et al. 2020 ESC Guidelines on sports cardiology and exercise in patients with cardiovascular disease［J］. Eur Heart J, 2021, 42（1）: 17-96.

［4］沃基特克·J.乔志科-扎伊科.ACSM老年人科学运动健身［M］.王志强，李丹阳，李建亚，译.北京：人民卫生出版社，2017.

［5］刘晓红，陈彪.老年医学（第3版）［M］.北京：人民卫生出版社，2020.

［6］ROBBINS G T，YIH E，CHOU R，et al. Geriatric rehabilitation［J］. Handle book of Clinical Neurology，2019，167：531-543.

［7］DUQUE I，PARRA J，DUVALLET A. Aerobic fitness and limiting factors of maximal performance in chronic low back pain patients［J］. Journal of Back and musculoskeletal rehabilitation，2009，22（2）：113-119，137.

［8］郑洁皎.老年康复学［M］.北京：人民卫生出版社，2018.

［9］袁丽霞，丁荣晶.中国心脏康复与二级预防指南解读［J］.中国循环杂志，2019，34（11）：86-90.

［10］中华医学会心血管病学分会预防学组，中国康复医学会心血管病专业委员会. 冠心病患者运动治疗中国专家共识［J］.中华心血管病杂志，2015，43（7）：575-588.

［11］SHOEMAKER M J，DIAS K J，LEFEBVRE K M，et al. Physical therapist clinical practice guideline for the management of individuals with heart failure［J］. Phys Ther，2020，100：14-43.

［12］中国老年保健医学研究会老龄健康服务与标准化分会，《中国老年保健医学》杂志编辑委员会，北京小汤山康复医院.中国社区心肺康复治疗技术专家共识［J］.中国老年保健医学杂志，2018，16（3）：41-51，56.

［13］BULL F C，AI-ANSARI S S，BIDDLE S，et al. World Health Organization 2020 guidelines on physical activity and sedentary behavior［J］. British Journal of Sports Medicine，2020，54（24）：1451-1462.

［14］PARMENTER B J，MAVROS Y，RITTI DIAS R，et al. Resistance training as a treatment for older persons with peripheral artery disease：a systematic review and meta-analysis［J］. British Journal of Sports Medicine，2019，Apr12. pii：bjsports-2018-100205.

［15］SOARES-MIRANDA L，SISCOVICK D S，PSATY B M，et al. Physical activity and risk of coronary heart disease and stroke in older adults：The Cardiovascular Health Study［J］. Circulation，2016，133（2）：147-155.

［16］LIU Q，LIU F C，HUANG K Y，et al. Beneficial effects of moderate to vigorous physical activity on cardiovascular disease among Chinese adults［J］. J Geriatr Cardiol，2020，17（1）：85-95.

［17］BILLOT M，CALVANI R，URTAMO A，et al. Preserving Mobility in Older Adults with Physical Frailty and Sarcopenia：Opportunities，Challenges，and Recommendations for Physical Activity Interventions［J］. Clinical Interventions in Aging，2020，15（9）：1675-1690.

［18］TIJSEN L M，DERKSEN E W，ACHTERBERG W P，et al. Challenging rehabilitation environment for older patients［J］. Clin Interv Aging，2019，12（14）：1451-1460.

［19］付江荣.同伴教育在老年康复病人健康宣教中的应用［J］.临床心身疾病杂志，2016，22（7）：200.

第三节　老年社会问题

在人口老龄化日益严重的情况下，关注老年人的健康问题十分必要。我们不仅要关注老年人的身体健康，还要重视他们的心态和社交问题，提高老年人的整体健康质量，让他们能安享晚年。

一、社会经济地位

社会经济地位是指个人或家庭在阶层社会中所处的位置，是基于收入、教育和职业等因素的社会经济水平的总体衡量。教育水平、工资收入、职业等社会因素及住房和生活环境的差异，会对健康产生重大的影响。老年人作为社会的特殊群体，随着身体机能的下降，他们面临的健康风险也逐渐加大，与其他年龄组相比更容易患慢性疾病，并且恢复起来需要更长的时间。中低龄老年人的心理健康自评要比高龄老年人好，其中家庭经济状况具有不可忽视的影响。

我国老年群体的收入基本由养老金、子女抚养费构成，城镇老年人的首要收入来源是养老金，而农村老年人的主要收入来源是来自子女或亲戚。提高老年人可支配性收入，可以相应降低他们因病致贫和返贫的风险，让他们在面对疾病和困难时更有信心，从而间接改善他们的健康状况。收入提高时，老年人的身体也会越来越健康，还可以降低他们生活自理能力丧失的风险。

多数家庭中的男性老年人年轻时是创造家庭收入的主要劳动力，他们退休后收入降低，使得以家庭为主的女性老年人无法获得良好的生活保障，生活拮据，容易产生焦虑情绪，这时如果有一笔额外的收入补贴生活，那么将大大改善中老年人的心理健康水平，这绝不仅限于来自子女的生活补贴。

教育和收入是影响中老年人健康状况的重要因素。受教育程度或接受教育的年限越高，意味着老年人会对自我健康状况作出更切合实际的评估，并且是积极的评价，且会有更健康的生活方式，健康状况的各个维度表现更好。

当前我国存在教育水平的区域差异、城乡差异、阶层差异以及学校之间的差异。对老、少、穷地区的教育普及不到位，加上城乡二元环境的分割，形成了教育资源配置的失衡和短缺，而教育是影响个人社会经济获得的重要途径。通常受教育程度高的群体，在老年时期能拥有退休金、自己产权的住房、较好的医疗条件和优质的生活水平等，使物质生活质量得到保障，生病时能够及时治疗，并且可以通过体检和保健使自己对疾病有所防御。因此，在关注老年群体健康的同时，更要提高对教育水平的重视程度。在适龄受教育阶段，应鼓励青少年完成九年义务教育；在老年阶段，应鼓励老年人参加老年大学，社会和政府应重视健康保健知识的传播，帮助老年人改善生活质量。尤其是在农村地区，老年人物质生活条件恶劣、精神文化生活匮乏，应加大物质保障投入，提供更多的可供精神娱乐的设施和活动，改善农村地区老年人的生活质量和健康状况。

收入与健康状况的正相关关系已经被学术界广泛证明，老年人有无独立收入及经济收入的高低对其健康状况有直接影响，而且收入的提升对城市或乡村地区老年人的影响程度具有差异，贫穷地区收入的提高能更快、更大程度地提升人们的健康水平。收入可以为健康提供基本的生活条件、住房以及参与社会交往的能力，在人们遇到疾病和困难时可以解决燃眉之急，防止家庭出现"因病返贫"和"因病致贫"的情况。年龄的增长和身体功能的退化使老年群体逐步退出劳动力市场，失去收入来源；低收入群体无法购买养老保险和医疗保险，较差的经济状况增加了患慢性疾病的风险。因此，政府应致力于提高低收入群体，特别是农村地区老年人群的收入水平，给予他们经济支持和基本生活保障，增强低收入群体抵御风险的能力。鼓励老年人自给自足，开展老年阶段的技能培训，满足老年人基本生活需要。

二、社会支持

社会支持的研究最早是从国外兴起的，其对健康的影响从 20 世纪 70 年代就开始得到重视，不少研究表明社会支持通过社会、心理、生物的机制对老年人的健康产生积极影响。社会支持有四个方面的内涵，即社会支持是人与人之间的一种社会互动关系；帮助行为能够产生社会支持；社会支持通过社会、个体与他人或群体间所互换的社会资源形成；它涉及行为、认知、情绪、精神等方面的系统性心理活动。

社会支持包含正式的社会支持和非正式的社会支持，通过个体和社会之间的联系与互动，个体从其他个人、群体、组织、团体获得物质与精神上的支持与帮助，从而使个人脱离受帮助之前的不利状态。社会支持包括来自家庭内外的支持，来自家庭外部的支持是正式的社会支持，其主体是各级政府、机构、企业、社区等正式组织，主要提供社会保障制度等支持，具体可分为医疗保险和社区支持，社会支持的内容包括情感支持（如同情、关爱、理解等）和工具性支持（如家务、财务支持等）；来自家庭内部的支持是非正式的社会支持，其主体是家庭成员、邻里、朋友、同龄人等，主要提供情感、行为和信息支持等，具体可分为经济支持、生病照料、子女探望。

对于正式的社会支持，我国建立了社会保障制度，其中的医疗保险、养老保险这两个大险种，与人们的日常生活息息相关，是正式社会支持的重要组成部分。医疗保险收益时间长，可以为生病的老年人减轻经济负担，有效分担疾病风险，让人们在患病时积极就医而不用因为资金问题拖延就医，从而导致病情加重，对身体健康造成危害，滋生负面情绪。社区支持包括社区照料和社区组织娱乐社交活动。社区照料的上门照料、送药等行为是对老人健康状况的直接关心，社区组织活动使得老年人走出家庭和自己的圈子，积极和社区、邻里朋友沟通交流，积极参加社会交往活动，丰富精神生活，拓宽自身视野，对老年人的身体素质和精神状态有积极作用。

非正式的社会支持基本来源于子女。老年人离开工作岗位，或是身体情况不适宜继续务农、务工，缺乏收入来源。而基本的生存需求和物质需求是非常重要的，而且对于老年人来说，他们的医疗支出可能会更多，因此子女的经济支持，可以影响老年人的生活，从而对老年人的健康产生影响。老年人动作不利索，日常起居可能存在困难，生活自理能力不强，老人生病时如果能有子女的悉心照顾，可能会使老年人好得更快，有利于身体健康。子女长大后离家工作、生活，老年人可能会有不习惯与不适感，如果子女探望老人的频率高，多一些亲情的陪伴，会大大舒缓老年人的身体和情绪压力，让他们精神放松，这对老年人的健康状况大有裨益。

现在我国政府推行的居家养老服务是以家庭为核心、以社区为依托、以专业化服务为依靠，强调家庭养老在养老服务中的主体地位。尤其对女性老年人和85岁及以上的老年人来说，家人的支持能极大地提升他们的幸福感，应该在全社会继续营造子女为老人提供照料支持的氛围。

三、社会参与

为积极应对人口老龄化，世界卫生组织于1999年提出"积极老龄化"概念，指出老年人应积极面对晚年生活，提高参与意识。在2002年世界老龄大会通过的《积极老龄化政策框架》中，世界卫生组织将"健康""参与""保障"界定为"积极老龄化"。政策框架还指出老年人可以提高社会参与来改善晚年生活质量，并提出促进老年人社会参与的三项措施：一是为老年人提供终身的教育和学习机会；二是承认和帮助老年人根据个人的需要、喜好和能力积极参与各种经济发展活动，正式与非正式的工作以及志愿者活动；三是鼓励老年人积极参与家庭社区生活。

1958年我国颁布《关于安排一部分老干部担任某种荣誉职务的决定》拉开了我国老年人继续参与社会建设的新帷幕。1996年《中华人民共和国老年人权益保障法》从法律层面认定了社会参与是老年人的一项基本权利。2012年和2015年，我国对《中华人民共和国老年人权益保障法》进行了两次修订，修订后的法案对老年社会参与的范围、活动内容进行了更为详细和全面的认定，为进一步推动老年社会参与提供了非常重要的法律保障。2016 年和 2017 年，国务院先后印发《国家人口发展规划（2016—2030年)》《"十三五"国家老龄事业发展和养老体系建设规划》，规划分别提出要"通过培育积极老龄观、加强老年人力资源开发、发展老年志愿服务、引导基层老年社会组织规范发展扩大老年社会参与""鼓励老年人积极参与家庭发展、社区治理、互助养老、社会公益等活动，发挥老年余热并实现自我价值"。由此可见，推动老年人的社会参与已经逐渐成为我国开发老年人力资源、推进积极老龄化的一项重要战略决策。

社会参与是指个体以各种方式直接或间接地参与到社会生活的各个方面之中。国外研究对老年人社会参与概念的界定主要从角色介入、社会互动、功能发挥三个方面进行。国内研究则从角色扮演、符号互动、价值实现、社会交换等视角定义老年人社会参与的内涵。国内外学者对老年人社会参与概念的界定视角不一，但总体上都强调要与他人互动并实现自我价值。因此，老年人根据自己的需求和意愿，适度地参与有利于自身健康、家庭和谐、社会发展的各类物质文化和精神文化活动均为社会参与的范畴。

多项研究结果表明，社会参与对我国老年人身心健康具有积极影响，即社会参与程度越高，老年人的身体和心理健康水平越高。但也不能过度，适合的参与方式和参与内容以及适度的参与频率才能带来更多的快乐并且有益健康。

老年人的社会参与应包含有益于社会的各项活动，社会参与的内容包括三个方面：一是参与社会经济发展活动。再就业的老年人和参与义务为社会服务的各种社会公益活动的老年人，都是直接参与为社会经济发展做贡献的活动，都应该得到支持和鼓励。二是参与社会文化活动。老年人参与社会各种文化活动，既是丰富自身精神文化生活、陶冶情操、健身、健美的心灵享受，又是服务社会、发展社会文化、促进社会进步的奉献活动，包括参加老年大学及各类学校、教育机构的学习活动，参加各种文艺团体、文化机构和老年活动中心的各类竞技娱乐活动，参加各种体育、健身、表演活动，参加各种学会、协会、研究机构的学术交流活动等。三是参与社会人际交往、旅游活动。老年人即使不工作，也不能整天待在家里，不与社会接触，要尽可能地广交朋友，经常走亲访友、相互关心和帮助，有机会可以出去旅游，欣赏祖国的自然风光和人文景观，了解各地人们的物质生活和精神文化生活，充实自身的生活，提高文化品位，丰富精神生活，实现身心健康，减少消极情绪。

四、居家环境

居住模式是指老年人在一定时期内居住和生活的家庭结构类别及家庭成员间的联系，即与谁共同生活在一起。联合国将老年人的居住模式分为独居、仅与配偶独居、与子女居住、与其他亲朋好友居住或在养老院居住。

不同的居住模式决定了老年人居住的生活环境、生活设施、舒适程度，这是老年人起居生活的基础条件，其水平的高低直接影响着老年人的身心健康。随着社会经济的发展和文化观念的转变，老年人的居住模式也发生了变化。

居住模式几乎决定了老年人能否获得生活和情感精神，是心理健康状况差异产生的原因。有研究认为，与配偶居住的老年人生活质量水平最高，与子女居住的老年人心理健康水平次之，独居老年人心理健康水平最低。

我国农村地区大多数老年人受到传统道德观念的影响，加上经济和文化水平较低等原因的限制，更倾向于与配偶、子女或家庭成员共同生活居住。我国的一项研究显示，在农村地区生活的老年人中，三代同堂及以上的传统家庭老年人对生活的满意度最高、生命质量最优，而独居的老年人生命质量最差。

仅与配偶居住者尽管子女不在身边，但是伴侣之间在生活上能互相照顾、扶持，情感上能及时沟通，丰富彼此之间的精神世界，生命质量也因此提高。与子女居住的老年人能够获得子女提供的经济、生活照料支持和情感陪伴，对老年人的生命质量有积极影响。独居老年人生命质量最差，他们缺少社会支持，即使获得了一定的社会支持，这种支持相较于其他居住模式，对提高老年人生命质量来说作用也较小，因为他们缺乏子女关爱，无法享受天伦之乐，甚至部分老人对自己的子女或社会产生不满的情绪，常认为自己不被子女、社会重视，导致他们出现自卑感等负面情绪。因此，我们应注重加强对独居老年人的关注，对没有子女的独居老年人，相关养老政策应该向他们提供更多的倾斜服务，提高他们的生活质量。

（饶华清　张海英　苏华斌）

【参考文献】

［1］刘丽杭，唐景霞. 社会经济地位对居民健康公平的影响［J］. 中国卫生经济，2004，23（6）：40-42.

［2］付双乐. 不同年龄段老年人心理健康自评及其影响因素探析［J］. 社会工作与管理，2016，16（3）：20-26.

［3］李军，王丽民. 我国老年人的收入状况：基于第四次中国城乡老年人生活状况抽样调查数据的分析［J］. 老龄科学研究，2018，6（6）：3-17.

［4］陈安平. 收入高会更健康吗？：来自中国的新证据［J］. 财贸经济，2011（1）：26-33.

［5］周律. 老年人社会经济地位与日常生活自理能力丧失的关联研究［J］. 人口与发展，2012，18（3）：82-86.

［6］刘昌平，汪连杰. 社会经济地位对老年人健康状况的影响研究［J］. 中国人口科学，

2017（5）：40-50，127.

［7］姜晶梅，林玲，孙国强，等.京津沪老年人经济收入对健康状况的影响［J］.中国卫生统计，1998，15（1）：14-16.

［8］胡洪曙，鲁元平.收入不平等、健康与老年人主观幸福感：来自中国老龄化背景下的经验证据［J］.中国软科学，2012（11）：41-56.

［9］李建新.社会支持与老年人口生活满意度的关系研究［J］.中国人口科学，2004（增刊1）：43-47，174.

［10］郭志刚，刘鹏.中国老年人生活满意度及其需求满足方式的因素分析：来自核心家人构成的影响［J］.中国农业大学学报（社会科学版），2007，24（3）：71-80.

［11］罗会强，吴侃，钱佳慧，等.家庭支持对我国老年人身心健康影响的城乡差异研究［J］.四川大学学报（医学版），2017，48（2）：263-267.

［12］杨宗传.再论老年人口的社会参与［J］.武汉大学学报（人文社会科学版），2000，53（1）：61-65.

［13］程俊瀚，郝莹，康誉昌，等.不同居住模式下城市老年人健康状况的影响分析［C］//第十一届全国体育科学大会论文摘要汇编，2019：5655-5656.

［14］刘一伟.居住方式影响了老年人的健康吗？：来自中国老年人的证据［J］.人口与发展，2018，24（4）：77-86，196.

［15］张莉.中国高龄老人的居住安排、代际关系和主观幸福感：基于对CLHLS数据的分析［J］.国家行政学院学报，2015，98（5）：68-73.

［16］沈可，程令国，魏星.居住模式如何影响老年人的幸福感？［J］.世界经济文汇，2013，217（6）：89-100.

［17］金霞.居住方式对老年人幸福感的影响研究：基于CHARLS数据实证分析［J］.农村经济与科技，2021，32（2）：185-188.

［18］吴冬梅，邓秋园，叶炜，等.不同养老模式下老年人生活质量比较及影响因素分析［J］.护理研究，2016，30（5）：1758-1760.

［19］王晓蕊.居住模式与老年人幸福感：理论与实证分析［D］.济南：山东大学，2015.

［20］刘文燕.老年人生命质量评价及影响因素研究：基于CHARLS2012浙江和甘肃两省调查数据［D］.南昌：华东交通大学，2015.

［21］王磊.论老年人的居住方式对其生命质量的影响［J］.江淮论坛，2019（3）：135-140.